国家社科基金重点项目"基本医疗服务治理体系研究"
（项目号：20AZD081）

MEDICAL SERVICES

Research on the Governance System
of Basic Medical Services

基本医疗服务
治理体系研究

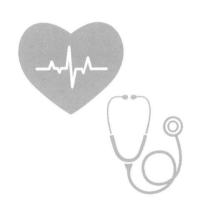

钱东福　兰青　王中华　孙振宇　著

中国社会科学出版社

图书在版编目（CIP）数据

基本医疗服务治理体系研究／钱东福等著． — 北京：
中国社会科学出版社，2024.6
ISBN 978-7-5227-3298-5

Ⅰ.①基… Ⅱ.①钱… Ⅲ.①医疗卫生服务—卫生管理—
研究—中国 Ⅳ.①R199.2

中国国家版本馆 CIP 数据核字（2024）第 057489 号

出 版 人	赵剑英
责任编辑	刘晓红
责任校对	赵雪姣
责任印制	戴　宽

出　　版	中国社会科学出版社
社　　址	北京鼓楼西大街甲 158 号
邮　　编	100720
网　　址	http://www.csspw.cn
发 行 部	010-84083685
门 市 部	010-84029450
经　　销	新华书店及其他书店

印　　刷	北京君升印刷有限公司
装　　订	廊坊市广阳区广增装订厂
版　　次	2024 年 6 月第 1 版
印　　次	2024 年 6 月第 1 次印刷

开　　本	710×1000　1/16
印　　张	24
字　　数	383 千字
定　　价	139.00 元

凡购买中国社会科学出版社图书，如有质量问题请与本社营销中心联系调换
电话：010-84083683

前　　言

　　党的十八大以来，中国特色社会主义进入新时代。党的二十大报告进一步强调，要健全基本公共服务体系和共建共治共享的社会治理制度。全面建立中国特色基本医疗卫生制度、健全基本医疗卫生服务体系，深入贯彻落实健康中国战略，是实现新时代中国式现代化发展的必然要求。基本医疗服务治理作为社会治理的重要有机组成部分，其治理成效深刻影响着我国社会治理体系和治理能力现代化建设的宏观大局。然而，在实际治理过程中，基本医疗服务治理与社会治理却未能实现良性同步，集中体现在以下四个方面：一是缺少一套科学合理的基本医疗服务治理体系框架的指导；二是基本医疗服务资源配置机制尚未理顺，难以高效运行；三是基本医疗服务治理运行机制不健全、不完善，例如基本医疗服务提供模式难以满足居民健康需求、基本医疗服务购买方式没有起到很好的激励作用；四是基本医疗服务综合监管机制未能有效建立，难以实现由被动的回顾性监测向对环节和基础质量的主动性控制的转型。当这些问题突破一定限度时，社会发展的稳定性将面临灾难性的挑战。

　　本书围绕上述关键问题，以协同治理理论为基础，采用定性与定量相结合的方式进行研究，取得了以下结论及观点。

　　（1）界定了基本医疗服务治理体系的相关概念。认为基本医疗服务是指政府从职责上应该提供一定保障的、作为公共物品或准公共物品来提供的医疗服务；与现阶段经济社会发展条件和医疗技术水平相适应，基本医疗保险能支付得起的医疗服务。基本医疗服务治理是指促进政府、医疗卫生机构、社会组织和公民的不同主体，通过协同和联合的行动，共同解决基本医疗服务供给难题，提供基本医疗服务，增进所有利益相关者共同利益的过程。

（2）构建了基本医疗服务治理水平评价指标体系并展开了实证评价。基于 AGIL 分析框架提出涵盖基本医疗服务治理保障、基本医疗服务治理过程、基本医疗服务治理绩效、基本医疗服务治理机制四个维度的基本医疗服务治理水平评价理论框架。从实际测量角度出发，运用包含基本医疗服务治理保障、基本医疗服务治理过程、基本医疗服务治理绩效 3 个一级维度、10 个二级指标和 26 个三级指标的基本医疗服务治理水平评价指标体系对 2018 年我国基本医疗服务治理水平进行实证评价。结果发现，我国区域间基本医疗服务治理水平差距十分显著，且整体水平较低。

（3）构建了基本医疗服务治理体系框架并进行了理论分析。以"问题—主体—机制"为总体框架，选择协同治理理论和利益相关者理论为理论支撑，从基本医疗服务资源配置、服务提供、服务购买、服务监管等层面构建起基本医疗服务治理体系，并在此治理体系框架下，探究基本医疗服务治理的路径。

（4）构建了基本医疗服务资源配置的协同治理模型。根据协同治理理论的经典 SFIC 模型，以紧密型县域医共体为载体，构建起基本医疗服务资源配置的协同治理框架，为后续以县域医共体为案例探索基本医疗服务资源配置领域的治理机制提供了可参考的分析框架。

（5）分析了我国基本医疗服务资源配置状况并进行了资源配置效率评价。根据对我国基本医疗服务资源配置情况的定量描述，依据分析结果总结出整体效率不高、管理和技术水平欠佳等当前我国基本医疗服务资源配置的切实问题。

（6）提出了基本医疗服务资源配置的协同治理机制优化策略。综合 SFIC 模型和案例分析结果，结合我国基本医疗服务资源配置多元主体特点，针对协同治理机制提出强化政府责任、多措并举完善顶层设计、重点培育基层医疗机构服务能力、完善资源整合机制、推动多元主体高效协同等优化策略。

（7）提出了基本医疗服务提供模式优化策略。从基本医疗服务提供者、提供内容、提供方式等方面充分了解我国基本医疗服务提供中仍然存在的高素质全科医生短缺、基本医疗服务供给乏力、"互联网+基本医疗"融入不足等现实问题。通过对基本医疗服务提供的国际经验的梳理，总结了加强法律保障、创新提供方式、跨部门整合等有益经验。优化国内基本医疗服务提供模式，形成了多层次、跨区域、多服务项目融合的连续、整合型基本医疗服务提供模式。

（8）明确了以价值为导向的基本医疗服务购买战略。借鉴哈佛大学商学院迈克尔·波特等学者提出的"以价值为导向的医疗服务"理念，构建基本医疗服务模式购买理论模型。明确基本医疗服务的购买目标、相关组成单元的责任体系、实施战略购买的策略和相关政策实施的保障。

（9）构建了系统创新的基本医疗服务监管机制。在新公共管理理论、治理理论以及激励相容理论的指导下，构建以卫生行政部门宏观管理，多元主体参与共治的协同监管格局。在多元主体协同作用下，综合利用各种宏微观策略，实现提升基本医疗服务绩效、优化基本医疗服务效果的目标，进而实现基本医疗服务综合监管。

虽然本书在既有治理理论基础上对我国基本医疗服务治理体系相关问题进行了一定的探索，并取得了些许发现与成绩，但囿于主题的宏观及研究水平的限制，在理论体系的构建和深入跟踪调查方面有待加强。研究没有能一劳永逸的，它总在不断深入中完善，而在继续深入的过程中，我们一定会遇到新的问题。对于我国基本医疗服务治理体系研究亦是如此，所以希望广大读者特别是有关方面的专家不吝赐教并予以包涵理解，书中存在的不足和尚需完善的地方，恳请大家批评指正。与有志于基本医疗服务治理体系研究的同仁，在探讨交流书中潜在的不足与谬误的过程中贡献有益的知识，亦是本书作者的初衷之一。

本书的研究工作得到了国家社科基金重点项目"基本医疗服务治理体系研究"（20AZD081）的资助。本书在数据搜集、研究分析中得到了调查现场有关机构与人员以及咨询专家的大力支持。同时，南京医科大学医政学院陈海红老师、李忠老师和秦才欣、金圣玹、田蓝岚、吴佳琪、郭雨佳、蔡思妤、刘可等研究生分别协助完成了部分内容的编写、书稿校对与整理等工作。正是由于大家辛勤的工作和付出，以及出版社编辑同志们的认真负责，本书才得以顺利完成。在此深表感谢！

目　　录

1

基本医疗服务治理体系研究

第一章

绪　论

基本医疗服务的良性治理是贯彻落实经济、政治、文化、社会、生态文明"五位一体"战略总布局的内在要求，也是国家治理体系和治理能力现代化的重要组成部分，更是全民健康的强力保障。目前，我国经济社会发展正处于剧烈变革时期，相应的基本医疗服务治理衍生出各式问题与挑战，给我国社会可持续发展增添了更多的不确定性和风险。本书以基本医疗服务治理体系为研究主题，从理论和实践两个方面展开深入研究，这对我国持续深化医改，打通社会治理关键堵点具有重要的理论与现实意义。

第一节　研究背景

有别于通过市场获得的作为私人产品的特需医疗服务，也不同于由国家提供作为纯公共产品的公共卫生服务，基本医疗服务属于由国家根据辅助性原则确保的具有拟制公共属性的准公共产品（刘耀辉，2019）。基本医疗服务意味着在医疗卫生领域我国公民享有的最基本的医疗支撑，其与每个公民的生命健康息息相关。可以说，基本医疗服务是保障和改善民生的重要内容，也是建设服务型政府的重大举措（张帆，2018）。

2007 年，党的十七大提出"人人享有基本医疗卫生服务"发展目标。紧接着，2009 年《中共中央 国务院关于深化医药卫生体制改革的意见》指出"建立健全覆盖城乡居民的基本医疗卫生制度"，这是对市场化的医疗行业的校正，重新回归到以公益性为导向的发展方向。十多年来，我国建成了世界上规模最大的社会保险体系，基本医疗保险覆盖超过 13 亿人。截至 2020 年，政府卫生支出费用规模比 20 年前增长了 30 倍，卫生总投入中政府投入占比超过 30%。

尽管我国医改已经取得举世瞩目的成绩，但"看病难，看病贵"仍然是目前居民面临的主要就医难题。现有基本医疗服务体系下的医疗服务资源供给现状难以满足人民日益增加的健康需求（张文江，2019）。这说明，我国医疗服务领域还需要深化改革，围绕"保基本，强基层，建机制"的原则持续推进分级诊疗制度。降低就医费用，平衡医疗服务资源，构建人人可及的基本医疗服务体系，这需要国家从顶层设计，合理构建基本医疗服务治理体系。

党的十八届三中全会、十九届五中全会等会议均强调要"推进国家治理体系和治理能力现代化"，结合政府"执政为民"的价值取向，我国需保证基本医疗服务人人享有、公平获得。因此，作为国家治理体系的重要组成部分及国家治理能力现代化的重要衡量标准，有必要对基本医疗服务治理体系加以研究。本书拟从治理体系的视角出发，开展基本医疗服务的推进情况分析，深入了解、探讨基本医疗服务治理体系的现存问题与原因，提出完善和改进意见，推进我国基本医疗服务的发展。

第二节　研究意义

一　理论意义

既往的研究为我国基本医疗服务制度改革积累了宝贵的理论基础，但多数研究集中于基本医疗服务的某个方面，对于基本医疗服务治理体系的系统性理论分析以及实证研究还有待加强。本书拟从此切入，从系统性、整体性、协同性的治理视角，系统分析我国基本医疗服务治理体系的构建及其具体实施机制，丰富治理理论在基本医疗服务领域的情境化应用，彰显社会公共利益的重要价值。

二　现实意义

首先，健康权是人类的基本人权，基本医疗服务是维系全民健康的最基础保障，更关系到经济的协调发展与和谐社会的构建，是政府的责任边界。随着健康中国战略上升为国家战略高度，保障人人均等享有基本医疗服务是今后我国医改乃至整个医疗卫生事业发展的基本方向和主要目的，也是健康中国战略及十九届五中全会的题中之意。

其次，作为政府提供的准公共物品或公共物品，基本医疗服务能以较低的成本提升人民健康水平，为我国经济社会的可持续发展作出贡献，通过研究基本医疗服务体系治理新路径实现基本医疗服务绩效改进，即基本医疗服务体系经济性价值（服务效率、成本和质量）与社会性价值（服务公平、可及与安全）的全面提升。此外，通过构建行业组织、多元主体参与、协同共治、利益共享的社会治理创新体系，完善基本医疗服务治理体系、提升国家治理能力。

第三节　研究目的和内容安排

一　研究目的

本书将综合利用定性与定量调查，比较分析各国基本医疗服务治理体系建设现状，明确基本医疗服务治理体系构建的理论依据，剖析基本医疗服务治理体系涉及的利益相关者，评价我国基本医疗服务治理水平，从理论和实证的视角，探索我国基本医疗服务实现协同治理的理论框架和现实路径，并提出具体完善的政策建议，为促进我国基本医疗服务治理体系和治理能力现代化，特别是为优化基本医疗服务资源配置、改善基本医疗服务提供方式、提高基本医疗服务购买能力、健全基本医疗服务监管体系，提供理论、技术支撑和实证依据。具体研究目标如下所述。

（1）阐明基本医疗服务治理体系的理论基础和国际经验，探析基本医疗服务治理的理论机制和模式特征。

（2）阐述国内外基本医疗服务治理体系发展状况、各自的优势和劣势，评价现阶段我国各省的基本医疗服务治理水平，明确国内现阶段基本医疗服务治理体系的模式、内容及特点。

（3）运用协同治理模型（SFIC 模型），阐释基本医疗服务资源配置协同治理的基本内涵，以构建基于 SFIC 的基本医疗服务资源配置协同治理框架。并且，通过对我国 31 个省份（不包括港澳台）医院（包括省市公立医院、基层医院和社会办医疗机构）资源配置的定量分析，结合典型医共体案例分析，研究探索基本医疗服务资源配置的协同治理模式。通过梳理县域医共体构建及资源优化配置探索历程，以协同治理经典 SFIC 框架为基础，总结其关键促动因素、剖析其协同过程中多元主体的分工与矛盾解决措施，并归纳出在基本医疗服务资源协同治理过程中的关键要素。

（4）从互联网+基本医疗服务提供、基本医疗服务提供者、提供内容、提供方式、提供补偿与激励等方面分析我国基本医疗服务提供现状和问题；从基本医疗服务提供法律保障、代表性提供模式、基本医疗服务提供主体、"互联网+基本医疗"服务与协同治理方面总结基本医疗服务提供的国内外经验。在充分了解和分析国内基本医疗服务提供现状与问题、借鉴国际经验的基础上，优化国内基本医疗服务提供模式。

（5）通过对浙江金华、江苏淮安、深圳罗湖等国内典型地区基本医疗服务购买案例的分析，探究基本医疗服务购买的典型做法、配套措施和实施成效；总结借鉴国际上医保战略购买的经验，明确基本医疗服务战略购买的运行机制和存在的风险与挑战。

（6）通过文献研究和问卷调查，分别从基本医疗服务供方和需方的视角分析基本医疗服务监管现状；通过利益相关者行为，分析基本医疗服务治理领域各利益主体的利益诉求；提炼总结国内外有关基本医疗服务监管的经验，为优化基本医疗服务监管体制机制提供借鉴。

（7）以理论和实证研究结果为基础，试图构建出一套符合我国实际情况的基本医疗服务治理体系理论框架，并探索具体实现路径和实践举措，为实现基本医疗服务治理体系和治理能力现代化提供依据。

二　研究内容

（一）基本医疗服务治理体系研究的文献回顾和理论研究

本部分将对基本医疗服务治理体系研究的相关文献进行系统回顾，总结阐述基本医疗服务治理的相关定义、内涵和外延，对基本医疗服务治理体系构建的相关理论成果与实践经验进行总结、对比和分析，最终为本书研究提供理论和方法学支持。

（二）基本医疗服务治理体系框架构建研究

明确基本医疗服务治理体系各治理主体，分别基于协同治理理论和利益相关者理论构建基本医疗服务治理体系的理论模型,并在理论模型的基础上推导出我国基本医疗服务治理的最优路径选择。

（三）基本医疗服务治理水平评价指标体系构建及实证分析

以协同治理理论为统领,以主客观方法相结合的方式构建出一套符合我国国情的基本医疗服务治理水平评价指标体系,并运用该评价指标体系对 2018 年我国 31 个省、直辖市、自治区（不包括港澳台）的基本医疗服务治理水平进行实证评价。

（四）基本医疗服务资源的优化配置研究

以协同治理经典 SFIC 框架为基础,总结其关键促动因素、剖析其协同过程中多元主体的分工与矛盾解决措施,归纳出在基本医疗服务资源协同治理过程中的关键要素,并构建基于 SFIC 的基本医疗服务资源配置协同治理框架。

（五）基本医疗服务提供模式研究

基于居民健康需求角度,阐述基本医疗服务提供的重要性。分析了我国基本医疗服务提供现状和问题,总结基本医疗服务提供的国内外经验。最后,在充分了解和分析国内基本医疗服务提供现状与问题、借鉴国际经验的基础上,优化国内基本医疗服务提供模式。

（六）基本医疗服务战略购买研究

对国内典型案例进行深入分析。探究基本医疗服务购买的主要做法、配套措施和实施成效,阐述我国医疗服务购买存在的主要问题及归纳各购买方式的优缺点,借鉴国际上医保战略购买的经验,明确基本医疗服务战略购买的运行机制和存在的风险与挑战,并提出相应的改进措施和政策建议。

（七）基本医疗服务监管机制研究

基于协同治理理论和激励相容理论,分别从基本医疗服务供方和需方的视角,分析基本医疗服务治理领域各利益主体的利益诉求。提炼总结国内外有关基本医疗服务监管的经验,并提出优化基本医疗服务监管体制机制的建议和措施。

（八）总结讨论与政策建议

在上述系统研究的基础上,探索如何在制度和操作层面建立基本医疗服务协同治理的有效路径,构建优化基本医疗服务治理体系的政策框架和实施策略，为完善基本医疗服务治理体系、促进基本医疗服务治理主体协同共治提供参考。最后，提出相关的研究展望。

三 结构安排

本书共包含九章，第一章为绪论，第二至八章为本书的主体部分，第九章为结论与展望。各章主要内容如下。

第一章绪论。介绍研究背景和意义、研究目的与内容、相关术语界定。

第二章基本医疗服务治理体系研究的理论基础和研究方法。介绍理论基础和研究方法，包括理论分析、调查样本和调查内容的确定、调查方法的执行及数据的分析方法。目的是为本书研究的实施提供理论和方法参考，在此基础上形成研究思路和分析框架。

第三章国内外基本医疗服务治理的经验启示。综述国内外相关文献，介绍研究进展。总结国内外关于基本医疗服务治理的经验，分析有关基本医疗服务治理的研究现状及趋势，归纳提炼研究启示。

第四章基本医疗服务治理体系框架构建研究。首先，以江苏省为例，调查分析基本医疗服务治理认知情况。其次，通过对基本医疗服务治理体系的理论分析，总结国内外基本医疗服务治理经验，并基于协同治理理论提出我国基本医疗服务治理体系的理论框架。最后，构建基本医疗服务治理水平评价指标体系并进行实证评价分析。

第五章基本医疗服务资源的优化配置研究。通过梳理县域医共体构建及资源优化配置探索历程，以协同治理经典 SFIC 框架为基础，总结其关键促动因素、剖析其协同过程中多元主体的分工与矛盾解决措施，归纳出在基本医疗服务资源协同治理过程中的关键要素，并通过对国内医院基本医疗服务资源配置状况的定量分析，结合典型案例分析，构建基于 SFIC 的基本医疗服务资源配置协同治理框架。

第六章基本医疗服务提供模式研究。本章首先从居民健康需求角度，阐述了基本医疗服务提供的重要性。接着，从"互联网＋基本医疗"服务提供、基本医疗服务提供者、提供内容、提供方式、提供补偿与激励等方面分析了我国基本医疗服务提供现状和问题；从基本医疗服务提供的法律保障、代表性基本医疗服务提供模式、基本医疗服务提供的治理主体、"互联网＋基本医疗"服务与协同治理方面总结了基本医疗服务提供的国际经验。最后，在充分了解和分析国内基本医疗服务提供现状与问题、借鉴国际经验的基础上，优化国内基本医疗服务提供模式。

第七章基本医疗服务战略购买研究。通过对国内典型案例的深入分析，探究基本医疗服务购买的主要做法、配套措施和实施成效；阐述我国医疗服务购买存在的主要问题；归纳各购买方式的优缺点；借鉴国际上医保战略购买的经验，明确基本医疗服务战略购买的运行机制和存在的风险与挑战；提出相应的改进措施和政策建议。

第八章基本医疗服务监管机制研究。运用文献研究法、问卷调查法和结构方程模型，基于协同治理理论和激励相容理论，分别从基本医疗服务供方和需方的视角，分析基本医疗服务治理领域各利益主体的利益诉求；提炼总结国内外有关基本医疗服务监管的经验，优化基本医疗服务监管体制机制。

第九章结论与展望。在总结分析研究内容与结论的基础上提出总体性建议，并以前述理论与实证分析为依据，结合现阶段我国医疗卫生改革现状及发展趋势，对后续有待深入研究的问题和方向进行展望。

第四节　核心概念界定

一　基本医疗服务

自 1993 年"基本卫生服务包"概念提出至今，"基本医疗服务"尚无统一的概念界定。本书在参考各学者研究结果的基础上，结合《中华人民共和国基本医疗卫生与健康促进法》关于"基本医疗卫生服务"的定义，将基本医疗服务界定为：政府从职责上应该提供一定保障的、作为公共物品或准公共物品来提供，与现阶段经济社会发展条件和医疗技术水平相适应，基本医疗保险能支付得起的医疗服务。基本医疗服务具有广覆盖、公平可及、成本效果好等特点。从政策实操角度而言，主要体现为纳入基本医疗保险覆盖范围的医疗服务。

二　基本医疗服务治理

关于治理的概念，我国学者普遍认为其存在着很大的模糊性，目前尚无权威、统一的界定，但学者们都强调多元主体、协同、协调、互动。本书紧密围绕基本医疗服务这一专门领域，暂不涉及对更广大公共服务范围的探讨。因此，基本医疗服务治理是指促进政府、医疗卫生机构、社会组织和公民的不同主体，通过协同和联合的行动，共同解决基本医疗服务供给难题，提供基本医疗服务，提升所有利益相关者共同利益的过程。

三 AGIL 分析框架

AGIL 是由塔尔科特·帕森斯在 1953 年提出的用以对功能主义进行系统分析的理论模型。根据 AGIL 分析框架，高层次系统由特定的满足其某项功能需求的诸功能性子系统构成，每个系统都可以相应地划分为四个子系统，即适应、目标达成、整合、潜在模式维持（易艳阳、周沛，2019）。

四 SFIC 模型

SFIC 模型是由 Ansell 与 Gash 提出的应用于协同治理的分析模型，是包含制度设计、协同过程、初始条件、促动式领导四个基本组成要素的权变模型。SFIC 模型适用于采用协同治理的有效策略，在复杂社会环境下解决不同利益主体之间的冲突，从而更有效地配置社会资源问题。

五 医疗服务战略性购买

所谓医疗服务战略性购买，即医保依托其强大的购买力实现对医药服务的引导、约束和激励功能，从而促使医药服务领域产生根本性的变革，逐步走上良性可持续发展的道路（特别是在医药领域自身改革难以取得突破性进展的困境下）。

六 医疗卫生行业综合监管

医疗卫生行业综合监管是指，政府和社会各方依据相关卫生政策法规，应用多种监管机制和手段，为规范与约束医疗卫生机构和人员行为以维护公众健康权益，对医疗卫生服务进行全行业、全要素、全流程和全方位的管理与监督的治理方式。

第五节　小结

本章对全书起统揽作用。背景部分回顾了我国基本医疗服务治理的相关理论和实践研究，指出了当前基本医疗服务治理过程中存在的问题。研究意义部分从研究的理论和现实价值出发，阐述了基本医疗服务治理体系研究对丰富治理理论在基本医疗服务领域的情境化应用，构建多元主体协同共治、利益共享的社会治理创新体系，优化基本医疗服务治理体系等方面的意义。研究目的和内容部分，详细论述了本书的具体目的，呈现了全书的主要内容。最后，对本书的相关核心概念进行了界定。

第二章

基本医疗服务治理体系研究的
理论基础和研究方法

第一节　基本医疗服务治理体系研究的理论基础

一　治理理论

现代公共治理理论伴随对传统公共行政和新公共管理理论的批判而兴起（倪永贵，2017）。全球治理委员会将治理界定为各种公共的或私人的个人和机构管理其共同事务的诸多方式的总和。格里·斯托克认为治理包含五个意味：一是一系列来自政府但又不限于政府的行为者；二是社会和经济问题的解决方案；三是社会公共机构之间存在权力依赖；四是参与者自主网络的最终形成；五是目标达成独立于政令与权威。

因此，"治理"在公共管理领域的应用强调的是实现多维力量能动参与社会公共事务的共治状态（刘丽杭，2015）。医疗卫生领域正在经历着一场以健康为中心，政府与社会协同合作治理的深刻改革，这必将重塑社会公共政策议程及价值取向（Smith et al.，2012）。在基本医疗服务领域，综合共治强调的就是通过倡导政府部门、医疗机构、行业协会、新闻媒体及公众的多元主体协同共治的治理理念，发挥全行业各主体的责任、权利和义务意识，协调各主体关系，构建起基本医疗服务共建、共治、共享的新模式。同时，在促进公众参与基本医疗服务治理方面，也要以治理理论为导向，建立多元主体参与的协同治理机制，在各主体间的合作与协同下，通过推进信息公开、拓展公众参与渠道、提高公众参与素质和能力等措施，保证参与治理结果的公正与质量（王家耀，2011）。

二 协同治理理论

"协同"指事物间属性的相干能力，表现为通过事物属性间的协调协作，形成拉动效应，以实现整体力量的增值，反映了系统中各要素之间若能实现良性配合，便可形成超越原各自功能总和的新功能，是辩证唯物主义哲学的生动体现（姚怡帆、叶中华，2020）。关于什么是治理，目前尚无权威、统一的界定，但学者多强调多元主体的协调互动。俞可平（2014）认为治理是公共管理组织在既定范围内运用公共权威维持秩序，满足公众需要的公共管理活动与过程；余军华和吕丽娜（2016）认为行动者、关系、过程和制度是治理概念与内涵的四个关键要素；杨雪冬和陈晓彤（2022）则视治理为具体领域中主体解决问题的有效方式，是于开放系统中寻得有效治理结构的过程。因此，协同治理理论可以理解为：用协同论的哲学观与方法论重新检视治理。致力于构建正式的、协商的、具有共识性集体决策过程的协同治理，要求公共机构在制定公共政策时，通过共同参与和协商一致的方式进行决策，力图实现公共利益的最大化（赖先进，2020）。

从公共治理的视角来看，我国基本医疗服务治理体系还不够明晰（胡燕平，2016），体系中不同主体之间扮演何种角色？起到什么作用？如何发挥影响？这需要审视当前基本医疗服务的治理结构与功能作用。王小万等（2017）认为，需区分基本医疗服务治理多元主体的角色定位，科学合理地判定基本医疗服务治理体系的多元主体构成及其权限和职责。岳经纶和王晓春（2018）认为，政府应在基本医疗服务治理中发挥"元治理"（meta-governance）作用，实现政府单边治理到多边治理的转变。胡燕平等（2016）认为，除了丰富多元治理主体外，参与医疗服务治理的主体治理结构与能力等因素都会影响基本医疗服务治理体系的效率与结果。这需要打破过去按体系内外划分构造的传统治理，针对不同环节治理重点，构建多方参与、共同治理的基本医疗服务治理体系。

三 利益相关者理论

狭义的利益相关者指与客户有一定利益关系的个人或组织群体；广

11

义的利益相关者指任何能影响组织目标实现或受这种实现影响的团体和个人。本书将基本医疗服务管理者（如政府、卫生行政部门等）、购买者（医保机构）、提供者（医院和社区卫生服务中心）和需求者（需要基本医疗服务的患者）定义为不同的基本医疗服务利益相关者。利益相关者理论则可理解为一种综合平衡各方利益诉求的治理模式。

四　新公共管理理论

兴起于20世纪80年代的新公共管理理论主张将竞争机制引入公共服务供给，运用企业家精神改造政府公共部门，促进政府职能转变，以提高管理效率和公共服务质量。该理论的基本内容主要包括三部分（陈典菊，2019）：①将管理理论与具体操作分开。②以顾客为政府服务的导向。③引入竞争机制。公共管理政策的核心即强调区分政府的"掌舵"与"划桨"职能，政府是政策的制定者而非执行者，提高政府公共服务的效率和质量，要以公众需求为导向，并将更多的精力进行宏观调控和各方协调（顾鲁，2017）。

在基本医疗服务领域，综合监管制度的提出与新公共管理的理念高度契合。故本书第八章在深化医改的背景下，对医疗服务采取综合监管的形式，建立起多元的监管体系，对政府的职能进行重新定位。一方面，发挥政府在政策制定、宏观协调方面的主导作用，另一方面，明确医疗机构自治监管的职能、赋予行业协会职能权限，充分发挥行业自律的作用，以及给予社会力量监管的支持，围绕群众的健康权益和社会的公共利益，创造政府与社会各方协调发展的环境，以提升基本医疗服务监管的有效性。

五　激励相容理论

"激励相容"的概念由威廉·维克里和詹姆斯·米尔利斯于1996年提出，其内涵为通过制度安排使个人利益寻求行为与企业集体价值最大化的目标相吻合（李平女，2008）。激励问题源于委托人与代理人信息不对称导致的利益冲突（姜雨含，2016）。现代经济学理论与实践表明，激励相容理论诱使代理人在既定自然状态下选择对委托人最有利的行动，能够有效地解决好个人利益与集体利益之间的冲突（车田超，2011）。国内也有相关文献通过激励相容理论探究医疗卫生体制改革、分级诊疗、医共体建设等政策实施中，构建激发各利益相关者的积极性的运行机制等。

因此，在本书对基本医疗服务监管机制的研究中，以激励相容理论为指导，通过政策制度的引导，探索强制性与激励性监管并举的监管机制，如通过信用监管、自查评审制度以及医务人员执业行为监管等措施的实施，将医院考评结果与检查周期相挂钩，医务人员行为与自身奖惩相挂钩，从而提高自我监督的积极性，进而实现医疗服务行为的自律，提高基本医疗服务综合监管的效率。

第二节　资料和方法

一　资料收集方法

本书主要采用了文献调研、问卷调查、深度访谈、专家咨询等方法，具体见于各章节。

（一）文献调研

本书对国内外基本医疗服务治理的相关文献进行梳理和分析，对有关国内基本医疗服务治理水平评价、基本医疗服务资源配置、提供、购买、监管现状等分析所使用的二手数据来源于《中国统计年鉴》《中国卫生健康统计年鉴》《国民经济和社会发展统计公报》等各级政府部门的公示文件。

（二）问卷调查

本书在基本医疗服务战略购买与基本医疗服务监管机制研究中多次运用该方法收集相关数据。例如，对南京市 X 区相关医疗卫生机构的供需双方进行问卷调查，用于分析江苏省基本医疗服务监管情况。问卷调查法的具体应用详见对应章节。

（三）深度访谈

本书在基本医疗服务资源的优化配置、基本医疗服务战略购买与基本医疗服务监管机制研究中多次使用该方法收集相关数据。例如，对苏北 B 县、L 县典型紧密型医共体的主要成员单位中关键知情人士和利益相关者进行深度访谈，收集用以分析基本医疗服务资源配置协同治理起关键促动因素的资料。深度访谈法的具体应用，详见各章节。

（四）专家咨询

本书在基本医疗服务治理体系、基本医疗服务战略购买研究中进行了多轮专家咨询。例如，在构建我国基本医疗服务治理水平评价指标体系时，选取基本医疗服务治理保障，基本医疗服务治理过程，基本医疗服务治理绩效 3 个一级维度，就具体评价指标的选取咨询相关领域的专家学者。专家咨询法的具体应用详见各章节。

二　抽样方法

对基本医疗服务治理现状的认知调查。通过典型抽样分别选取苏南地区的南京、常州以及苏北地区的宿迁、淮安的 1 个三级综合医院，对样本医院的行政职能科室管理人员以及内科、外科、其他科室的医生，进行问卷调查，该部分调查采取线下调研方法，调查对象通过不记名自填方式填写。对样本地区地市级医保局、卫健委以及行业协会的管理者也采取同样的方法进行调查。对当地基层医疗机构的调查，在相应的基层医疗机构管理人员与医生工作群，通过问卷星平台进行调查。

对基于供方的基本医疗服务监管认知调查。采用分层整群抽样法，对江苏省南京市 X 区 2 个综合性公立三级医院全部医生和护士进行调查。选择 X 城区有较大发展规模的 3 个社区卫生服务中心，对于调查期间符合条件、对现场调研工作支持与配合的医生和护士全部进行调查。对江苏省、南京市、X 区三级卫生健康委员会、医保部门、卫生监督所在岗人员、X 区社区卫生服务机构的领导者全部进行调查。

对基于需方的基本医疗服务监管认知调查分析，采用多阶段分层整群抽样法，对江苏省南京市 X 区 2 个综合性公立三级医院和城区有较大发展规模的 3 个社区卫生服务中心的患者或患者家属开展问卷调查。

各部分具体的资料来源和抽样方法，详见各章的内容介绍。

三　调查工具

调查工具为本课题组开发的定性访谈提纲、结构式问卷。最终在现场调查中使用的为根据专家意见与预调查结果进行修正的版本。对医务人员、管理人员的问卷调查，在集中培训基础上通过不记名自填的方式进行。对患者、患者家属的问卷调查，由经培训的本专业老师和研究生通过面对面访谈回答的方式进行。在知情同意的前提下，调查员对访谈调查对象进行了现场记录并录音。访谈结束后由调查员转录成文本数据，并进行二次审核检查。

四 资料分析方法

(一) 定性资料分析

运用案例分析法，以协同治理经典 SFIC 框架为理论基础，选取苏北 B 县、L 县典型医共体案例进行深度挖掘，探索基本医疗服务资源配置的协同治理模式。通过对浙江金华、江苏淮安、深圳罗湖等国内典型地区基本医疗服务购买案例的分析，探究基本医疗服务购买的典型做法、配套措施和实施成效，为基本医疗服务战略购买总结经验。

(二) 定量资料分析

1. 描述性统计分析

描述性统计分析主要用于分析我国基本医疗服务资源配置、提供、购买、监管现状等。

2. 单因素与多因素统计推断分析

单因素统计推断分析主要用于比较在不同监管供方分组上按不同基本医疗服务监管的评价情况、不同能力提升需求之间各项指标的差异。多因素统计推断分析主要用于影响因素的研究，如采用 Tobit 回归模型分析影响我国基本医疗服务资源配置效率的因素。

3. 结构方程模型

以 IBM 理论及 COM-B 理论为基础，融合其他学者研究结果中的参与条件、行为意愿等行为影响因素，并且结合本书研究特点，形成了基于需方视角的基本医疗服务监管行为模型。有关结构方程模型的具体内容，将在基于需方的基本医疗服务监管认知调查分析部分进行详细介绍。

4. 多阶段 DEA-Malmquist 指数模型

运用 DEA 方法，横向比较各省份综合效率指数和资源利用的有效性，运用 Malmquist 指数，纵向比较全要素生产情况，以了解各年的基本医疗服务资源的效率变动情况，分析效率变动的影响因素。

5. 资料录入和分析的工具

资料回收后，运用 Epidata3.1 建立数据库，采用双录入，并进行逻辑审核。利用 Excel、SPSS、AMOS 等软件对数据进行统计分析。

五 质量控制方法

（1）正式调查前，随机选择 X 区的 1 个社区卫生服务中心进行预调查，根据发现的问题适当调整调查表，并据此设定调查实施计划和调查员的培训计划。

（2）对调查员和协调员进行严格培训。在培训过程中，要求统一调查口径、询问方式和问卷填写方式，强调以认真负责的态度对待调查工作，保证获取尽量准确和完整的信息，避免测量偏倚。

（3）考虑到当地语言障碍的问题，给每个非本地调查员配备一名协调员，这些协调员主要来自于当地社区卫生服务机构的医务人员，他们既了解当地方言，也接受过严格的调查培训。

（4）每天调查完成后，先由调查员自己检查调查表完成情况，然后由各组组长检查调查表质量，发现存在的遗漏或不符合逻辑的问题及时找调查员更正或者补充。

（5）每天调查结束，召集调查员开会，及时解决调查过程中发现的新问题、新困难。

（6）资料录入采用双录入的方式。数据分析人员录入调查表的同时进一步检查表的数据状况，对发现的问题要求调查员通过回忆或电话咨询进行纠正或补充。

第三节　技术路线

经前文文献综述与理论分析发现，我国基本医疗服务存在缺乏科学合理的治理体系框架指导、资源配置机制尚未理顺以致效率低下、治理运行机制不够健全完善、综合监管机制未能有效建立 4 个突出问题。为解决这四个问题，本书在协同治理理论的统领下，为具体问题选择激励相容等具有针对性的理论。定性和定量方法相结合的方式贯穿于上述 4 个问题解决的全过程，定性方法主要见于文献梳理、典型案例分析等，定量分析主要见于基本医疗服务监管认知调查、资源配置效率评价等。在具体操作过程中，亦采用了单因素和多因素统计推断、结构方程模型、Tobit 回归等多种统计推断方法。

本书技术路线如图 2-1 所示。

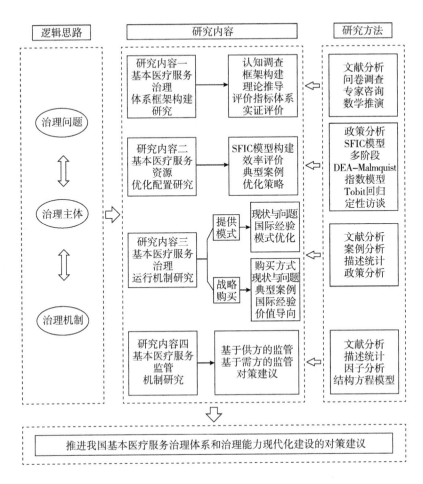

图 2-1　本书技术路线

第四节　小结

协同治理理论、利益相关者理论、新公共管理理论、激励相容理论共同构成了基本医疗服务治理体系研究的理论基础。本章对各理论及文中涉及的核心概念进行了回顾分析，并引申至基本医疗服务治理领域，阐明其理论指导作用。在文献梳理和理论分析的基础上提出本书研究的理论框架和技术路线。最后介绍了本书研究的资料和方法。

第三章

国内外基本医疗服务治理的
经验启示

借鉴吸收国内外基本医疗服务治理的相关经验，对于优化我国基本医疗服务治理体系，提升我国基本医疗服务治理能力具有重要的作用和意义。本章分别探讨了外国一些主要发达国家和发展中国家基本医疗服务治理的相关举措和成效，以及国内基本医疗服务治理的现状和可供学习反思的经验。在此二者基础上，归纳总结国内外基本医疗服务治理经验于我国未来基本医疗服务治理的启示。

第一节　国外基本医疗服务治理经验

一　英国

英国是国家福利型医疗服务模式的首创和代表国家，早在 1948 年就建立起了国民卫生保健体系（NHS），其最主要的特点就是医疗服务的全面性与公平（Gorsky，2008）。最初，NHS 呈现为一种建立在市场经济下的计划经济体制（顾昕，2011）。随着行政机制全包全揽的治理模式下效率低下等弊端渐显，从 1979 年英国开始进行体制改革，简而概之，30 多年来 NHS 改革的核心是市场机制和社群机制的引入。

如何提高 NHS 提供医疗服务的质量和效率成为历届英国政府的重点关注内容，在此期间，联邦政府通过机构精简和分权改革，将决策权适当下移给地方政府。将医疗服务的付费者角色与医疗服务的提供者区分开来，形成"内部市场机制"，并且对其两者都进行了法人化结构改革。通过付费者的"选择"迫使提供者间"竞争"，提升医疗服务的质量和效率。之后，政府角色逐步走向宏观管控，但 NHS 原有的全民覆盖及惠利性原则并没有改变，政府仍旧担负着医疗服务供给的责任，转变的只是具体的供给方式（王小万等，2017）。

英国的医疗服务体系是实行严格转诊的三级医疗服务系统，包括初级卫生保健服务（NHS 主体）、二级、三级医疗服务。初级卫生保健由"守门人"全科医生（General Practitioner，GP）向居民提供，但 GP 并非是政府雇员，而是个体执业者。政府通过购买服务的方式为民众支付初级保健费用。英国的医院体系被认为是世界上最大的公立医院体系，为公民提供了绝大部分专科和住院服务。随着公立医院法人化程度加深，从组建 NHS 信托医院到组建基金信托医院（Foundation Trusts，FTs），市场机制在提高效率和资源配置上的作用进一步显现。公立医院从政府的预算部门变成拥有很大经营自主权的法人治理机构，其服务的购买方则由联邦政府委托给地方卫生局和全科诊所（全科医生）代理。同时，通过强制性信息披露制度的建立，赋予患者挑选医院的权利。总而言之，政府通过创立购买医疗服务的制度化组织和机制建立起竞争性的服务购买关系，市场机制在促进竞争和资源配置的作用进一步凸显。

出于对 NHS 服务提供质量改进的要求，英国政府将服务标准制定与质量监控的权力下放，通过法律赋予行业协会相应的权利及保障。各类行业组织发挥着重要作用。1999 年成立的医疗健康改善委员会（Commission for Healthcare Improvement，CHI）是第一个 NHS 质量检测机构（Littlejohns et al.，2017），之后于 2009 年被并入护理质量委员会（Care Quality Commission，CQC），由其继续负责监控、检查及规范医疗服务。英国国家卫生与临床优化研究院（National Institute for Health and Care Excellence，NICE）经过多次改革，职责范围不断扩大，主要负责评估新型卫生技术并将研究结果应用于卫生决策过程，以此制定循证指南来控制医疗费用提高医疗效益（Littlejohns & Kelly，2005）。医生总理事会（General Medical Council，GMC）的成立远在 1948 年国民医疗服务体系的建立之前，它由《医学法》赋予其行业监管等职能，主要由各类医生组成，还有少许非专业人士的参与，负责医疗卫生从业者的认证、注册与管理、基础医学教育的规范等专业标准的制定（Irvine，2006）。这些非政府组织成为行业代理人，卫生部则成为背后的委托人。可以概括地说，英国的医疗改革一直在引入市场机制和社群机制来打破行政机制的主宰，以弥补"政府失灵"的不足，当前英国逐步形成多方主体协作下政府、市场与社会互补嵌入的治理模式。类似的改革在加拿大等其他全民健康保险制度国家也有显著体现（顾昕，2019）。

二 德国

德国医疗领域实行以社会自治为主导的治理模式，其法定医疗保险制度（Statutory Health Insurance，SHI）是德国医疗卫生体制的核心，它所起的作用类似于英国的 NHS，但与之不同的是，SHI 并非政府部门，而像是私营公用企业。政府治理的作用主要是为卫生治理提供与时俱进的法制框架和必要的监管。"自治与伙伴关系"原则贯穿德国医疗治理模式变迁始终，也为其打下了基调：基于社会共济和高度自治的基础上，政府不负责医疗领域的具体运营，但通过强制性的全民医疗保险政策和家庭联保责任制（"一人投保，全家受益"）保证了医保资金筹集的强制性和共济性。而具体的费用筹资、医疗保险的支付范围、医院运营等内容则交由各类社会自治主体协商解决（李珍、赵青，2015）。通过联邦联合委员会 Federal Joint Committee（Gemeinsamer Bundesausschuss，G-BA）等自治机制建设提供给医疗卫生领域各利益方一个联合的、平等的、透明的谈判博弈平台，市场机制就嵌入其中保证了各主体间的利益均衡并倒逼着医疗服务提供效率的提升与质量的完善。

依赖于较为完备并与时俱进的法律保障体系，政府的治理责任集中于宏观领域，如法律政策的制定与完善，对行业的监管，医疗卫生资源的规划、建设与财政投入等，基本上做到了"掌舵而不划桨"。以联邦层面为例，以上前两项工作由联邦卫生部（Federal Ministry of Health）负责，而其下设的联邦医保局具体负责医保基金的归集、再分配和风险调节等职能，并接受联邦卫生部的监督（伍洁洁等，2020）。值得注意的是，近些年随着医疗卫生费用上涨的压力以及疾病基金会的合并（从 2000 年到 2015 年，基金会数量已经减少了 70%），在财政压力下，德国的政府角色有了强化的现象（Busse et al.，2017）。

德国医疗服务体系中门诊与住院相分离，由医院、康复机构、护理机构和开业医生组成（Busse & Blümel，2014）。开业医生承担一般门诊检查等基本医疗服务，多属于私人开业者，患者可以自由选择开业医生就诊。德国的医院主要承担住院服务，康复和护理机构分别针对恢复期的病人和老年人等特殊人群（王绍敏、陶群山，2021）。德国医疗服务的购买由政府授权委托给非营利性的医疗保险机构来完成，有学者称之为"有管理的竞争"。德国的医疗保险采取复合式的方法支付医疗费用，主要在门诊服务采取点数法，在住院服务购买上采取 G-DRGs 支付方式。分工明确的分级诊疗模式和合理的医保支付方式在医疗机构协作的基础上促进了医疗服务的高效与高质。医疗保障方面，德国实行法定医疗保险制度，并由私人医疗保险作补充。同时收入达到规定标准以上的居民可选择投保任一保险，这种选择机制的引入构成了医疗保险经办机构间的竞争关系。各类医保经办机构为保持自身运行，会充分利用自身付费者优势监管医疗机构提供服务的质量和效率（周俊婷等，2018）。市场机制的优胜劣汰法则在德国的卫生领域随处可见。

与英国等社会福利国家相比，德国的自治传统使得各类行业协会更加健全且发展成熟，在卫生领域发挥的作用更加突出，它们不仅仅是各群体的利益代表、维权代表，还切实地负责各自利益方的运营及在医疗机构运行、监管等方面发挥着重要作用（芦欣怡、王亚东，2019）。德国的行业协会纵向可分成联邦和州两个层面。以联邦层面为例，这些行业协会按照法律实现约定的议事程序在平等、透明的前提下进行谈判协商，如上文提及的"点数"确定、医疗费用补偿、医师费用补偿等都在谈判博弈中确定（刘兰秋，2018）。可以说，这些法定行业协会如联邦医院协会（DKG）、联邦医师协会（KBV）深度参与医疗卫生治理甚至是发挥主导作用。GBA 作为其中层级最高的自治组织，由依据联邦法律建立的医疗服务提供者如联邦医生协会、牙医协会，支付方协会如联邦疾病基金协会及德国医院联合会的代表组成（Busse & Blümel，2014），有权对德国医疗卫生系统的一些政策和制度提出基本准则，其决议为其他行业协会提供决策依据。联邦卫生部仅负责从法律和准则等方面审查其重大决议，但不审查其具体内容（李滔、张帆，2015）。为了保证公众的参与度，GBA 为患者提供不超过 5 名的代表席位（只有参与权没有投票权）（李珍、赵青，2015）。德国的卫生治理模式强调自我经营、自我管理和自负盈亏的理念在行业协会自治中得到了很好的体现。

三　美国

美国作为市场主导型国家，在医疗卫生治理上也是如此，以高度市场化为特征，"小政府"理念下政府的行政机制仅仅作为辅助和补充（贾琳，2019）。这从两个地方有突出体现：一是美国公民参保的覆盖面不全，政府医疗救助仅针对弱势人群，包括面向 65 岁以上老人等弱势群体的医疗援助计划（Medicare）和低收入人群的穷人医疗保险计划（Medicaid）等（郑朝朗，2018），随着 2010 年《平价医疗法案》的通过，政府为未参保人群购买商业医疗保险提供补助，这大大提高了医保的覆盖率，但当前美国仍有 1/10 的人口没有任何医疗保险（Rice et al.，2013）。二是美国的公立医院仅占医院总数的 20%，其主要任务是为老人、穷人、军人以及少数民族等特定人群提供医疗服务（李倩，2020）。而在更广阔的医疗服务和医疗保障领域，私人医疗保险和民营医院占据了主导地位，市场机制主导了医疗服务的购买的提供。除了市场和行政作用外，美国的行业组织在政府提供法律支撑的前提下，在制定行业标准、监管等方面起着巨大的作用。综合来说，美国的卫生治理模式是一种基于高度市场化下的多元网络治理模式（孟月莉，2016）。

美国是一个联邦制国家，纵向上分成联邦、州、县、市镇四级，宪法规定各级政府之间是一种权力分配与法律监督关系。各级政府间各有管辖内容，互不隶属，财政上也互相独立，各自对其下的选民负责。在联邦层面，政府卫生治理机构是美国健康及公共服务部（DHHS）主要负责在政策制定、设置卫生总体目标上发挥领导作用，同时也是州及以下政府机构的重要资金来源（胡丙杰，2004）。相较而言，州政府在具体的医疗卫生治理上负有更多的运行责任，拥有卫生立法权、政策制定权，并且负责医院、医生的准入审批、保险市场的监管，等等。由于政府干预有限，美国的行业协会等非政府组织发挥了很大作用，整体以行业自身监管为主，但各个行业组织大都在本行业内部，监管职能相对分散。如医疗机构评审联合委员会（JCAHO）是美国规模最大的医疗保健制定与认证机构，通过各类标准制定（从医疗服务质量到医院的人力资源设置）对发出申请的医疗机构进行审核认证并进行至少三年一次的复评，以激励医院加强自我管理。有研究显示，经过联合委员会认证的医疗机构绩效往往优于未经过审核认证的医疗机构（Schmaltz et al.，2011）。质量改进组织（QIC）负责医疗保险及医疗费用的外部审查，协助医院进行质量改进等。美国医师协会（ACP）在培养从业人员，传播医学信息、制定临床指南等方面发挥着重要作用（胡琳琳等，2016）。

美国是典型的市场主导型医疗卫生体制，与之相随的是相对低水平的政府参与，主要依赖于市场机制调整供求关系与服务价格（马志爽等，2018）。高水平的卫生资金投入与不全面的医疗保障覆盖造就了全球最高的人均卫生支出，比排名第二的瑞士高出 30% 的费用（Rice et al.，2013）。美国的私立医院约占医院总数的 84% 左右（张爱静等，2021），占据了医疗服务的主体。而商业性医疗保险公司是医保支付的主体，由它们共同负责医疗服务的购买和提供，医疗服务呈现为一种商品化特征。它们像是医疗服务系统中的"鲶鱼"，加大医疗服务的市场竞争，提高服务效率。而过度的竞争也容易导致资源的重叠和浪费。美国的医院在竞争的前提下形成了社区医疗和医院两层协作的医疗卫生服务体系，并且医疗机构间通过合并组建形成医疗集团来增强自身的竞争优势（黄海，2013）。

四 巴西

巴西是世界上贫富差距最大的国家之一，为了保障国民公平获取基本医疗服务，1988 年巴西修订宪法时规定了健康是公民的权利和国家的义务，并建立起统一卫生系统（United Health System，SUS）（Paim et al.，2011），这是一种效仿英国的国家福利性医疗卫生服务模式。SUS 的实施结合了普遍性、整体性、权力下放和社区参与原则。由政府主导承担 SUS 的财政支出，并且逐步将医疗服务提供的责任和资金从联邦下移到州和市政府。巴西为了联系三级政府建立起跨层级管理委员会，以及作为社会参与机制的卫生会议和理事会。三级政府与社会一起共同决策卫生政策。随着 20 世纪 90 年代政府通过法律确认了私人医疗机构的合法性，巴西至 21 世纪初已然实现了以统一医疗体系为主体，私人医疗服务为补充的双重医疗服务系统，这为竞争性医疗服务的提供开辟了道路（Castro et al.，2019）。其延伸出私人医疗保险，该市场化引入体系对"统一医疗体系"起到了补充作用，以满足社会各阶层的卫生服务需要。同时，巴西也非常重视初级卫生保健的发展，1994 年开始实行"家庭卫生保健计划（Family Health Program，FHP）"，使得巴西的医疗服务可及性进一步提高。总体而言，巴西的医疗卫生服务体系是由初级卫生保健机构、公立医疗机构、私立医疗机构和急救点四级机构组成，所有机构按照统一的原则，分区分级的开展医疗服务。其中，又可以分成半公立医疗机构（承担一定公立医疗服务）和营利性医疗机构（通过政府购买的方式为民众提供医疗服务）。

随着多年发展，巴西在实现全民健康覆盖等方面取得了重大进展。但是 SUS 的资金供应一直是一个"老大难"问题，巴西是采取全民健康系统的国家中唯一一个政府卫生支出（约占 44%）低于私营部分卫生支出（约 56%）的国家。由于卫生资源的有限及分配差异以及治理等问题，巴西的卫生系统呈现出一些结构性不足：贫困地区和穷人在医疗服务的获得上处于很不利的地位（Massuda et al.，2018），这些问题还需要巴西政府加以关注和解决。

五　印度

印度实行全民医疗保障制度，面向全体公民提供免费的医疗卫生保健服务。

（一）政府治理层面

印度政府通过制定国家卫生政策，建立了城乡三级医疗服务网络体系，包括外围的副中心、初级卫生中心和社区卫生中心，由卫生与家庭福利管理局负责管理（戴卫东，2011）。为了提高农村地区基本医疗服务的可及性、质量和效率，自 2005 年起，政府开始实行"全民农村健康计划"，构建了农村医疗卫生服务网络，同时还开展了"全国农村卫生服务项目"，该项目除了保障农民的基本医疗服务外，还涉及建立清洁的饮水和卫生设施等服务。2018 年政府推出了 Ayushman Bharat Pradhan Mantri Jan Arogya Yojana 计划，该计划旨在为弱势家庭的约 5 亿受益人每年提供高达 50 万美元的二级和三级住院医疗保险，并为 40% 的弱势人群和最贫穷人群提供保险。他们将被安置在卫生和健康中心，以提供综合初级卫生保健，作为全民健康覆盖的一个组成部分。

（二）市场治理层面

由于政府在公共免费医疗的财政投入不足，使得医疗服务质量和效率低下，由此导致了私立医疗机构的急剧膨胀，同时在农村地区由于公众对医疗资源的可及性差，患者纷纷求助于私立医疗机构，这使得私立医疗机构的规模进一步扩大，并且逐渐在医生和机构数量上占据了主导地位，而私立医疗机构中绝大部分是营利性质的（戴卫东，2012）。

（三）社会治理层面

联邦政府通过权力下放，成立州和地区卫生协会，这些协会是一种创新安排，让民选代表、卫生部门和其他利益相关者参与卫生保健，参与制订地区和国家卫生计划，这标志着许多特定疾病协会的纵向一体化管理（Patel et al.，2015）。除了行业协会对卫生服务的监督管理，还有其他的一些社群治理在发挥着重要的作用。例如，基层的监督委员会，负责监督初级医疗卫生机构的卫生服务质量；民间社会组织（Civil Society Organizations，CSO），通过健康教育的方式，提高公民的健康认知和寻求健康的行为；村保健卫生和营养委员会、病人福利委员会和社区监测机制，建立了社区参与的卫生规划和审查平台，灌输公民对卫生系统的问责制；创新的公私伙伴关系（Innovative Public-Private Partnerships），在古吉拉特邦的 Chiranjeevi 计划，建立了医疗机构提供服务和与应急服务相结合的创新型的伙伴关系。通过多种形式的社群治理，对基本卫生服务质量、服务利用、覆盖范围和服务成果都产生了明显的影响，改善了卫生系统的问责制和质量监管。

六 泰国

（一）政府治理层面

泰国政府建立了一个全民的健康保险制度即"30 泰铢方案"，也称为《全民健康保障法》医疗制度，该制度实现了基本卫生服务项目的全民覆盖，服务内容包括预防保健和健康促进服务（免费）、门诊和住院服务（30 泰铢）等基本医疗卫生服务（陈昱方等，2012）。该基金将根据各省卫生需要进行分配、预算，由健康保险办公室（卫生部下设）进行监督与管理。在"30 泰铢方案"实施前，泰国政府还制订了一些其他的健康保障计划，如国家公务员医疗保障制度（CSMB-S）、社会保障计划（SSS）、医疗福利计划（MWS）、健康卡制度（VHC）

（现已废除）（于保荣等，2008）。医疗质量监管由医疗服务支持司医疗注册处负责，并负责主持起草法律规范、监督《医疗行为法》和《医疗机构法》实施（吴奇飞等，2010）。于 2007 年根据《国家卫生法》成立了国家卫生委员会（The National Health Commission，NHC），该委员会的成员组成为：1/3 的多部门公共决策者；1/3 的学术界和专业人士；1/3 的来自民间社会组织，包括私营部门。该委员会每年召开一次议会，各利益相关方就影响人民健康的某些公共或私人政策展开积极讨论交流，最终形成一个共识向内阁提供建议（Rajan et al.，2019）。在这一议会规则中，公民参与卫生治理的权利得到一个很好的重视。

（二）社会治理层面

通过行业协会治理，如医疗行为委员会（Commission of the Practice of Healing Arts），通过搭建政府机构和医疗卫生专业团体的联系，协调监管开展；医疗卫生专业委员会（Profession Commissions）主要负责发放或者吊销医师执照或许可证、处理患者的投诉等。

（三）患者选择权

根据健康保障计划的规定，患者就医时可选择的医疗机构仅限于登记合同中的医疗机构和转诊机构，但是在发生事故或者紧急情况时对就医机构无限制（王超群等，2018）。

第二节　国内基本医疗服务治理经验

一　我国基本医疗服务治理现状

党的十八届三中全会以后，我国加快事业单位分类改革，加大政府购买公共服务力度；创造条件逐步取消医院等单位的行政级别，建立事业单位法人化治理结构，明确事业单位改革"去行政化"的发展方向，这些为基本医疗服务供给侧改革指明了新方向。党的十九大再次强调要"打造共建共治共享的社会治理格局"，为市场机制和社群机制的引入提供了新的契机，强调"政府主导，多元协同"的基本医疗服务责任观。

现阶段，我国主要借助分级诊疗制度、家庭医生签约制和法律保障以推进基本医疗服务。首先，分级诊疗制度，按照基层首诊、双向转诊、急慢分治、上下联动的原则，将基本医疗服务从提供基础疾病护理的传统角色转换成综合性、协调性服务（Sumriddetchkajorn et al.，2019）。其中，强化基层医疗机构基本医疗服务提供能力是促进分级诊疗发展的必要条件（雷光、王娜，2017）。因此，分级诊疗制度发展和基本医疗服务能力提升之间相辅相成。其次，家庭医生制度，家庭医生主要为居民提供基本医疗、公共卫生和健康管理服务，其在基层的基本医疗服务提供上发挥重要作用。在不同国家进行的研究表明，签约家庭医生的主要目的之一是改善获得服务的机会，签约能促进发展中国家整体卫生系统的加强（Tanzil et al.，2014）。最后，以法律保障公民获得基本医疗服务的权益。《中华人民共和国基本医疗卫生与健康促进法》是我国卫生健康领域首部基础性、综合性的法律，对于深化我国医药卫生体制改革、促进卫生与健康事业发展起到规范、整合与引领作用。它强调了人们获得基本医疗服务的权利，此法的出台具有里程碑的意义。我国要以此为契机，继续推动在基本医疗服务方面的法律制定。从立法与司法角度，完善公民基本医疗保障法律法规并强化司法救济服务，保障公民基本医疗权益的平等（张洪才，2012）。以法律明确政府、机构与个人的责任，尤其是要明确政府在保障服务提供质量和连续性上的责任（葛先园，2016）。

此外，在基本医疗保险领域，随着我国基本医疗保障参保人群的不断增加及保障程度的不断加深，我国正不断探索加强基本医疗保障的制度公平性，逐步解决制度碎片化问题。2016 年我国启动了城镇居民医保和新农合制度合并工作并在 2018 年成立了医疗保障局，将之前分散在人社部、卫健委、国家发改委等部门的医疗保险职责整合起来，为今后的制度衔接工作打下了组织基础。随着基本医保的全民覆盖，以医保局为代表的行政力量成为医疗服务购买的重要参与方，为建立新型激励模式的医保支付改革提供了契机。在公立医院改革方面，我国先是在公立医院补偿机制上深耕，切断了医院收入与药品加成收入之间的联系，有力破除了"以药补医"的扭曲机制，将收入渠道调整为医疗服务收费和财政补助两方面。另外，法人化治理结构调整也是公立医院改革的另一个重点。

二　我国基本医疗服务治理历程

（一）行政机制为主导：1949—1978 年

中华人民共和国成立之际，尽管囿于卫生资源严重匮乏、经济发展落后的现实局面，但是政府力图为全体公民提供一个可及、可负担的医疗服务体系。从 1952 年我国确立了"面向工农兵、预防为主、团结中西医、卫生工作与群众运动相结合"的工作方针（李玉荣，2010），政府一方面紧抓预防工作，另一方面大力整顿已有的医疗工作队伍，收编之前的个体行医人员。在中央政府的要求下，各级政府投入建立起基本覆盖全国的医疗机构网，到了 1965 年，包括农村在内较为完善的三级预防保健网已经建立起来（姚力，2007）。其间，医疗服务体系完全镶嵌在计划经济体制之中，政府不光是医疗服务领域的规划方，也是实际运营者，政府负责承担医疗机构的经济运作责任。

与此同时，医疗保障制度也建立起来。虽出于快速实现国家工业化的需要以及政府财政能力的有限，我国采取了城乡二元分割的模式，即通过户籍制度和集体单位的划分，率先在城镇地区建立起覆盖企业职工的劳保医疗制度和面向机关单位工作人员的公费医疗制度，至 1956 年，又扩展到大学在校学生、退休机关工作人员等。至此，基本覆盖城镇全部人群的城镇医疗保障体系建立起来，主要筹资来源是政府和企业。在更为广大的农村地区，村民为解决看病就医问题，自发组织形成由村民和人民公社共同筹资分担医疗费用的合作医疗形式，之后在全国迅速铺展开，1976 年其覆盖率已达到 90%。

到 1978 年，我国用仅占 GDP 2.9% 的医疗卫生费用就使得全国居民都能获得一定的医疗服务和医疗保障。不仅被 WHO 和世界银行誉为"以最少投入获得最大健康收益"的"中国模式"，甚至于启发了 WHO 关于"初级卫生保健"的研究，即基本医疗服务的概念雏形（刘运国，2007）。但在此时期，我国医疗服务体系从医疗机构的经费来源、医疗服务价格定价到医疗保障的资金支撑都是依靠于政府、企业或集体供给，虽然根据单位的不同，基本医疗服务的"福利性"程度有所差异，这种费用筹资与服务提供一体化的局面在计划经济时期保障了基本医疗服务的公益性和可及性。但同时也对影响了医疗机构的更迭技术、提供服务的活力与动力，加上 20 世纪 60 年代前后三次大幅度降低医疗服务费用，医疗保障制度设计中缺乏约束机制等问题，不可避免地导致了医疗资源短缺，服务质量不高，效率低下，政府负担过重等问题。

（二）市场化改革导向下政府与市场的失灵：1978—2003年

客观来说，上一时期"预防为主"的卫生政策成效显著，疾病谱重心由传染病变为慢性病，对于医疗服务提出了更高的要求，同时经济发展使得群众的医疗服务需求更加多样化；主观上以公费医疗为代表的缺乏有效制约机制的医疗保障成为政府的巨大"财政包袱"（贾德清、叶林，2020）。在此背景下，随着改革开放的不断深入和社会主义市场经济的不断发展，社会资源分配"效率优先"的理念深入人心，引导着医疗卫生服务走向市场化发展方向。

1979年开始，政府有意识地从医疗卫生领域退出，市场机制被引入并逐步发挥主导作用。政府一方面缩减卫生投入，"放权让利"赋予公立医院谋求自身利益的动机和空间。一系列以经济效益为出发点的政策发布改变了医疗机构的激励机制。"以工助医、以副补主""建设靠国家，吃饭靠自己"等政策文件将医生、医疗机构的利益同服务提供的数量、规模捆绑起来。在医患双方信息不对称的情况下，这无疑促使着医院行为异化极易通过"供给诱导需求"获得自身利益最大化。另一方面政策鼓励医疗服务的多元供给，希冀以此来弥补医疗财政投入不足的情况，增强医疗机构活力和效率。这些政策的确扩大了医疗服务的供给规模，但缺乏政府监管的医疗服务逐利倾向拉大了医疗卫生资源的城乡差距，破坏了基本医疗服务的公益性和可及性。

在此时期，我国不仅减少了医疗财政投入，并且在医疗保障方面也出现了制度空缺。随着家庭联产承包责任制的推行以及国有企业的改制，合作医疗制度的覆盖面逐步下降，到了20世纪90年代初期逐渐消亡，导致此后近30年农村医疗保障制度的"空白"。此时，劳保医疗和公费医疗制度也在进行改革和调整。城市医疗保障不断做"减法"：其一，在保障范围上从基本属于免费医疗到个人需负担部分医疗费用（虽然比例不高，约在20%之内）；其二，从保障对象上将职工的直系亲属排除在医疗保障制度之外；其三，采用医疗费用定额包干的方式（周毅，2015）。尽管政府试图在需方引入制约机制来抑制医疗费用的增长，但成效不大。城市医疗保障制度由改良转向改革。从 1994 年"两江"试点到 1998 年正式建立城镇职工基本医疗保险制度（以下简称"城镇职工医保"）。这种城镇职工医保制度以多方责任分担为特征，确立了国家、用人单位和职工三方的筹资格局。此时，我国的医疗保障制度仅仅覆盖了部分城镇职工人群，到 2002 年，有 79.1% 的农村人口和 45% 的城镇居民游离在医疗保障制度之外（江宇，2018）。

在此阶段，尽管医疗服务领域仍是以公立医院提供为主，但由于政府的大规模财政退出（到 2002 年，财政投入占卫生总费用的比例由经济改革前的 35% 降到 15.21%）（王绍光等，2005）加之政策引导及保障制度的空缺，在行政机制不作为及市场发育不良的情况下，我国公立医院实际上陷入了医院公立身份同医疗服务行为市场化的矛盾之中。医疗服务的"商品化"趋向是政府市场化改革导向的直接后果，政府缺乏投入医疗服务的意愿，希冀于通过市场手段调控医疗服务的供给。但是却忽视了医疗卫生领域的特殊性，激励机制变更后，我国社会经济结构深层次变化下的经济不平等在医疗服务领域直接转化为健康不平等。在此阶段，尽管医疗服务的技术和规模有了大规模提升，但医改最初控制医疗费用的目标并未达成，同时居民看病既不便宜又不方便等问题日益凸显，暴露出以"竞争和盈利"为特征的市场治理的局限性以及不配套的行政机制对其的削弱作用。

（三）政府责任回归的调整阶段：2003—2013 年

《2000 年世界卫生报告》显示：我国卫生系统整体绩效与筹资公平性在 191 个成员国排名中均位属倒数第四（杨学来，2013），引起了社会的空前关注。随后，关于"市场主导"还是"政府主导"的争论此起彼伏。2006 年末，国务院成立了深化医药卫生体制改革部际协调工作小组（李玉荣，2010），寻求下一个医疗发展阶段。2009 年 4 月，国务院发文《关于深化医药卫生体制改革的意见》，成为此阶段的医改高潮，也是新医改的开端。新医改方案回归城乡统筹、公平优先的政策导向，强调"政府主导，多元协同"的基本医疗服务责任观。

在此阶段，我国在较短时间内建立了覆盖全民的基本医疗保险制度，在十九届五中全会中报道，基本医疗保险已覆盖超 13 亿人，我国也因此在 2016 年被国际社会保障协会授予"社会保障杰出成就奖"。时间回溯到 21 世纪伊始，我国尚只建立了城镇职工基本医疗保险制度，显而易见，人群覆盖面太窄是实现医疗保障制度公益性的最大阻碍。我国加快了将医疗保障制度作为公共产品向全民提供的进程。尽管医疗服务领域市场与政府主导之争悬而未解，但在医疗保障领域，却形成了一个共识，即基本医疗保障必须由国家供应方可保证其全民享有。2003 年，中国卫生部开始在全国农村地区建立新型农村合作医疗，这是一种由政府组织建立的，在政府、集体和农民多方筹资下，以自愿原则开展的农民医疗互助供给制度（仇雨临，2019）。2006 年，同样由国家补贴，基于自愿参与原则的城镇居民医疗保险制度建立起来，以及城乡医疗救助制度也逐渐建立。至此，我国已经从制度上构建起基本覆盖全民的、以多方责任负担为特征的基本医疗保险框架。之后随着我国基本医疗保障参保人群的不断增加及保障程度的不断提高，我国开始探索加强基本医疗保障的制度公平性，逐步解决制度碎片化问题。2016 年我国启动了城镇居民医保和新农合制度合并的工作并在 2018 年成立了医疗保障局，将之前分散在人社部、卫健委、国家发改委等部门的医疗保险职责整合起来，为今后的制度衔接工作打下了组织基础。

相对于政府主导下医疗保障领域建设的大刀阔斧，医疗服务领域改革则显得迷雾重重。首先就是关于政府和市场主导争论不休，随着 2009 年新医改方案的出台，从政府层面优先选择了行政机制调控手段来弥补前一阶段政府职能和责任的缺位，注重维护医疗机构的公益属性。此时，政府和财政拨款仅占医疗机构营业收入的 10%，而医疗服务价格受到政府把控，自负盈亏背景下医疗机构的逐利动机被加强，最终导致医疗资源城乡、地区差距加剧，倒三角就诊格局形成、医院以药养医等问题。我国提出"保基本、强基层、建机制"的医改政策原则，推进医药分开，改革以药补医的机制，加强基层医疗卫生体系建设，推进多元办医，加快购进分级诊疗格局等。这些改革有一定成效，但未能从根本上解决问题。以多元办医举例，据《中国卫生健康统计年鉴（2021）》的数据，2020 年，民营医院占总医院比重为 66.2%，约为公立医院数量的两倍，但从诊疗人次数上公立医院占比为 84.0%，是民营医院诊疗人次的 5 倍多，公立医院仍处于垄断地位，未达成良性竞争格局。

（四）打造多元协同的治理新格局：2013 年至今

2013 年，随着党的十八届三中全会上"国家治理体系与治理能力现代化"的蓝图勾画，政府的职能重心转向为公共服务，预示着治理理论在我国工具性应用的广度和程度的拓展。本次会议纳入了许多革命性的改革方向，在《中共中央关于全面深化改革若干重大问题的决定》中指出"加快事业单位分类改革，加大政府购买公共服务力度""创造条件逐步取消医院等单位的行政级别。建立事业单位法人化治理结构"。这明确事业单位改革"去行政化"的发展方向，为基本医疗服务供给侧改革指明了新方向。以及党的二十大再次强调要"打造共建共治共享的社会治理格局"，为市场机制和社群机制的引入提供了新的契机。基本医疗服务治理迎来了转型新时代。延续着上一阶段的政策导向，强调"政府主导，多元协同"的基本医疗服务责任观。

在基本医疗保险领域，随着我国基本医疗保障参保人群的不断增加及保障程度的不断加深，我国开始探索加强基本医疗保障的制度公平性，逐步解决制度碎片化问题。2016 年我国启动了城镇居民医保和新农合制度合并工作并在 2018 年成立了医疗保障局，将之前分散在人社部、卫健委、国家发改委等部门的医疗保险职责整合起来，为今后的制度衔接工作打下了组织基础。此外，随着基本医保的全民覆盖，以医保局为代表的行政力量成为医疗服务购买的重要参与方，为建立新型激励模式的医保支付改革提供了契机。

党的十八届三中全会后我国医疗服务领域改革进程加速，先是在公立医院补偿机制上深耕，切断了医院收入与药品加成收入之间的联系，有力破除了"以药补医"的扭曲机制，将收入渠道调整为医疗服务收费和财政补助两方面。而公立医院改革的另一个重点——法人化治理结构调整则显得迷雾重重，从顶层设计上，法人治理尚属宏观指导意见缺乏明确的体制细则指导。从实践运行上，从上海、北京、深圳等多地实践经验发现，管办分开模式在促进医院活力、增加医院对于剩余索取权的支配能力等益处之外，也因为"管""办"职能实未厘清只是从表面分开，增加了医疗机构的行政成本等新的问题，将法人化治理结构调整演变为形式化改革。

总体来看 2013 年后我国医疗改革迎来了新时代，也迎来了新挑战。基本医疗服务治理体系重构要顺应时代要求，通过行政机制的运作逐步引入市场机制和社群机制，充分给予市场主体和社会主体积极参与的空间。行政力量逐渐成为医疗服务市场的积极参与者，通过政府财政支付、医疗保险支付等方式加强政府购买建设，以此来破除原有的利益集团，建立起全新的、能够促进医院提供高性价比的医疗服务的激励机制。

（五）我国基本医疗服务治理历程小结

回顾我国基本医疗服务的治理历程，可以发现其呈现为一个螺旋形上升的过程。随着社会环境的变更，政府也在不断地改变其应对策略，这些方案在实施过程中也导致了不同的效果。但从变动中也可以梳理出一些一脉相承的内容，比如行政机制的根深蒂固，以及我党执政中一以贯之的为人民谋幸福的初心和使命。回顾我国治理的历史沿革帮助我们更好地分析我国基本医疗服务治理的问题及梳理具体的改革方案。我国医改大方向已基本明确，但具体实施路径仍未厘清。随着经济发展与政府职能的主动与被动的转型，基本医疗服务领域，多元化治理主体正逐步形成，这些主体通过分工与协作形成治理结构。而治理结构是由参与治理的不同群体和群体之间的动力结构与利益博弈方式决定，而非自发形成（唐刚、彭英，2016）。也就是说，利益契合是多元主体参与基本医疗服务的根本驱动力。尽管我国历经了一轮市场化改革，但有学者认为，这是一场"行政型市场化"改革（顾昕，2019），我国的治理主体仍是高度镶嵌在"行政化"的治理结构之下，由于路径依赖、社会及市场主体发育不足、主体协调动力不足等因素，当前的基本医疗服务治理结构和运行机制未能实现公共利益最大化，协调失灵现象十分普遍。如何破除行政部门大包大揽的旧格局，给予市场机制和社群机制在资源配置和组织协调监管等方面发挥作用的空间，仍有很多问题亟待解决。主导权的争论理应让位于治理主体之间的关系（熊烨，2016）。聚焦于利益主体间的博弈，最终达成政府不"撤退"，市场不"冒进"，社群有"参与"，三者互相促进，兼顾公平和效率，更好地为公众提供基本医疗服务，我国医疗领域治理改革之路仍在路上。

第三节　国内外基本医疗服务治理启示

　　基本医疗服务的治理是一个牵涉多方的复杂问题，一套相互协同配合的医疗卫生治理体系不可能一蹴而就，必得根据出现的问题、社会的需要不断地调整改革。各个国家依据本国的政治、经济、意识形态建立起符合本国国情的治理体制机制，其出现的问题也各有异同，本书选取了三个发达国家：美国、英国、德国，以及三个发展中国家：巴西、印度、泰国，对这几个国家的治理经验加以学习借鉴，由于卫生领域的治理体系涉及的利益相关方众多，与直接探讨各国内部治理主体间的互动相比，从相对宏观的治理机制角度探求治理机制间的互补嵌入关系有助于更好更全面地把握各国的治理模式，梳理其治理经验。

　　治理在广义上来说被称为是一种社会协调，在有些学者看来，比起以治理主体为中心的研究视角，治理亟须转化向第二种研究视角，即以治理机制为研究重心。新制度经济学就着重于治理机制的研究，威廉姆森将治理机制定义为人类经济社会活动中的协调方式，并将其概括为等级、市场和关系型契约。其后，随着专家学者们的深入研究，在文献中治理机制通常被分成层级、市场和网络三种类型。

　　之后，萨缪尔·鲍尔斯对治理机制进行了进一步衍生和归纳，概述为行政机制、市场机制和社群机制，与其相对应的就有三种治理方式分别是行政治理、市场治理和社群治理（在很多文献资料中也称为社会治理）。这三种机制具有一定的运行自主性同时也具有互补嵌入性（顾昕，2019），且三者协同的方式至关重要，只有在三者间互相补充嵌入时方能发挥出最大的治理效能。这是由它们所具有的不同的特点模式所决定的。这从它们所对应的三种治理模式的特征中可以看出：行政机制、市场治理与社群机制的基本特征分别是"命令与控制""选择与竞争"和"认诺与遵守"。

　　具体到医疗卫生领域，市场机制的重要作用突出体现在两点：一是政府财政和医保机构对于医疗服务的购买；二是劳动力市场机制对于医疗领域人力资源配置的决定性作用。社群机制的突出作用也有两点重要体现：一是公立与私人非营利性医疗机构的法人治理结构；二是各类行业协会等非政府组织对于医疗卫生服务的行业治理作用。

纵观各国的基本医疗服务治理，不难发现，注重法律保障、非政府主体的职能发挥、市场机制的引入、多元主体的协同，是国内外开展基本医疗服务治理的普遍做法。具体如下。

一 注重法律保障

通过对几个国家治理经验的学习可以看出，法制建设是提高卫生事业健康发展的关键。通过加强法制建设，能够依法明确各个治理主体的权利和责任。尽管不同国家的医疗卫生相关法律的完善程度有所不同，但无一例外，法律在医疗卫生治理中的作用是巨大的。巴西公民的健康权利由宪法确立，私人医疗机构的参与也有法律保障。而在发达国家中更有显著体现：英国 NHS 的各阶段改革都是由法律保驾护航的，如2012 年《健康与社会保障法案》明确了全科医生的作用和信托医院的进一步法人化改革，引入了竞争机制。在德国、美国，政府和行业组织的权责由法律明确规定并授权。在不断完善法律框架的前提下，实现政府的宏观治理和各主体微观治理的协调与平衡。

二 注重非政府主体的职能发挥

这突出体现在行业协会等非政府组织的作用发挥上，在医疗卫生领域，由于医疗专业的复杂性、医患双方的信息壁垒，行业自律作用是不可或缺的。其作用发挥是各个国家的政治、历史和意识形态综合作用下的结果，在拥有着不同卫生治理模式的国家中，行业组织的角色定位也有所不同（Borow et al.，2013）。但较为普遍的是，欧洲老牌发达国家中，在崇尚公民意识的社会文化背景的孕育下，大多数发达国家的社会组织的历史源远流长，为行业协会的职能发挥打下了良好的基础。行业协会普遍拥有国家法律赋权（如英国的 Medical Act 医疗法案），并且在行业内有着较高的权威性。大多具备资格准入和再认证、行业自律、学术信息交流、维护行业利益等职能（卫李梅等，2016）。

三 注重市场机制的引入

通过经验学习可以发现，在几个发达国家中，无论公立医院是否占据主体地位，公立医院都仅仅只是所有权归为政府，经过一系列的法人化改革而拥有极大的自主经营权。除了在其内部建立法人化治理结构，政府往往在税收优惠、购买战略上对公立医院和私立医院一视同仁

（如德国），如此助推公立医院成为社会化治理的一部分，而竞争机制就嵌入其中。

四　注重多元主体的协同作用

多元主体的共同参与是各国医疗服务治理的共同特征。面对医疗服务的复杂性与医疗需求的多样性，仅仅依靠政府部门的单一主体的力量难以建成合理有序、运营高效的医疗服务体系。在此背景下，治理主体的多元化成为各国医疗服务体系的新趋向，随着市场力量及行业协会等社会组织的参与，政府主体的角色也嵌入其中并发生着转变。通过创造利益表达、平等协商、责任分担等形式手段，构建起多元主体参与格局，实现医疗服务领域的公共利益最大化。

第四节　小结

首先，本章第一节选取了三个发达国家：美国、英国、德国，以及三个发展中国家：巴西、印度、泰国，对这几个国家的治理经验加以分析总结。其次，在第二节系统梳理了中华人民共和国基本医疗服务治理历程，指出如何破除行政部门大包大揽的旧格局，给予市场机制和社群机制在资源配置和组织协调监管等方面发挥作用的空间是我国当前面临的重大难题。最后，基于国外发达国家与发展中国家基本医疗服务治理经验，结合我国基本医疗服务治理历程与当前实际问题，从法律保障、非政府主体职能发挥、市场机制引入、多元主体协同四个方面归纳相关启示。

第四章

基本医疗服务治理体系框架 构建研究

人民健康对于国家发展建设具有基础性与关键性的作用。基本医疗服务涉及的是健康维系中最核心、最基本的部分，其治理变革是为了促进人民健康福利的最大化。因此，本章以江苏省为例，了解医患双方对基本医疗服务治理的认知情况，在此基础上设计基本医疗服务治理体系框架，构建我国基本医疗服务评价指标体系，对我国基本医疗服务治理水平展开实证分析。

第一节　基本医疗服务治理认知情况的调查分析
——以江苏省为例

一　调查对象和方法

（一）调查对象

该部分调查以样本地区医疗机构的医生和卫生专业相关的管理者（涉及各级医疗机构、医保局、卫健委以及行业协会的管理行政人员）为研究对象。

（二）调查工具及调查方法

在查阅文献、进行预调查的基础上，研究者经过多次讨论自行编制问卷。问卷调查方式采用自填式。调查内容包括性别、年龄、地区、职称等一般人口学信息和被调查者对于基本医疗服务中存在的问题及对策的看法。其中，一般人口学信息为单项选择题，有关被调查者对基本医疗服务中存在的问题及对策等题目为多项选择题。

通过典型抽样和整群抽样在苏南地区的南京、常州，在苏北地区的宿迁、淮安分别选取当地市级医保局、卫健委以及行业协会，并随机选取一个三级综合医院，对样本医院的行政职能科室管理人员以及内科、外科、其他科室的医生，进行问卷调查，该部分调查采取线下调研方法，调查问卷以不记名自填方式填写。纳入标准：①工作3年及以上；②对研究内容有一定的了解；③愿意且能配合完成调查。调查时间：2021年9月，对符合条件、方便且愿意接受调查的医生及管理者全部进行问卷调查。

对当地基层医疗机构的调查，在相应的基层医疗机构管理人员与医生工作群，通过问卷星的方式进行调查，调查时间：2021年9月13日—17日。

（三）质量控制

对于问卷填写内容不足90%、两份问卷内容填写完全雷同及连续10题以上答案相同的高度规律性作答的问卷进行剔除。本书研究共收集管理者问卷455份、医生问卷1292份。对问卷录入人员进行统一培训后，通过Epidata3.1软件对问卷进行双录入保证其准确性，通过排除标准，删除管理者无效问卷12份，保留有效问卷443份；删除医生无效问卷63份，保留有效问卷1229份。

（四）统计学处理

应用Excel2019和SPSS22.0软件进行统计处理，计数资料用频数和百分比表示。本书研究中出现的统计题目分为三类：①单选题；②多选题；③限选型多选排序题（本书研究设计的问卷中此类题型均限定最多选择三项）。对于多选题通过定义多重响应变量进行数据分析（路庆等，2017），对于限选型多选排序题，统计选项各次序的被选频数，并通过对选项进行加权比例统计发掘选项的重要性排序。具体加权比例计算方式为：被调查者排序3项时，第一选择赋值3，第二选择赋值2，第三选择赋值1；被调查者排序2项时，第一选择赋值2，第二选择赋值1，以此类推。通过计算每个选择比例与权数乘积后计算平均比例，得到最终的加权比例（赵丽，2014）。计数资料组间分布比较采用χ^2检验，以$P<0.05$为差异有统计学意义。

二 管理者问卷调查结果

（一）调查样本基本情况

管理者问卷共调查了455名，其中有效问卷443份，问卷有效率为97.4%。其中男性249名，占56.2%，女性194名，占43.8%；工作单位以基层医疗机构为主，占49.0%；平均年龄为（42.5±8.1）岁；文化程度以本科为主，占63.0%；职称以副高级为主，占31.2%；地区以苏北为主，占64.6%（见表4-1）。

表4-1　　　　　　　　　　管理者基本信息（N=443）

项目		人数（N）	百分比（%）
性别	男	249	56.2
	女	194	43.8
工作单位	三级医院	88	19.9
	二级医院	28	6.3
	基层医疗机构	217	49.0
	医保局	33	7.4
	卫健委	46	10.4
	行业协会	31	7.0
年龄	≤30岁	41	9.3
	31—40岁	133	30.0
	41—50岁	200	45.1
	≥51岁	69	15.6
文化程度	中专及以下	27	6.1
	大专	50	11.3
	本科	279	63.0
	硕士及以上	87	19.6
职称	无	90	20.3
	初级	70	15.8
	中级	102	23.0
	副高级	138	31.2
	高级	43	9.7

项目		人数（N）	百分比（%）
地区	苏南	157	35.4
	苏北	286	64.6

（二）管理者对治理问题的整体认知情况

针对基本医疗服务治理中总体存在的问题，对于管理者样本的看法和意见进行了调查，统计结果如下：当前在政府、市场、社会三方的关系、职责及分工中存在的问题，管理者样本认为首要问题是基本医疗服务提供中的激励和补偿政策还不够完善，加权比例为45.0%，其次监管中存在较大的问题，不论是政府监管的灵活性（40.6%），还是社会监管机制或监管渠道的健全情况（35.9%）都有待完善。在多元主体作用发挥时存在的问题中，管理者样本认为最突出问题是政府尚未充分引导医疗资源提供基本医疗服务（57.2%），其次是不同层级医疗机构间分工协作不足（41.2%）。当前在治理手段及方式中，管理者样本认为法律及政策尚不完善（46.0%）是首要问题，其次医疗服务价格管理改革深度不足（37.4%）。而在治理机制中，在管理者样本看来首要问题是医疗资源的过度利用和闲置问题（53.8%），其次是尚未形成多层次、全过程的监管机制（35.5%）（见表4-2）。

表4-2　　　管理者对基本医疗服务整体治理问题的认知情况

政府、市场、社会之间的关系、职责、分工存在的问题	一选比例（%）	二选比例（%）	三选比例（%）	加权比例（%）	排序
政府对市场运作监管方式灵活性不足	24.1	14.4	21.2	40.6	2
政府对社会办医行政审批事项放权不足	5.6	9.7	8.4	14.9	6
服务提供激励、补偿政策不够完善	15.8	24.4	38.8	45.0	1
服务提供者之间的合理竞争不健全	12.4	18.3	7.4	27.1	5
社会组织参与度不够	21.4	15.6	11.1	35.5	4
社会监管机制、监管渠道不健全	20.0	17.2	13.1	35.9	3
多元治理主体存在的问题	一选比例（%）	二选比例（%）	三选比例（%）	加权比例（%）	排序
政府引导医疗资源提供服务待加强	34.8	12.2	42.9	57.2	1

续表

市场准入负面清单制度不健全	4.3	14.0	4.5	15.1	7
监管标准不统一	9.0	8.8	8.8	17.8	5
战略性购买机制不健全	8.4	26.0	5.0	27.3	3
不同层级医疗机构服务提供的分工协作不够	15.1	28.4	21.2	41.2	2
行业协会缺乏独立自主性	9.0	3.8	12.6	15.8	6
行业协会的自律性不足	3.2	0.9	0.9	4.1	8
新闻媒体未充分发挥正面舆论导向作用	16.0	5.9	4.1	21.3	4
治理手段、方式上存在的问题	一选比例（%）	二选比例（%）	三选比例（%）	加权比例（%）	排序
供给与利用缺乏激励措施	14.2	5.2	38.1	30.4	3
法律政策保障有待完善	23.0	28.9	11.3	46.0	1
智慧服务与民众需求不匹配	16.0	16.0	10.8	30.3	4
利用大数据进行实时管理工作不到位	7.9	15.6	19.0	24.6	5
服务价格管理改革深度不足	18.7	23.3	9.5	37.4	2
对民营医疗机构的税收支持政策需要完善	5.0	2.5	2.0	7.3	7
缺乏统一共享的服务信息平台	14.9	8.6	9.3	23.7	6
治理机制存在的问题	一选比例（%）	二选比例（%）	三选比例（%）	加权比例（%）	排序
医疗服务资源难以满足人民健康需求的增长	10.2	6.5	40.9	28.1	3
医疗资源过度利用和闲置浪费并存	28.0	30.0	17.4	53.2	1
尚未形成多层次、全过程的监管机制	15.8	20.3	18.5	35.5	2
高效动态的监管手段创新发展不足	8.4	8.6	3.6	15.3	7
战略购买机制控费作用有待加强	8.1	16.7	10.6	22.8	5
"互联网+"等创新服务模式有待加强	11.5	9.7	5.2	19.7	6
整合型服务模式的整合力度有待完善	17.6	7.9	3.8	24.2	4

（三）管理者针对治理问题的建议

针对政府、市场和社会三方在分工协作中存在的问题，管理者样本认为应该加大基本医疗服务提供的财政补偿力度，选择人数占调查总人数的 87.8%，并应强化对服务提供者的监管，创新政府监管方式

（70.7%）。针对多元主体作用发挥的问题，高达91.2%的管理者样本认为政府要加大引导优质医疗资源流向基本医疗服务的政府扶持力度。关于基本医疗服务治理手段中存在的问题，管理者样本倾向于通过完善激励机制（74.7%）、完善相关信息数据库（65.2%）以及改革完善其定价与支付机制（63.8%）来解决问题。针对治理机制中存在的问题，84.4%的管理者样本认为政府需要加强顶层设计，合理调配卫生资源（见表4-3）。

表4-3　　　　　管理者对基本医疗服务治理问题的建议

针对政府、市场和社会分工问题应该采取的措施	响应		个案百分比（%）	排序
	人次（N）	百分比（%）		
强化服务提供者的行为监管，创新监管方式	313	26.2	70.7	2
消除公立办医与社会办医的政策壁垒	115	9.6	26.0	4
简化社会办医的行政审批事项流程	104	8.7	23.5	5
加大基本医疗服务提供的财政补偿力度	389	32.6	87.8	1
健全社会监管机制，拓宽监管渠道	263	22.0	59.4	3
其他	9	0.8	2.0	6
针对多元主体的问题应该采取的措施	响应		个案百分比（%）	排序
	人次（N）	百分比（%）		
政府加大引导优质医疗资源流向基本医疗服务的政策扶持力度	404	29.3	91.2	1
完善基本医疗服务机构的退出机制	136	9.9	30.7	6
统一监管标准	151	11.0	34.1	5
优化价格谈判机制，促进战略性购买	224	16.3	50.6	2
对行业协会给予人事、财政等方面的放权	220	16.0	49.7	3
强化行业协会的自律作用	68	4.9	15.3	7
加强对新闻媒体的监管和引导	174	12.6	39.3	4
针对治理手段的问题应该采取的措施	响应		个案百分比（%）	排序
	人次（N）	百分比（%）		
对服务提供与利用提供更为全面的激励	330	23.6	74.7	1
引入服务购买方竞争机制	124	8.9	28.1	6
加大智慧服务平台建设	149	10.6	33.7	5

续表

针对治理手段的问题应该采取的措施	响应		个案百分比（%）	排序
	人次（N）	百分比（%）		
完善基本医疗服务信息数据库建设	288	20.6	65.2	2
改革完善基本医疗服务定价与支付机制	282	20.1	63.8	3
进一步完善促进民营机构发展的税收政策	56	4.0	12.7	7
规范基本医疗服务信息化标准	171	12.2	38.7	4
针对治理机制问题应该采取的措施	响应		个案百分比（%）	排序
	人次（N）	百分比（%）		
政府加强顶层设计，合理调配卫生资源	374	25.0	84.4	1
各地政府根据经济发展状况帮扶基层医疗机构	260	17.4	58.7	3
加强全行业、全流程、协同监管机制建设	247	16.5	55.8	4
加强各级卫生系统信息化建设	156	10.4	35.2	5
提升医保基金统筹层次，发挥其战略购买者作用	262	17.5	59.1	2
将互联网医疗纳入医保支付范围	91	6.1	20.5	7
强化整合型模式的配套保障措施建设	100	6.7	22.6	6
其他	5	0.3	1.1	8

（四）管理者对于治理主体问题的认知情况

对于政府治理存在的问题，管理者样本认为最主要问题是政府的制度安排和政策科学性还有待完善，加权比例为57.9%，有46.3%的管理者样本认为政府各部门权责分配不清，有41.3%的管理者样本认为政府内部缺乏良好的协商机制。对于医疗保障局治理中存在的问题，管理者样本认为尚未形成以健康为导向的医保支付机制是目前医保最主要的问题，加权比例为47.5%。管理者样本中认为医疗机构治理中存在的最突出问题是基层医疗机构服务能力弱，加权比例为48.8%。对于行业协会存在的问题，管理者样本认为最突出问题是法律与行政授权不足，加权比例为41.1%。对于公众存在的问题，有41.3%的管理者样本认为公众可获取的医疗公开信息不足。在新闻媒体治理中存在的问题，管理者样本中有56.6%认为当前对其不实报道的追责制度尚不健全，管理者样本中有50.4%认为其对良好健康舆论环境的营造能力有待加强（见表4-4）。

表4-4　　　　　　　　　管理者对治理主体问题的认知情况

政府存在的问题	一选比例 (%)	二选比例 (%)	三选比例 (%)	加权比例 (%)	排序
政府的制度安排和政策科学性有待完善	36.3	11.3	42.2	57.9	1
政府各部门权责分配不清	12.6	43.1	14.7	46.3	2
政府内部缺乏良好的协商机制	21.7	22.8	13.3	41.3	3
政府的信息公开程度不足	9.9	12.2	17.4	23.9	5
公立医院经营管理自主权不够	19.4	10.6	12.4	30.6	4
医疗保障局存在的问题	一选比例 (%)	二选比例 (%)	三选比例 (%)	加权比例 (%)	排序
基本医疗保险保障力度不足	13.1	21.0	40.2	40.5	3
基本医疗保险的公平性不足	7.2	25.3	14.7	29.0	4
对基层医疗机构的服务购买力度不够	20.1	20.5	20.5	40.6	2
尚未形成合理的多元复合医保支付机制	12.9	15.1	11.5	26.8	5
未能形成以健康为导向的医保支付机制	35.2	14.2	8.4	47.5	1
医保基金监管机制有待完善，对于骗保打击力度不足	11.5	3.8	4.7	15.7	6
医疗机构存在的问题	一选比例 (%)	二选比例 (%)	三选比例 (%)	加权比例 (%)	排序
基层医疗机构服务能力弱	32.5	7.2	34.3	48.8	1
初级医疗机构守门人作用尚未实现	5.9	19.6	14.9	23.9	4
基本医疗服务专业人才匮乏	14.9	28.0	16.7	39.1	2
尚未充分发挥民营医疗机构的良性竞争作用	3.8	4.7	9.0	10.0	8
各层级医院之间无序竞争	10.6	25.1	7.9	29.0	3
内部管理制度不完善	7.4	5.2	9.3	14.0	6
三级医院过度追求经济收益	7.2	5.4	3.2	11.9	7
公共卫生任务过重	17.6	4.7	4.7	22.3	5
行业协会存在的问题	一选比例 (%)	二选比例 (%)	三选比例 (%)	加权比例 (%)	排序
法律和行政授权不足	23.9	14.4	22.6	41.1	1
内部治理不完善	9.3	21.7	31.6	34.2	2
行业协会待遇低、专职业务管理人才较少	14.0	11.5	18.5	27.8	4

续表

行业协会存在的问题	一选比例（%）	二选比例（%）	三选比例（%）	加权比例（%）	排序
行业管理职能权威性不够	9.0	14.2	8.1	21.2	6
服务会员的质量和水平有待提高	15.3	13.8	9.3	27.6	5
行业协会行政色彩太浓	17.8	19.0	6.1	32.5	3
对行业协会的事中事后监管不够	10.6	5.4	3.8	15.5	7
公众存在的问题	一选比例（%）	二选比例（%）	三选比例（%）	加权比例（%）	排序
公众可获取的医疗公开信息不足	25.7	9.9	26.9	41.3	1
公众参与管理的意识不强	5.2	21.2	20.5	26.2	5
公众获取和理解健康信息的能力偏低	20.5	19.0	24.2	41.2	2
公众缺乏简便、通畅的参与治理渠道	16.5	26.6	11.1	37.9	3
部分公众就医行为不合理	11.5	11.3	8.4	21.8	6
部分公民对医疗服务结果期待过高	20.5	12.0	9.0	31.5	4
新闻媒体存在的问题	一选比例（%）	二选比例（%）	三选比例（%）	加权比例（%）	排序
新闻媒体职业操守有待加强	12.2	18.1	44.5	39.1	3
对于不实报道的追责制度尚不健全	21.4	40.9	23.7	56.6	1
新媒体联动作用机制有待完善	18.1	12.9	12.4	30.8	4
对医疗信息的传播力度有待加强	12.9	12.9	5.2	23.2	5
对良好健康舆论环境的营造能力有待加强	35.4	15.3	14.2	50.4	2

（五）管理者对治理主体改进措施的认知情况

针对基本医疗服务中各治理主体存在问题的改进措施，为了提升政府的治理水平，高达86.0%的管理者样本认为要改进医疗服务管理体制，76.3%的管理者样本认为要优化政府职能配置方案。对于医疗机构，有88.9%的管理者样本认为需要帮扶提升基层医疗机构服务能力，70.0%的管理者样本认为需要改革医疗机构的人事薪酬制度。针对行业协会改进措施，看法主要集中在通过法律行政授权明确协会职能，赋予行业协会资格认证、准入与退出的职能，选择人数分别占总人数的63.6%、62.4%。对于公众，高达74.7%的管理者样本认为要引导公众积极参与治理，有70.9%的管理者样本认为要加强医疗信息公开。对于新闻媒体，有77.4%的管理者样本认为要加强对报道的监管机制建设，有74.3%的管理者样本认为要加强新闻媒体的职业操守（见表4-5）。

表4-5　　　　管理者对于治理主体改进措施的认知情况

针对政府问题应该采取的措施	响应		个案百分比（%）	排序
	人次（N）	百分比（%）		
改进医疗服务管理体制	381	28.3	86.0	1
优化政府职能配置方案	338	25.1	76.3	2
建立政府的协商机制	175	13.0	39.5	5
扩大医疗机构经营管理权	209	15.5	47.2	4
完善政府信息公开制度和平台建设	235	17.4	53.0	3
其他	10	0.7	2.3	6
针对医疗机构问题应该采取的措施	响应		个案百分比（%）	排序
	人次（N）	百分比（%）		
帮扶提升基层医疗机构服务能力	391	25.6	88.9	1
逐步减少大医院门诊量	140	9.2	31.8	6
完善医师多点执业政策	176	11.5	40.0	4
发挥民营医院的合理补充作用	84	5.5	19.1	7
赋予医疗机构更多的管理权	156	10.2	35.5	5
建立各级医疗机构的良好协作机制	267	17.5	60.7	3
改革医疗机构人事薪酬制度	308	20.2	70.0	2
其他	4	0.3	0.9	8
针对行业协会问题应该采取的措施	响应		个案百分比（%）	排序
	人次（N）	百分比（%）		
通过法律行政授权明确协会职能	281	18.3	63.6	1
赋予资格认证、准入与退出的行业职能	276	18.0	62.4	2
完善政府监管和问责机制	196	12.8	44.3	5
完善行业协会内部人才培养机制	178	11.6	40.3	6
加强行业协会自身治理机制的建设	257	16.8	58.1	3
完善信息公开制度，接受社会监督	227	14.8	51.4	4
通过政府购买服务激励其提高服务水平	117	7.6	26.5	7

针对公众治理的问题应该采取的措施	响应		个案百分比（%）	排序
	人次（N）	百分比（%）		
加强医疗信息公开	314	23.4	70.9	2
引导公众积极参与治理	331	24.7	74.7	1
完善健康知识的发布和传播机制	254	18.9	57.3	3
构建公众参与的信息平台	240	17.9	54.2	4
通过法律和制度建设规范就医行为	202	15.1	45.6	5
针对新闻媒体的问题应该采取的措施	响应		个案百分比（%）	排序
	人次（N）	百分比（%）		
加强媒体的自律建设	329	21.9	74.3	2
加强对报道的监管机制建设	343	22.8	77.4	1
进一步发挥媒体监督作用，弥补政府监管盲区	304	20.2	68.6	3
加强正面新闻宣传	223	14.8	50.3	4
进一步发挥微信等新媒体作用	123	8.2	27.8	6
完善新闻媒体与医疗单位的沟通协作机制	180	12.0	40.6	5

三　医生问卷调查结果

（一）调查样本基本情况

医生问卷共调查了 1292 份，其中有效问卷 1229 份，问卷有效率为 95.1%。其中男性 590 名，占 48.0%，女性 639 名，占 52.0%；工作单位以基层医疗机构为主，占 55.2%；平均年龄为（39.5±9.6）岁；文化程度以本科为主，占 45.9%；职称以初级为主，占 27.3%；地区以苏北为主，占 74.4%（见表 4-6）。

表 4-6　　　　　　　　医生基本信息（N=1229）

项目		人数（N）	百分比（%）
性别	男	590	48.0
	女	639	52.0
医院层级	三级医院	484	39.4
	二级医院	67	5.5
	基层医疗机构	678	55.2

续表

项目		人数（N）	百分比（%）
年龄	≤30 岁	244	19.9
	31—40 岁	401	32.6
	41—50 岁	431	35.1
	≥51 岁	153	12.4
文化程度	中专及以下	147	12.0
	大专	199	16.2
	本科	564	45.9
	硕士及以上	319	26.0
职称	无	173	14.1
	初级	335	27.3
	中级	334	27.2
	副高	293	23.8
	正高级	94	7.6
所在科室	内科	421	34.3
	外科	221	18.0
	其他	587	47.8
地区	苏南	315	25.6
	苏北	914	74.4

（二）医生对治理主体问题的认知情况

为了解医生对基本医疗服务治理中各主体存在问题的看法，从医疗机构、公民及新闻媒体等治理主体入手对医生看法进行了收集。在医疗机构治理存在的问题中，医生认为基层医疗机构服务人才匮乏是最首要的问题，加权比例为49.0%，医生认为医疗机构中还存在着公共卫生任务过重以及基层医疗机构服务能力弱等突出问题，加权比例分别为30.2%、30.1%。在公众参与治理存在的问题中，医生认为最首要问题是公众获取和理解健康信息的能力偏低，加权比例为47.3%。其次部分公民对医疗服务结果期待过高，加权比例为40.7%。在新闻媒体治理存在的问题中，医生认为当前对于不实报道的追责制度尚不健全并且对良好健康舆论环境的营造有待加强，加权比例分别为52.4%、50.2%

（见表4-7）。

表 4-7　　医生对基本医疗服务治理主体存在问题的认知情况

医疗机构存在的问题	一选比例（%）	二选比例（%）	三选比例（%）	加权比例（%）	排序
基层医疗机构服务能力弱	9.0	8.4	46.6	30.1	3
初级医疗机构守门人作用尚未实现	6.6	24.5	11.9	26.9	4
基本医疗服务专业人才匮乏	24.7	27.7	17.7	49.0	1
尚未充分发挥民营医疗机构的良性竞争作用	6.5	6.1	3.7	11.8	8
各层级医院之间无序竞争	10.3	10.0	5.5	18.7	6
内部管理制度不完善	12.2	7.6	4.6	18.8	5
三级医院过度追求经济收益	9.8	5.5	2.9	14.4	7
公共卫生任务过重	21.0	10.3	7.2	30.2	2
公众存在的问题	一选比例（%）	二选比例（%）	三选比例（%）	加权比例（%）	排序
公众可获取的医疗公开信息不足	8.6	6.6	34.4	24.5	6
公众参与管理的意识不强	8.3	21.6	19.4	29.2	4
公众获取和理解健康信息的能力偏低	24.5	25.4	17.7	47.3	1
公众缺乏简便、通畅的参与治理渠道	15.2	13.9	8.5	27.3	5
部分公众就医行为不合理	16.7	17.4	7.5	30.8	3
部分公民对医疗服务结果期待过高	26.5	15.0	12.5	40.7	2
新闻媒体存在的问题	一选比例（%）	二选比例（%）	三选比例（%）	加权比例（%）	排序
新闻媒体的职业操守有待加强	13.1	10.0	52.7	37.3	3
对于不实报道的追责制度尚不健全	11.1	50.9	21.9	52.4	1
新媒体联动作用机制有待完善	24.6	12.5	6.9	35.2	4
对医疗信息的传播力度有待加强	13.8	12.6	7.2	24.6	5
对良好健康舆论环境的营造有待加强	37.2	13.9	11.3	50.2	2

（三）医生对治理主体存在问题的对策选择

调查了解医生针对各主体在治理中存在问题的应对措施后，统计发现：对于医疗机构，医生倾向于选择帮扶提升基层医疗机构服务能力，选择人数占比为79.7%，其次为改革医疗机构的人事薪酬制度以及建立各级医疗机构的良好协作机制，两项选择人数占比都是 61.4%。对于公众在治理中存在的问题，医生倾向于选择完善健康知识的发布和传播机制（68.5%）、引导公众积极参与治理（64.7%）等方式来完善公众治理模式。针对新闻媒体，医生倾向于通过加强报道的监管机制建设（77.4%）以及加强媒体的自律建设来解决（74.3%）（见表4-8）。

表4-8　　　　　医生对治理主体存在问题的对策认知情况

针对医疗机构问题应该采取的措施	响应		个案百分比（%）	排序
	人次（N）	百分比（%）		
帮扶提升基层医疗机构服务能力	980	23.3	79.7	1
逐步减少大医院门诊量	466	11.1	37.9	5
完善医师多点执业政策	635	15.1	51.7	4
发挥民营医院的合理补充作用	266	6.3	21.6	7
赋予医疗机构更多的管理权	330	7.8	26.9	6
建立各级医疗机构的良好协作机制	754	17.9	61.4	3
改革医疗机构的人事薪酬制度	755	17.9	61.4	2
其他	23	0.5	1.9	8
针对公众治理问题应该采取的措施	响应		个案百分比（%）	排序
	人次（N）	百分比（%）		
加强医疗信息公开	739	19.6	60.2	3
引导公众积极参与治理	794	21.1	64.7	2
完善健康知识的发布和传播机制	841	22.3	68.5	1
构建公众参与的信息平台	656	17.4	53.5	5
通过法律和制度建设规范就医行为	739	19.6	60.2	3
针对新闻媒体治理问题采取的措施	响应		个案百分比（%）	排序
	人次（N）	百分比（%）		
加强媒体的自律建设	329	21.9	74.3	2
加强报道的监管机制建设	343	22.8	77.4	1
进一步发挥媒体监督作用，弥补政府监管盲区	304	20.2	68.6	3
加强正面新闻宣传	223	14.8	50.3	4
进一步发挥微信等新媒体作用	123	8.2	27.8	6
完善媒体与医疗单位的沟通协作机制	180	12.0	40.6	5

第二节　基本医疗服务治理体系总体框架构建

一　基本医疗服务治理体系总体框架设计

本书参考薛澜等（2015）学者提出的"问题—主体—机制"分析框架，该分析框架认为，公共治理研究不能仅仅考虑宏观的政治理论，更应该着重在解决现实世界中切实的治理问题。随着公众对于公共物品、准公共物品需求的增加，与传统的治理机制的属性不相适应，换句话说，也就是传统治理工具的选择与解决治理问题实现治理目标的公共导向不相匹配。具体而言，治理的政策核心从规定政府何不可为逐渐转变为讨论哪些政府不可不为，重点在于判定政府的责任边界和资金分担等问题，使得传统治理出现了结构性的机制失灵。与此同时，越来越多的非政府主体参与治理，冲击了传统治理机制，各主体间的竞争与合作关系更加错综复杂。因此选择了治理问题、治理主体和治理机制为关键要素，侧重于探讨它们之间的相互作用和影响。本书在此基础上试图加以延展构建基本医疗服务治理框架。

现今，在医疗领域，基本医疗服务治理多元主体已逐渐生成，但其治理内容不完善；治理方式不合理；治理机制不健全等问题都会影响最后共同目标的实现。一是由于各主体间目标、利益不一致常常相互掣肘，导致各主体功能和作用被动削弱，协同治理理论强调要在多元主体间形成合作互利的协同效应，形成最佳的多元主体间的关系处理模式，并且协同治理中的"涨落"学说提醒我们要注重一些看似力量微弱的治理主体，如公众等，打破了常规以主体资源禀赋为判断其治理能力的唯一标准。二是利益机制不顺畅一直是基本医疗服务治理中多元主体参与的阻碍，利益相关者理论强调综合平衡各方利益诉求，并且注意到利益诉求的多元性，一些社会性、政治性的利益诉求也应纳入平衡范围，与基本医疗服务的公益属性相契合。

为了更好地发挥多元主体的治理功能，打造共建共治共享的治理格局。本书以"问题—主体—机制"为总体框架，围绕当前基本医疗治理领域，紧扣基本医疗服务提供过程，选择协同治理理论和利益相关者理论为理论支撑来构建起基本医疗服务治理体系。本书中的基本医疗服务治理指的是在医疗卫生领域，基本医疗服务利益相关者之间通过交换、整合资源，建立起长期协作的契约机制，寻求实现其共同目标的制度安排和实现过程。本书将利益相关方界定为政府、医疗机构、行业协会、公众和新闻媒体，在治理主体的基础上延展了治理内容和治理方式两部分内容。其中，通过治理内容阐释了多元主体的职能定位及作用，并通过多元主体协同来优化其治理机构，治理方式则具体阐释了主体功能发挥的实现路径。

在治理结构有效优化、治理能力有效提升的治理主体框架之下，从资源配置、运行机制及监管机制三方面构建治理机制。从资源配置层面，主要分析基本医疗服务资源配置优化，明确治理体系的困境，探索资源配置主体要素及其协同机制，资源优化的动力和治理机制。从运行机制层面，构建立足于人民健康基本需要的整合型基本医疗服务提供模式，形成治理的基础；在此基础上研究基本医疗服务战略性购买决策、基本医疗服务绩效支付方式及购买绩效评估等，实现治理绩效的优化提升。从监管机制层面，研究多元监管主体在监管中的协同作用，明确不同主体的职责分工，明确政府和非政府组织等在基本医疗服务监管体系中的地位和作用，为基本医疗服务治理体系提供监管保障。

在"问题—主体—机制"的总体框架下，本书构建的基本医疗服务治理体系囊括于国家治理体系之中，达成兼顾经济和社会价值的治理总目标，一方面提供高质、高效、低成本的基本医疗服务，另一方面保证基本医疗服务的可及性，彰显社会公平和正义，全方位、多角度提升基本医疗服务的绩效，并通过设计治理水平评价来量化治理目标的实现情况。由此本书认为，基本医疗服务治理体系总体框架如图4-1所示。

二 治理主体及其内容

从协同治理视角出发，基本医疗服务领域的各个利益相关者都应发挥各自的力量来推进基本医疗服务治理体系的建立与完善。体系改革关键点在于：如何形成一个政府、市场、社会和个人各守其位、各司其职、互相配合的基本医疗服务治理体系；如何通过政策创新、制度创新来建立现代基本医疗服务治理体系和提升治理能力，更好地满足民众的健康需求。基本医疗服务治理主体职能定位如表4-9所示。

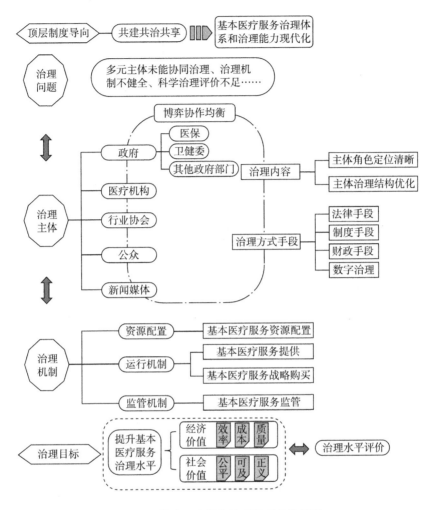

图 4-1 基本医疗服务治理体系总体框架

表 4-9	基本医疗服务治理主体的职能定位
治理主体	职能定位
政府	主导作用，负责制度安排、政策制定、资金筹集
医疗机构	供给主体，维护基本医疗服务公益属性的践行者
行业协会	政府部分职能的代理者，行业自律的实施者，行业利益的代表者
公众	基本医疗服务的服务对象，负有监督和规范就医的责任
新闻媒体	不可或缺的舆论监督力量

（一）政府

在基本医疗服务治理中，政府发挥主导作用有相当程度的必要性。我们从政治需要、基本医疗服务自身属性以及公共管理三个视角来分析这个原因：其一，健康是公民的基本权利，是经济社会发展的基础条件，是政府义不容辞的责任。其二，基本医疗服务属于准公共物品，还具有强烈的正外部性和需求刚性。因此，基本医疗服务如果单靠市场提供，在市场逐利的机制下极易导致市场失灵而偏离为人民服务的公益属性。其三，当前多元主体的权限职责、运行所依靠的制度体系以及相配套的社会规则意识和责任意识均未建立完备，政府作为公共利益的代言人，有必要为治理成效负责，引导、激励、监督其他治理主体协同参与合作。

"主导"一词在《现代汉语词典》中的释义为"主要的并且引导事物向某方面发展的作用"（赵云，2010）。从中可以看出主导作用的两层含义：一方面，政府要确定并明确基本医疗服务治理的目标、方向，通过协调均衡多元主体的利益分歧，解决目标分化问题，帮助各治理主体校准发展方向，维护基本医疗服务领域的公共利益最大化；另一方面，政府要在其中发挥主要作用，成为高效提供基本医疗服务的"责任主体"，但"主要"又暗含着"责任有限"的内涵。一是相对日益增长的健康需求，政府的资源总是有限的，二是随着上一阶段市场和社群力量的逐步发展已能够在基本医疗服务治理领域发挥相对独立的作用。政府是一个有限的责任政府，有限政府的主导作用除了表现在上文提过的目标导向上，还需要着重体现在以下几个方面：其一，政府要进行宏观规划，解决基本医疗服务治理的碎片化、不可持续等问题。承担起相应的资源投入责任，包括医疗筹资、财政拨款等，实现医疗卫生资源的合理分配。其二，政府应当积极搭建制度框架，完善相关法律法规、制定相应政策与制度并保障执行，为多元主体参与基本医疗服务治理提供空间与行动准则。其三，政府要对治理成效进行问责，通过加强监管者的角色，制定合理的治理水平评价标准对包括自身在内的多元治理主体进行考核。

总而言之，构建多元共治的治理体系并非推卸政府在基本医疗服务领域的主导责任，相反，更要强化政府的角色担当，这不同于政府干预一切的权利制度安排，政府发挥作用不是为了消解或削弱其他的治理力量，而是为了推动多元主体的参与，为其提供稳定的制度环境（褚宏启等，2014）。随着2018年国务院大部制改革后，在医疗卫生服务领域相关的行政部门虽有了进一步精简但仍旧涉及多个部门，基本医疗服务治理体系中政府主导作用的发挥，既需要强有力的领导核心，也需要各个部门的精诚合作。接下来主要从卫健委与医保局两个部门入手阐释其职能与角色定位。

国家卫生健康委员会由原"卫计委"变为"卫健委"，从名称的变化上就体现了部门职能向大卫生、大健康的方向变更。在基本医疗服务领域，国家卫健委的核心职能包括组织拟订国民健康政策，协调推进深化医药卫生体制改革等。相对于与基本医疗服务治理密切相关的其他行政部门，国家卫健委应当在部门协作中担当主导责任，统筹协调其他相关部门推进基本医疗服务改革。

成立于2018年的国家医疗保障局，将原来分散在人社、卫生、发改、民政等部门的医保管理职能统一起来，改变了原来九龙治水、各自为政的行政掣肘局面。国家医保局成为"全民医保"体系的主管部门。随着医保基金支付占医疗机构住院费用比例的不断上涨（2019年占比已达到68.8%），医保无疑早已成为医疗服务的最大购买方。医保局作为医疗价格改革的主导参与方，对基本医疗服务而言，无疑可以用医保支付改革作为杠杆，与医疗机构建立起公共契约关系，以此来促进基本医疗服务的质量提升（顾昕，2019）。

（二）医疗机构

构建一个运行合理、系统完备的基本医疗服务治理体系，需要把医疗机构作为基点与归宿。医疗机构是医疗服务的生产者，也是维护基本医疗服务公益性的实际践行者。公益性具体到基本医疗服务领域，可释义为疾病经济负担的可控制、可分摊、可承受（赵云等，2011）。从提供的角度，只有患者不是基本医疗服务的主要资金来源而是由政府承担起相应的筹资责任时其公益性才得以实现。因此，医疗机构的公益属性取决于其生产及提供的具有准公共产品性质的基本医疗服务，而非其类型或层次。维护医疗机构合法利益，调动医务人员积极性，以此充分发挥各级各类医疗机构的"细胞"活力，方可高效、高质地满足群众的基本医疗需求。

党的十九届五中全会上，孙春兰副总理强调，要坚持公立医院在我国医疗服务体系的主体地位。首先，尽管随着社会资本办医的壮大，我国的医疗服务提供主体向多元化发展是必然趋势，但毋庸置疑，公立医院在当前及未来相当长的时期仍旧是基本医疗服务提供的重要组成部分。其次，相较于民营医院，政府在特殊情况下、在必要时，无须通过复杂程序便可直接影响公立医院的行为，是推进基本医疗服务的独特优势（钟东波，2016）。尽管公立医院的公共所有权不变，但随着医改深入、政府简政放权，公立医院会拥有更多的自主权，因此加强医疗机构的自主建构就尤为重要。公立医院要通过加强绩效管理、内部监管、人事薪酬改革等手段提高绩效。公立医院的主体地位不是指其承担起整个社会的基本医疗服务需求，也并非是对民营医院的排斥，而要求其树立起基本医疗服务的标杆。

社会资本办医是生产基本医疗服务的重要补充力量，以民营资本为主，还包括中外合资及公私合作等多种所有制形式（金嘉杰等，2017）。社会资本办医的参与，一方面有利于引入竞争，促进各类医疗机构的发展与完善；另一方面也有利于扩大基本医疗服务的供给，提升整个医疗卫生领域的效率及服务质量。同时，政府也要通过给予社会资本办医与公立医疗机构同等的市场准入权及市场发展权，并通过建立健全相关监管体系保障社会资本办医规范经营、可持续发展。

总而言之，医疗机构具有多重属性，一方面它是提供基本医疗服务的公益组织，另一方面也具有一定的类政治及经济组织的特性，这些性质有其存在的合理空间，但它们都非医疗机构的本体功能属性。只有医疗机构脱离过多的行政控制和市场的逐利趋势，把怎么提供符合群众需求的医疗服务放在首位，才能使基本医疗服务治理体系发挥最大效能。

（三）行业协会

由于健康的特殊重要性及医疗行业的专业复杂性，行业协会作为"内部人"无疑相对于政府及市场主体能掌握更多信息，是医疗卫生领域不可多得的重要力量。在我国，许多行业协会是随着经济发展与政府职能转型，在政府的指导与扶持下建立的，由于医疗领域的特殊性，政府的干预程度更深（卫李梅，2017），带有一定的行政色彩，独立性相对缺乏。根据我国当前的基本医疗服务治理的发展方向——由政府主导的多元主体协同共治，随着政府的职能逐步转向宏观调控，行业协会需要增加其自主性与独立性，承担起桥梁纽带作用。

行业协会的角色定位主要集中在以下几个方面：其一，作为卫生领域中政府的代理方，承担行业管理职能。其二，作为自治主体，发挥行业自律作用，制定行业守则和标准。其三，作为医疗卫生行业的代表者，维护行业的公共利益。

（四）公众

公众一方面作为患者和消费者是医疗服务的接受方，另一方面同时兼任着社会成员的角色。作为一股社会力量，公众对于构建基本医疗服务治理体系具有监督责任。随着网络的兴起，公众参与治理的方法不再局限于拨打热线电话，去相关职能部门申诉等。自媒体给公众提供了更加便捷的社会评价方式。社会评价是公众参与医疗治理的渠道，通过社会评价可以助力促进实现基本医疗服务的治理目标（杨燕绥等，2019）。公众是基本医疗服务的直接受益主体，但由于其舆论环境、知识、精力等因素，公众与医疗机构、政府部门等主体相比，其力量是微弱的。政府要从公众的弱势地位出发，不管是医疗政策的制定、执行还是监督过程，都应该给予公众参与的空间，提高行政的回应性。公众也要提高基本医疗服务治理参与的积极性和主动性。只有公众作为势单力薄的个体也有积极介入基本医疗服务治理的条件和作用，政府才真正做到了对公众负责，基本医疗服务治理体系才能高效、持续地运转下去。

（五）新闻媒体

新闻媒体是当今社会生活中一股不可或缺的舆论力量。不论是传统的纸媒媒体依托互联网搭建自己新媒体平台如人民日报等，还是新兴的依托互联网公司的互联网媒体如腾讯新闻等。相对于公众等自媒体，这些新闻媒体拥有专业的记者和编辑等新闻从业人员，在深入调查事件、系列报道等方面具有得天独厚的优势，可以给读者提供完整的新闻报道。并且经过多年的积累，在民众心中，新闻媒体的报道可信度高，在信息爆炸的年代，新闻媒体报道的内容更为真实、严肃。正因如此，新闻媒体的报道中要彰显其公共属性，以公正、中立的态度对于掌握的素材进行整理报道，对于负面新闻起到弥补政府行政盲区的作用；对于正面报道起到宣传报道的作用。公正、报道真实的新闻媒体是其他主体的黏合剂，同时在信息纷杂的今天也有利于其自身口碑的维护。

三　治理结构

结构是指组成整体的各部分的搭配与安排。基本医疗服务治理主体就是形成基本医疗服务治理结构的基石，基本医疗服务治理结构的本质就是治理主体间的分工与协作、集权与分权。可以说，治理体系的核心内容就是治理结构的不断完善。因为它紧紧把握住了治理的本质——治理主体间的互动。当前，在我国的基本医疗服务治理中存在着结构失衡的情况，突出表现为行政治理主导下政府不同程度的越位、错位或缺位；医疗机构的自治权限不足，自律职能发挥不够；社会力量诸如行业协会和公众等群体的参与不足。这种各方主体参与程度参差不齐，协同不足的治理结构不能有效调动各参与主体的内生活力，因此无法充分发挥各参与主体的作用。

合理的治理结构目的是让参与基本医疗服务治理的各主体之间互相协同、互为补充，最终使得治理体系朝向维护基本医疗服务领域的公共利益最大化的方向运行。建立"共建共治共享"的社会治理结构，有两个前提条件：一是政府简政放权，为市场、社会参与治理让渡权利和空间。二是保证社会、市场主体的充分发育，提升自己的治理水平，有能力填补上政府权力下放后出现的职能空缺。基本医疗服务治理的结构模型如图4-2所示。

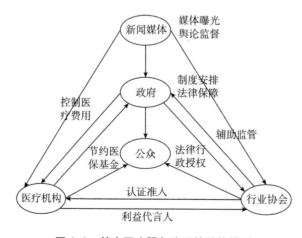

图4-2　基本医疗服务治理的结构模型

对于政府而言，要进一步减少医疗服务领域没必要的行政干预，推进医疗机构的管办分离，进一步放权、分权、授权给各方利益主体。政府要从基本医疗服务的提供者的身份中脱离出来，而更多关注于引领、协调多方利益主体参与治理，加强共同治理的宏观框架和制度建设。宏观上政府要作为一个掌舵者，成为一个补缺型角色；微观上通过医保、财政的改革与完善通过市场机制运作激励基本医疗服务的提供。

对于医疗机构而言，关键是给予医疗机构自治的权责，让医疗机构走出"行政性市场化"的运行怪圈。推动医疗机构去行政化，推进管办分离、政事分离。在基本医疗服务治理体系中，打破原有的高度镶嵌在行政化系统中医疗机构的运行模式，如人事制度改革、价格管理改革等，而真正让医疗机构成为自治的主体。同时，政府要更改以往过于直观和微观的管理模式，而要转向服务、监管的视角，可以通过多种模式购买服务以保证基本医疗服务的公益性。

对于社会而言，激发行业组织、公众的参与释放了社会活力，社会治理一方面是对于政府和市场治理双失灵的有效补充，另一方面可以扩大治理的参与度，达到社会广泛参与的治理局面。政府亟待加强与行业组织等社会力量建立合作关系，将微观事务工作交由专业的行业协会的同时，让渡部分行业管理权，帮助其建立起内部监管机制。政府建立起高效、畅通的公众反馈机制，有利于提升政府行政的合法性，兼顾社会公众的利益需求，更好地促进基本医疗服务的公平利用。

有学者将合理的治理结构概括为以下三个特征：稳定、协调、可行。稳定，是指合理的治理结构应该达到一个可预见的相对稳定的状态。协调，是对于治理结构在多元主体出现目标分化时提出的能力要求。可行，意思是构建的治理结构应与社会环境、各方主体的发展状况相适应，是真正切合实际的可行方案。值得注意的是，治理结构中"结构"一词，不同于物理定义中一成不变的稳定结构，相反，它是一个社会学概念。治理结构由参与治理的多元主体协同构成。各方主体各自的立场和行为能力等的不同，治理结构及其所发挥的功能也会有弹性波动。因此，不能指望只要建立合理的治理结构就能很好地发挥作用，治理结构要顺应形势和社会需要而作出相应调整，最终达成政府主导、市场辅助、行业自律、社会协同与公共参与的和谐治理结构。

四 治理方式

基本医疗服务治理体系的构建，需要借由相关的作用方式，方可落实其治理内容。治理方式指的是治理主体对于公共事务的协同促进发展、多元共同治理的方法和途径（许欢等，2017）。具体而言，实现基本医疗服务治理体系的治理方式包括以下几个方面。

（一）法律规制

卫生法制建设为推进和完善基本医疗服务治理体系现代化提供基础性保障，同时，发挥着重要的引领作用。原因在于，卫生法制建设的推进一方面为基本医疗服务治理的实践提供合法性基础，另一方面为其他的政策制度的创新实践让渡空间。除此之外，还能够为多元主体的能动性发挥提供制度保证。具体如下。

首先，应当及时将成熟的适应基本医疗服务治理的政策和制度通过法定程序上升为国家法律法规。尽管在基本医疗服务治理领域，全国性的治理经验尚不充分，但是一些地区积累的经验已经渐进成熟，形成了具有较为完善制度和政策的治理体系。例如，"三明医改"的成功经验得到中央肯定并在多个省份推广试点。适时将其中成熟的制度和政策提升为法律法规，便于快速提升基本医疗服务治理成熟政策及制度的合法性和社会接受度，为各地深入学习其治理经验与贯彻落实提供环境支撑。

其次，医疗服务治理相关的法制建设，需要考虑政策制度的探索实践的合理需求。在我国，"地方政策创新—上级采纳—推广实行"是政策扩散的最主要路径，我国各级政府既是政策的制定主体，又是政策的扩散主体（岳经纶等，2017）。针对基本医疗服务这样涉及公共利益的复杂问题，涉及的部门众多、各自的责任不同，致使各部门间的核心利益也难以趋向一致。这种权利分散的碎片化结构给政策创新与实践造成了极大阻碍，为此，我们要充分研讨政策制度探索实践的合理需求，对于已有的法律法规不断修正、完善，对于必要增加的法律法规继续制定、创立。通过法制建设清除基本医疗服务治理政策与制度创新、探索、实践的阻碍，指明基本医疗服务治理的目标与方法，给予各级政府合理的政策试验与制度创新充足的空间。

再次，需要构建囊括各治理主体的行为活动规范法制体系。构建共建共治共享的多元治理体系，需要各治理主体能力的充分发挥，这离不开法律法规对其权利义务、责任边界、行为规范及纠纷化解机制的规定。法律法规的缺位一方面导致多元主体缺乏明确的法律地位，行动无规范可依；另一方面也不利于多元主体行动的协同推进。

（二）制度保障与政策供给

制度构建的重要性不言而喻，制度是指国家共同体中各种行为的规范和规则，其与治理能力息息相关，在一定程度上，制度供给能力就代表了治理能力（燕继荣，2020）。可以说，基本医疗服务治理体系的构成实质上是一系列有关于规范基本医疗服务领域公共权利的制度。

在基本医疗服务治理体系中，良好的制度一方面要顺应群众对于看得上病、看得好病的需求趋向，符合公共利益福祉；另一方面要对体系中涉及的各种组织、机构、团体及个人的职能分工作出明确划分，在对各主体的行为进行合理约束的前提下确保其各尽其责且能够协同治理。制度仰赖于法律的支持，并且需要通过机构运作和机制运转来实现其具体的实施。

如果相较于政策，制度发挥的是基础性作用，那么政策则显得更为具体和具象，在日常生活中更易被人们所感知。有学者认为，政策是指具体性的制度，强调的是适应性和有效性，需要根据需求随时调整修改，不断创新，与时俱进。政策仰赖于稳定的与可持续的制度保障。在保障其政策制定科学、合理、有效的前提下，通过政策发展及创新进行基本医疗服务优化治理的实践探索，此外通过政策的规范化与精细化，完善各个治理主体的行为规范范式，发挥政策的限制、激励与目标导向的功能。

制度的支撑为政策提供规范和规则，政策支持为制度指明运行的方向并赋予其实质内涵，因此在基本医疗服务治理体系构建中要格外注重制度供给与政策设计，只有当良好的政策与制度配套互动时，方能发挥出基本医疗服务治理效能，达到良善治理的综合绩效。

（三）财政投入

财政是治理的基础和重要支柱，其表现之一为国家通过强制性手段将从社会汲取的资源进行权威性分配，以对基本公共服务的政治性安排满足社会公共需求（靳继东，2018）。在基本医疗服务治理领域，财政投入无疑有助于医疗服务公益性的达成，其投入方式呈现为"补供方"和"补需方"两种：补供方主要表现在财政补助对医疗机构的投入，主要投向公立医院和基层医疗机构；补需方主要是指财政补助是城乡居民医疗保险及城乡医疗救助的主要筹资来源（顾昕，2019）。随着国家公共治理转型与人口老龄化的压力，财政不仅仅是政府资金的投入与支持，更是推进制度改革的重要抓手。2020年，我国政府卫生支出投入到医疗卫生服务和医疗保障的金额分别为11415.83亿元、8844.93亿元，即财政"补供方"和"补需方"的比例为56.34%、43.66%。这说明公共财政投入在基本医疗保险领域尚有不小的增长空间，通过"补需方"力度的提升保障全民医保体系的稳健发展，助推财政投入由单板的财政拨款向灵活机动的财政购买转型。在"补供方"层面，调整财政补助的投入流向，让有限的公共财政更多地流向基层医疗机构及经济落后的地区，以此推动基本医疗服务均等化。公共财政投入机制作为重要的治理方式，势必要通过结构调整、制度设计等手段助推基本医疗服务治理体系的发展与完善。

（四）数字治理

信息化是现代化的战略引擎，数字治理就是一场治理革命，数字治理是基本医疗服务治理现代化的重要标志。因此，要通过信息资源的广泛利用、信息技术的深入开发，以信息化为前提导向驱动基本医疗服务治理实现数字治理。

近年来，基本医疗服务治理领域实现信息化的许多关键核心技术，例如大数据、人工智能、云计算、智慧医疗等已经势不可挡地在一定程度上改变了我国的医疗服务模式。但仍存在"信息孤岛""信息烟囱"的现象，这不利于医疗机构间的信息交换，也难以形成一个统一高质的资源共享的信息平台。而共建共治共享的基本医疗服务治理体系有一个重要特征，就是治理的"去中心化"，而信息化正是为了多元主体协同治理作基础支撑。因此，要通过政府主导、协调各方需求，统一信息标准，基于信息整合提升治理流程和治理效率，便于多元治理共同体的互动交流与智慧决策。总之，基本医疗服务的信息化是构建高效协同的基本医疗服务治理体系的必由之路，其信息化程度决定了其治理能力。

第三节　基本医疗服务治理水平评价指标体系

一　基本医疗服务治理水平评价理论分析

（一）理念背景

我国基本医疗服务治理评价指标体系既不能是卫生系统评价模型的复制，也不能是社会治理评价模型的套用，而必须是符合基本医疗服务治理实际、体现中国基本医疗服务治理特色的本土现代版。新时代基本医疗服务治理中，党委领导、政府主导既符合当下的中国国情，也是推进我国基本医疗服务协同治理的内在要求。需要注意的是，党委领导、政府主导不等于党和政府包办主义，党和政府应克服不利于社会协同、人民群众参与的消极因素，培育有利于多元主体协同治理格局形成的积极因素，从而促进基本医疗服务治理实现善治，这才是党委领导、政府主导的本质含义。这种内在要求与中国特色融入进基本医疗服务治理评价指标体系是真正实现"以评促建、以评促改、以评促治、以评促强"的关键。

第一，评价指标体系应全方位、凸重点、立体化。具体来说：其一，基本医疗服务治理涉及党委、政府、医疗卫生机构、医保机构、卫生行业协会、人民群众、社会媒体等多元主体，推进和创新基本医疗服务治理就是要完善党委领导、政府主导、社会协同、人民群众参与的基本医疗服务治理格局，实现基本医疗服务治理现代化、科学化，关键在党，党在基本医疗服务治理格局中处于核心地位，这是由党的性质决定的，也是最具中国特色的基本医疗服务治理评价内容。其二，所谓治理结构，即为主体间权、利、责的相互制衡，在基本医疗服务治理评价体系框架内，则表现为治理主体间权、利、责的相互制衡关系。其三，治理机制的评价主要分为两个方面，一为治理体制，二为治理制度，所谓体制，体现在基本医疗服务治理体系内各组织、部门、岗位职能的调整与配置；所谓制度，广义上包括国家和地方所有有关基本医疗服务的法律、法规以及任何组织内部涉及基本医疗服务的规章制度。其四，治理路径主要是从分级诊疗建设、基本医疗保险建设、医联体建设、互联网+医疗健康建设、家庭医生建设等我国推进基本医疗服务的方式来评价基本医疗服务治理状况。其五，治理功能表现为两个方面，一是实现基本医疗服务公共利益最大化的善治目标，可分解为维系基本医疗服务秩序、保障基本医疗服务权利、改善人民健康状况，二是对以健康为中心的基本医疗服务治理价值、理念、文化的践行。

第二，评价指标体系应将服务评价与机构评价区别开来。其一，当前我国分级诊疗制度建设尚处于初级阶段，许多机制尚不健全，主要是采用高级别医疗机构低医保报销比例等柔性治理手段引导患者基层首诊，不像美国、德国等西方发达资本主义国家一样实施严格的转诊制度。其二，受我国民众"小病大看"就医习惯的影响，原本在基层医疗服务范畴就可解决的疾病，也要去三级、二级医疗卫生机构做基本医疗服务的检查，开基本医保报销的药，导致三级、二级医疗卫生机构额外承担大量的基本医疗服务工作。基本医疗服务纵向贯穿三级、二级及基层医疗卫生机构，这样便容易使对基本医疗服务治理评价，掉入变成对医疗卫生机构治理评价的陷阱。

第三，评价指标体系应与时俱进，据实际做动态调整。其一，随着我国城镇化、工业化、信息化的不断迈进，社会经济持续发展，人民群众"钱包越来越鼓"、对基本医疗服务的内容要求越来越丰富、对基本医疗服务的水平要求越来越高，健康需求与医疗服务之间的矛盾也在发生深刻变化。其二，人口老龄化加剧带来的疾病谱的改变，以及地区间经济发展不平衡、文化价值观念的多样性等因素，要求在基本医疗服务原有的综合、连续、协调、可及和可持续的基础上，必须实现提供的精准化与精细化。其三，随着新理论、新技术的不断涌现与应用，临床诊疗方法、手段日新月异、基本药品目录与基本医疗保险药品目录推陈出新，都对基本医疗服务产生深刻的影响。因此，中国特色基本医疗服务治理评价指标体系的构建，不论是层级设置，还是评价维度、具体指标的筛选，都应当适时作出动态的调整，而不应该为套用既有的评价理论、评价模型、评价范式而生搬硬套。

第四，评价指标体系构建者需具有前瞻性，着眼于评价的导向性作用。基本医疗服务治理评价的作用不应仅局限于对基本医疗服务运行实践、执行效力、治理效果的反馈和决策及政策的调整上，更应着眼于其对基本医疗服务的阶段性或是长远期目标规划，人力、财力、物力、信息资源流向，运行、监督、激励、制约机制塑造等的导向作用上，评价的"外部性"不可忽视。从中国特色基本医疗服务治理评价指标体系的导向性出发，评价指标的设置要为人民群众建好"人才库"和"工具箱"、看好"钱袋子"和"药篮子"，基本医疗服务治理得怎么样，人民群众最有发言权，将患者满意度纳入评价指标体系，发展以公众满意度为导向的基本医疗服务治理模式是由我国人民民主专政的国家性质所决定的，以群众评判为标准是构建中国特色基本医疗服务治理评价指标体系的必然要求。也就是说，中国特色基本医疗服务治理评价指标体系的构建要具有前瞻性，构建者需要有足够高的站位，不仅要思考评价本身的考察、反馈、调整的功能，还要思考所构建的指标体系将对评价对象未来的目标规划、资源配置、机制塑造、职能定位、权责界定等方面产生怎样的影响。预见性、可识别、充分地发挥基本医疗服务治理评价指标体系的导向性作用，是真正实现"以评促建、以评促改、以评促治、以评促强"的重要保障。

（二）AGIL 分析框架

正如前文理念背景中所提到，我们应该从治理主体、治理结构、治理机制、治理路径和治理功能五个维度全方位地评价我国基本医疗服务治理情况，但这种理论模型太过全面，在指导评价的实际操作过程中有一定的难度。因此，我们需要一个更为简洁有效的评价框架理论模型。本节以 AGIL 分析框架作为基本医疗服务治理水平评价的理论框架构建依据。AGIL 是由塔尔科特·帕森斯在 1953 年提出的用以对功能主义进行系统分析的理论模型。根据 AGIL 分析框架，高层次系统由特定的满足其某项功能需求的诸功能性子系统构成，每个系统都可以相应地划分为四个子系统，即适应（Adaptation），目标达成（Goal Attainment），整合（Integration），潜在模式维持（Latent Pattern Maintenance）。适应指系统获取维持系统运转所需的资源，并对资源进行有机分配；目标达成指系统实现既定的功能目标；整合指主系统在运行过程中协同各子系统进行有效联动，发挥整体作用；潜在模式维持指各子系统以有效规范保持主系统能够稳定、连续运行。基本医疗服务治理作为社会治理的微观领域，其评价指标体系无疑属于社会系统中的子系统。因此，可以运用 AGIL 分析框架对基本医疗服务治理水平进行分析。在本书中，我们将基本医疗服务治理所需的人力、物力、财力等各种资源定义为基本医疗服务治理保障维度；将基本医疗服务治理的目标——实现诸健康目标定义为基本医疗服务治理绩效维度；将基本医疗服务治理各子系统协同联动的过程定义为基本医疗服务治理过程维度；将基本医疗服务治理过程中的各种制度、规章、规范定义为基本医疗服务治理机制维度。

（三）基本医疗服务治理水平评价理论模型

参考 AGIL 分析框架，本节将基本医疗服务治理水平评价分解为基本医疗服务治理保障、基本医疗服务治理过程、基本医疗服务治理绩效、基本医疗服务治理机制 4 个维度，并根据其逻辑关系构建本节研究的基本医疗服务治理水平评价理论模型（见图 4-3）。

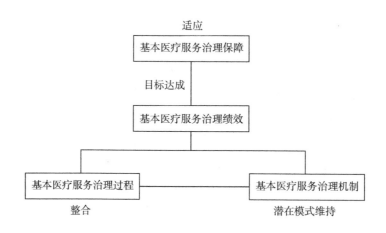

图 4-3　基本医疗服务治理水平评价理论模型

二　基本医疗服务治理水平评价指标体系构建

本书的基本医疗服务治理水平评价指标体系旨在用尽可能精简、可直接获取公开数据的定量指标评价我国各省的基本医疗服务治理水平。但若将机制纳入指标体系，则不可避免地会应用到主观调查的方式获取相关数据（姜晓萍等，2021），在省际评价层面上会严重影响到评价指标体系的客观性和可操作性。故而，本书研究基本医疗服务治理水平评价指标体系未纳入基本医疗服务治理机制维度。

（一）指标体系的筛选

主客观相结合的思想贯穿评价指标体系构建的始终。本书研究在指标筛选阶段以指标客观实证鉴别能力，结合德尔菲法专家主观经验对指标予以删除、修改和保留。具体如下：

1. 指标鉴别力筛选

指标鉴别力指的是指标区别评价对象特征差异的能力，可用变异系数表示，计算公式为：

$$V_i = \frac{S_i}{\overline{X}} \tag{4-1}$$

其中，V_i 表示变异系数，即指标的鉴别力；S_i 表示指标值的标准差；$\overline{X}$ 表示指标值的算术均值。变异系数越大，指标鉴别力越强，反之，则越弱。本文以 0.20 为指标鉴别力临界值，对指标进行筛选。对于鉴别力小于 0.20 且经课题组讨论后认为可以删除的予以删除；对于课题组认为非常重要但鉴别力小于 0.20 的予以保留。

2. 德尔菲法筛选

本书研究共经过两轮专家咨询。以专家咨询问卷有效回收率表示专家积极系数 C，C 越大表示专家积极性越高；以专家判断依据系数 C_a 与专家熟悉程度系数 C_s 的均值表示专家权威系数 C_r，即 $C_r = \frac{C_a + C_s}{2}$，一般认为 C_r 大于 0.7 时研究结果可靠（马可等，2020）；以 $Kendall$ 和谐系数 W 表示专家意见一致性，一般认为 W 大于 0.7 时，专家意见一致性较好（陈丽莎、杨文杰，2013），取 $P \leq 0.05$ 为具有统计学意义。第一轮咨询 $C = 100\%$，$C_a = 0.92$，$C_s = 0.86$，$C_r = 0.89$，$W = 0.416$（$P < 0.001$）；第二轮咨询 $C = 100\%$，$C_a = 0.99$，$C_s = 0.80$，$C_r = 0.90$，$W = 0.731$（$P < 0.001$）。表明经过两轮专家咨询后，基本医疗服务治理评价指标体系的可靠性较高，且专家意见一致性较好。

（二）评价指标体系内容

经过严格的筛选，本书研究最终形成包括基本医疗服务治理保障、基本医疗服务治理过程、基本医疗服务治理绩效 3 个一级维度，10 个二级指标和 26 个三级指标的基本医疗服务治理水平评价指标体系。具体指标内容及来源如表 4-10 所示。

表 4-10 基本医疗服务治理水平评价指标体系

一级指标	二级指标	三级指标	方向	资料来源
基本医疗服务治理保障	基本医疗保险	基本医疗保险覆盖率（%）	正向	《中国统计年鉴》
		人均基本医疗保险基金收入（元）	正向	《中国统计年鉴》
		基本医疗保险基金收入增长率（%）	正向	《中国统计年鉴》
		人均职工基本医疗保险基金收入（元）	正向	《中国统计年鉴》
		人均城乡居民基本医疗保险基金收入（元）	正向	《中国统计年鉴》
	基本医疗服务人员	每万人口全科医师数（人）	正向	《中国卫生健康统计年鉴》
		全科医师数占比（%）	正向	《中国卫生健康统计年鉴》
		每千人口基层医疗卫生机构执业（含助理）医师数（人）	正向	《中国卫生健康统计年鉴》
		基层医疗卫生机构执业（含助理）医师数占比（%）	正向	《中国卫生健康统计年鉴》
	基本医疗服务设施	每千人口基层医疗卫生机构床位数（张）	正向	《中国卫生健康统计年鉴》
		基层医疗卫生机构床位数占比（%）	正向	《中国卫生健康统计年鉴》
	卫生支出	人均政府卫生支出（元）	正向	《中国卫生健康统计年鉴》
		人均社会卫生支出（元）	正向	《中国卫生健康统计年鉴》
基本医疗服务治理过程	基本医疗服务提供	住院患者抗菌药物平均使用率（%）	负向	《中国抗菌药物管理和细菌耐药现状报告》
		住院患者抗菌药物平均联合用药率（%）	负向	《中国抗菌药物管理和细菌耐药现状报告》
		基层医疗卫生机构门诊人次数占比（%）	正向	《中国卫生健康统计年鉴》
		基层医疗卫生机构入院人数占比（%）	正向	《中国卫生健康统计年鉴》
	基本医疗服务利用	医院病床使用率（%）	正向	《中国卫生健康统计年鉴》
		社区卫生服务中心（站）病床使用率（%）	正向	《中国卫生健康统计年鉴》
		乡镇卫生院病床使用率（%）	正向	《中国卫生健康统计年鉴》

续表

一级指标	二级指标	三级指标	方向	资料来源
基本医疗服务治理绩效	健康状况	平均预期寿命（岁）	正向	各省卫健委官网
	个人经济风险	医院住院病人人均医药费与人均可支配收入比值	负向	《中国卫生健康统计年鉴》
	死亡风险	围产儿死亡率（‰）	负向	《中国卫生健康统计年鉴》
		孕产妇死亡率（‰）	负向	《中国卫生健康统计年鉴》
	细菌耐药情况	肺炎链球菌对红霉素耐药率（%）	负向	《全国细菌耐药监测报告》
		肺炎克雷伯菌对第三代头孢菌素耐药率（%）	负向	《全国细菌耐药监测报告》

（三）指标权重的确定

1. 运用层次分析法计算权重

本书运用层次分析法计算指标权重，是基于专家为三级指标所赋的重要性得分，即专家赋分计算权重。采用1—10分标度法，结合专家赋分得到判断矩阵表格，计算出矩阵的最大特征值为26，以及每个三级指标的相应特征向量，利用层次分析法各层权重符合线性运算法则，最终得出方案层到准则层、准则层到目标层的各级指标权重，并且所得权重结果的一致性检验指标 CR＝0＜0.1，通过了一致性检验。

2. 运用因子分析法确定权重

因子分析法将相关性强的指标归为一类，从而把关系复杂的指标变换为关系简单的综合指标，每一类变量代表了一个"共同因子"（内在结构），因子分析具有较强的客观性和合理性（傅利平等，2015）。本书研究因子分析前检验 KMO＝0.847＞0.8，Bartlett 球形度检验 P＜0.001，说明数据适合因子分析。

最终，取 AHP 层次分析法和因子分析法权重的算术平均数作为各指标的综合权重。各级指标赋权结果如表4-11所示。

表 4-11 **基本医疗服务治理水平评价指标体系权重**

一级指标	AHP法权重	FAM法权重	综合权重	二级指标	FAM法权重	FAM法权重	综合权重	三级指标	AHP法权重	FAM法权重	综合权重
基本医疗服务治理保障	5.068	5.107	5.088	基本医疗保险	1.967	1.908	1.938	基本医疗保险覆盖率	0.423	0.402	0.413
								人均基本医疗保险基金收入	0.401	0.431	0.416
								基本医疗保险基金收入增长率	0.381	0.244	0.313
								人均职工基本医疗保险基金收入	0.381	0.392	0.387
								人均城乡居民基本医疗保险基金收入	0.381	0.439	0.410
				基本医疗服务人员	1.569	1.558	1.564	每万人口全科医师数	0.406	0.402	0.404
								全科医师数占比	0.373	0.318	0.346
								每千人口基层医疗卫生机构执业（含助理）医师数	0.406	0.417	0.412
								基层医疗卫生机构执业（含助理）医师数占比	0.384	0.421	0.403
				基本医疗服务设施	0.759	0.722	0.741	每千人口基层医疗卫生机构床位数	0.395	0.343	0.369
								基层医疗卫生机构床位数占比	0.364	0.379	0.372
				卫生支出	0.773	0.919	0.846	人均政府卫生支出	0.389	0.452	0.421
								人均社会卫生支出	0.384	0.467	0.426

一级指标	AHP法权重	FAM法权重	综合权重	二级指标	FAM法权重	FAM法权重	综合权重	三级指标	AHP法权重	FAM法权重	综合权重
基本医疗服务治理过程	2.666	2.789	2.728	基本医疗服务提供	1.489	1.427	1.458	住院患者抗菌药物平均使用率	0.348	0.337	0.343
								住院患者抗菌药物平均联合用药率	0.351	0.321	0.336
								基层医疗卫生机构门诊人次数占比	0.409	0.412	0.411
								基层医疗卫生机构入院人数占比	0.381	0.357	0.369
				基本医疗服务利用	1.177	1.362	1.270	医院病床使用率	0.387	0.432	0.410
								社区卫生服务中心（站）病床使用率	0.395	0.460	0.428
								乡镇卫生院病床使用率	0.395	0.470	0.433
基本医疗服务治理绩效	2.269	2.104	2.187	健康状况	0.398	0.474	0.436	平均预期寿命	0.398	0.474	0.436
				个人经济风险	0.376	0.372	0.374	医院住院病人人均医药费与人均可支配收入比值	0.376	0.372	0.374
				死亡风险	0.802	0.686	0.744	围产儿死亡率	0.401	0.326	0.364
								孕产妇死亡率	0.401	0.360	0.381
				细菌耐药情况	0.693	0.572	0.633	肺炎链球菌对红霉素耐药率	0.342	0.339	0.341
								肺炎克雷伯菌对第三代头孢菌素耐药率	0.351	0.233	0.292

第四节　我国各省份基本医疗服务治理水平实证分析

一　数据来源

本书所有数据均来自《中国统计年鉴》《中国卫生健康统计年鉴》（2017 年及之前称《中国卫生和计划生育统计年鉴》）、《中国抗菌药物管理和细菌耐药现状报告》《全国细菌耐药监测报告》以及各省份卫健委官网公示。截至本书撰写完毕，《中国统计年鉴》可检索到的最新版本为 2020 年版，《中国卫生健康统计年鉴》可检索到的最新版本为 2020 年版，《中国抗菌药物管理和细菌耐药现状报告》可检索到的最新版本为 2020 年版，《全国细菌耐药监测报告》可检索到的最新版本为 2019 年版。在保证数据统计口径一致的前提下，本书实证评价使用的最新数据为 2018 年我国省际基本医疗服务各项数据。需要说明的是，我国自 2016 年开始将城镇居民基本医疗保险（简称"城镇居民医保"）与新型农村合作医疗（简称"新农合"）整合为城乡居民基本医疗保险（简称"城乡居民医保"），《中国卫生健康统计年鉴（2019）》及之后的版本便将城镇居民医保相关数据与新农合相关数据合并统计，此前城镇居民医保与新农合相关数据为分开统计。在进行数据搜集时，有极少数省份在极个别指标上存在数据缺失的情况，本书采用平均值插补的方法进行补缺。

二　实证评价分析

（一）组合评价法实证分析

组合评价建立在多种单一综合评价结果之上。本书采用了 TOPSIS、GRA、PCA 三种单一综合评价法对 2018 年我国各省级行政单位基本医疗服务治理水平进行了评价，具体结果如表 4-12 所示。从表 4-12 可以发现，对于一些省份，三种评价方法在排序结果上存在较大差异，例如天津、福建、广东、贵州等地区。因而，有必要运用组合评价法对差异较大的三种排序结果进行组合评价。

表 4-12 单一综合评价法的评价结果及排序

地区	TOPSIS 法	排序	GRA 法	排序	PCA 法	排序
北京	0.401	2	0.876	2	1.036	3
天津	0.250	9	0.813	28	−0.328	23
河北	0.199	20	0.820	21	−0.082	14
山西	0.151	30	0.811	29	−0.371	24
内蒙古	0.172	26	0.815	24	−0.175	18
辽宁	0.166	28	0.809	30	−0.408	28
吉林	0.169	27	0.813	27	−0.424	29
黑龙江	0.117	31	0.800	31	−0.687	30
上海	0.706	1	0.896	1	1.364	1
江苏	0.297	4	0.853	3	1.059	2
浙江	0.338	3	0.839	6	0.857	4
安徽	0.260	7	0.831	12	−0.102	15
福建	0.194	22	0.821	20	0.117	10
江西	0.245	11	0.833	10	−0.136	16
山东	0.217	17	0.829	14	0.080	11
河南	0.199	21	0.823	17	−0.034	12
湖北	0.236	13	0.835	8	0.288	7
湖南	0.234	15	0.835	9	0.132	9
广东	0.225	16	0.820	22	0.159	8
广西	0.237	12	0.831	13	−0.066	13
海南	0.172	25	0.814	25	−0.379	26
重庆	0.262	5	0.850	4	0.462	5
四川	0.246	10	0.841	5	0.339	6
贵州	0.257	8	0.831	11	−0.403	27
云南	0.175	24	0.819	23	−0.262	20
西藏	0.213	18	0.823	18	−0.750	31
陕西	0.260	6	0.825	16	−0.306	22
甘肃	0.180	23	0.822	19	−0.137	17
青海	0.235	14	0.835	7	−0.294	21
宁夏	0.157	29	0.813	26	−0.375	25
新疆	0.200	19	0.828	15	−0.177	19

首先，运用 Kendall 和谐系数检验三种方法是否可以进行组合评价。相关数据代入公式求得 $W = 0.826$，$\chi^2 = 74.370$。给定检验水准 $\alpha = 0.01$，查 χ^2 界值表得 $\chi^2_{0.01}(30) = 50.892 < \chi^2$，拒绝无效假设，表明三种单一综合评价排序结果通过了组合评价事前检验。采用 Spearman 相关系数进行组合评价事后检验。相关数据代入公式求得 $t = 37.869$，给定检验水准 $\alpha = 0.01$，查 t 界值表得 $t_{0.01}(29) = 2.756 < t$，拒绝无效假设，即通过了组合评价事后检验。

组合评价结果显示，上海、北京、江苏位列 2018 年基本医疗服务治理水平前三甲，紧随其后的是列第 4 位的浙江，均为东部沿海经济发达的省级行政单位；西部省级行政单位中排名靠前的为重庆和四川，分别列 2018 年基本医疗服务治理水平的第 5 位和第 6 位；中部省级行政单位中排名靠前的为湖北和湖南，分别列 2018 年基本医疗服务治理水平的第 7 位和第 8 位。可以看出，2018 年基本医疗服务治理水平排名前列的均为在所属区域（东部、中部、西部）经济发展水平名列前茅的省级行政单位。但这并不意味着经济发展水平高基本医疗服务治理水平就高，例如经济发达，位于环渤海地区的天津，2018 年基本医疗服务治理水平排名仅列第 22 位。这说明，经济发展水平与基本医疗服务治理水平是一种必要不充分关系。具体结果如表 4-13 所示。

表 4-13　　　　　　　　　　　　组合评价结果及排序

地区	均值法	Borda 法	Copeland 法	模糊 Borda 法	最终排名
上海	1	1	1	1	1
北京	2	2	2	2	2
江苏	3	3	3	3	3
浙江	4	4	4	4	4
重庆	5	5	5	5	5
四川	6	6	6	6	6
湖北	7	7	7	7	7
湖南	8	8	8	8	8
安徽	9	9	9	9	9
江西	10	10	10	10	10

续表

地区	均值法	Borda 法	Copeland 法	模糊 Borda 法	最终排名
广西	11	11	11	11	11
青海	13	12	12	12	12
山东	12	13	13	13	13
陕西	14	14	14	14	14
贵州	16	15	15	15	15
广东	15	16	16	16	16
河南	17	17	17	17	17
福建	18	18	18	18	18
新疆	19	19	19	19	19
河北	20	20	20	20	20
甘肃	21	21	21	21	21
天津	22	22	22	22	22
西藏	24	23	23	23	23
云南	23	24	24	24	24
内蒙古	25	25	25	25	25
海南	26	26	26	26	26
宁夏	27	27	27	27	27
山西	28	29	28	28	28
吉林	29	28	29	29	29
辽宁	30	30	31	30	30
黑龙江	31	31	30	31	31

（二）我国基本医疗服务治理水平测算与分析

通过上文对 2018 年我国各省级行政单位基本医疗服务治理水平的组合评价，我们对当前各省的基本医疗服务治理水平在全国的排名位次有了一个宏观上的认识。接下来，我们将综合运用基本医疗服务治理指数模型和耦合协调度模型对各省基本医疗服务治理水平进行精细化的分类评价分析。

1. 2014—2018 年基本医疗服务治理指数的省际面板分析

本书采用的基本医疗服务治理指数模型如下：

$$L = \sum W_i x_i' \qquad (4-2)$$

$$\text{正向指标：} x_i' = \frac{x_i}{\overline{x_i}} \qquad (4-3)$$

$$\text{负向指标：} x_i' = \frac{\overline{x_i}}{x_i} \qquad (4-4)$$

其中，L 为基本医疗服务治理指数，W 为综合权重，x_i' 表示经过无量纲化处理后原始指标 x_i 的标准化值。式（4-3）与式（4-4）表示采用均值化法对原始数据进行标准化处理，x_i 为第 i 个三级指标的原始值，$\overline{x_i}$ 为三级指标 x_i 的均值，$i=1$，2，3，…，n。

结果显示，就平均值而言，基本医疗服务治理指数最高的前三名依次为上海 81.60、北京 78.66、江苏 63.42，最低的后三名依次为吉林 43.07、辽宁 42.83、黑龙江 42.61。第 1 名的上海与第 2 名的北京指数相近，第 3 名的江苏与前两名的差距则尤为明显，后三名东北三省间的指数则相差无几。以 2018 年与 2014 年基本医疗服务治理指数的差值作为各省份基本医疗服务治理指数的变化值，以变化值的绝对值是否超过一个标准差作为判断各省基本医疗服务治理水平是否升降的标准，上升的有：吉林、安徽、海南、贵州、西藏、陕西、甘肃、青海 8 个省级行政单位，下降的有：天津、河北、黑龙江、上海、浙江、山东、四川 7 个省级行政单位，其余省级行政单位无太大变化。其中，基本医疗服务治理指数上升最大的省级行政单位依次为贵州 10.48、安徽 7.94、青海 7.61，下降最大的省级行政单位依次为山东 7.31、天津 6.23、黑龙江 4.28。2014—2018 年各省级行政单位基本医疗服务治理指数分析结果如表 4-14 所示。

表 4-14　　　　2014—2018 年各省级行政单位基本医疗
服务治理指数描述性统计

地区	2014 年	2015 年	2016 年	2017 年	2018 年	平均值	标准差	极差	最小值	最大值	变化值
北京	79.91	78.68	76.46	78.31	79.93	78.66	1.43	3.47	76.46	79.93	0.02
天津	55.54	55.54	52.91	53.89	49.31	53.44	2.57	6.23	49.31	55.54	−6.23
河北	47.92	49.61	48.26	50.75	45.31	48.37	2.05	5.44	45.31	50.75	−2.61

续表

地区	2014 年	2015 年	2016 年	2017 年	2018 年	平均值	标准差	极差	最小值	最大值	变化值
山西	44.70	46.15	45.62	51.01	43.13	46.12	2.96	7.88	43.13	51.01	−1.57
内蒙古	47.71	47.15	41.52	50.20	45.31	46.38	3.23	8.68	41.52	50.20	−2.40
辽宁	43.75	43.73	41.32	40.05	45.30	42.83	2.10	5.25	40.05	45.30	1.55
吉林	41.62	43.52	45.39	37.71	47.14	43.07	3.64	9.43	37.71	47.14	5.52
黑龙江	43.28	43.88	45.54	41.33	39.00	42.61	2.52	6.54	39.00	45.54	−4.28
上海	82.27	81.64	81.22	81.64	81.22	81.60	0.43	1.06	81.22	82.27	−1.05
江苏	63.88	62.24	62.05	65.51	63.44	63.42	1.40	3.46	62.05	65.51	−0.44
浙江	63.46	64.34	62.62	63.92	60.66	63.00	1.46	3.68	60.66	64.34	−2.80
安徽	46.62	47.89	46.61	49.79	54.56	49.09	3.32	7.95	46.61	54.56	7.94
福建	48.52	50.01	50.60	49.81	47.44	49.28	1.28	3.16	47.44	50.60	−1.08
江西	46.70	48.65	46.79	47.72	46.15	47.20	0.99	2.50	46.15	48.65	−0.55
山东	58.04	51.80	49.56	45.77	50.73	51.18	4.46	12.28	45.77	58.04	−7.31
河南	44.71	48.78	42.41	41.42	46.10	44.69	2.94	7.36	41.42	48.78	1.39
湖北	49.74	53.10	42.01	45.54	49.37	47.95	4.27	11.08	42.01	53.10	−0.37
湖南	48.72	51.07	46.50	55.47	48.38	50.03	3.45	8.98	46.50	55.47	−0.34
广东	49.29	49.66	49.87	46.90	48.51	48.85	1.21	2.97	46.90	49.87	−0.78
广西	49.36	50.02	36.10	52.20	52.12	47.96	6.75	16.10	36.10	52.20	2.76
海南	44.32	46.40	45.15	41.21	46.49	44.71	2.16	5.28	41.21	46.49	2.17
重庆	53.25	48.37	52.15	49.61	56.15	51.91	3.07	7.78	48.37	56.15	2.90
四川	55.06	53.62	47.27	54.07	51.7	52.34	3.09	7.80	47.27	55.06	−3.36
贵州	44.45	48.30	43.58	48.20	54.93	47.89	4.48	11.35	43.58	54.93	10.48
云南	45.88	46.92	46.16	44.64	45.54	45.83	0.84	2.28	44.64	46.92	−0.34
西藏	48.98	47.27	46.46	46.63	52.25	48.32	2.41	5.79	46.46	52.25	3.27
陕西	45.11	45.96	44.90	46.97	51.86	46.96	2.86	6.96	44.90	51.86	6.75
甘肃	41.55	42.19	45.31	44.63	45.30	43.80	1.79	3.75	41.55	45.31	3.75
青海	49.80	52.27	53.38	57.55	57.41	54.08	3.36	7.75	49.80	57.55	7.61
宁夏	43.38	47.88	47.57	43.16	45.10	45.42	2.24	4.72	43.16	47.88	1.72
新疆	53.86	54.17	50.35	52.12	52.78	52.65	1.53	3.82	50.35	54.17	−1.08

就一般认知而言，随着经济的不断发展，基本医疗服务治理水平也应该随之增长。但实际情况是，2018年相较于2014年，一些省级行政单位的基本医疗服务治理水平反而下降了，有的省级行政单位甚至出现大幅下降的情况。因而，本书就部分省级行政单位基本医疗服务治理水平下降原因做了进一步分析。结果发现，人均基本医疗保险基金收入（C2）、基本医疗保险基金收入增长率（C3）、人均城乡居民基本医疗保险基金收入（C5）、全科医师数占比（C7）、基层医疗卫生机构执业（含助理）医师数占比（C9）、每千人口基层医疗卫生机构床位数（C10）、基层医疗卫生机构床位数占比（C11）、基层医疗卫生机构门诊人次数占比（C16）、基层医疗卫生机构入院人数占比（C17）、医院病床使用率（C18）、社区卫生服务中心（站）病床使用率（C19）、乡镇卫生院病床使用率（C20）、医院住院病人人均医药费与人均可支配收入比值（C22）、围产儿死亡率（C23）、孕产妇死亡率（C24）、肺炎链球菌对红霉素耐药率（C25）、肺炎克雷伯菌对第三代头孢菌素耐药率（C26）17项指标均有省级行政单位出现负增长。将有一半及以上省级行政单位出现负增长的指标（即有16个及以上的省级行政单位出现负增长的指标）定义为主要负增长指标，主要负增长指标分析结果详见表4-15。

共有基层医疗卫生机构执业（含助理）医师数占比（C9）、基层医疗卫生机构床位数占比（C11）、基层医疗卫生机构门诊人次数占比（C16）、基层医疗卫生机构入院人数占比（C17）、医院病床使用率（C18）、社区卫生服务中心（站）病床使用率（C19）、乡镇卫生院病床使用率（C20）、肺炎链球菌对红霉素耐药率（C25）8项主要负增长指标，其中，基本医疗服务治理保障类指标2个，过程类指标5个，绩效类指标1个。保障类指标负增长主要体现为基层医疗资源投入占比的下降；70%以上的过程类指标出现负增长，过程类指标负增长主要体现为基层医疗服务数量比重和效率的下降；绩效类指标负增长主要体现为细菌耐药率的上升。基本医疗服务治理指数上升最多的贵州，基本医疗保险基金收入增长率增幅高达98%，贵州在基层医疗服务资源投入占比上也要明显优于基本医疗服务治理指数下降的省份；基本医疗服务治理指数下降最多的山东，是负增长指标数最多的省份，也是唯一一个人均基本医疗保险基金收入和人均城乡居民基本医疗保险基金收入同时出现负增长的省级行政单位,分别下降约408元、370元。

表 4-15　　　　　　　　　主要负增长指标变化　　　　　　单位:%

地区/指标类型	保障类		过程类					绩效类
	C9	C11	C16	C17	C18	C19	C20	C25
北京	1.7	-0.2	3.3	0.1	0.2	1.1	-2.3	-0.6
天津	3.8	-1.5	3.4	-1.7	-6.4	0.3	-12.0	2.7
河北	0.8	-2.1	-8.6	-2.3	-4.0	-2.5	-4.4	0.4
山西	-1.3	-2.8	-11.1	-2.1	-1.5	-6.0	-7.2	2.8
内蒙古	-1.4	-2.3	-8.2	-2.1	0.1	-7.7	-3.4	2.8
辽宁	-0.1	-1.0	-3.6	-2.1	-9.6	-19.2	-3.3	5.0
吉林	1.9	-2.1	-4.2	-0.4	-4.3	2.1	2.0	4.3
黑龙江	0.2	-1.9	-8.5	-3.9	-8.6	-14.0	-11.3	9.2
上海	-0.3	-3.0	-1.6	-1.2	-1.2	-2.3	-2.3	6.1
江苏	0.7	0.0	-0.7	1.1	-3.9	4.8	3.2	-0.8
浙江	1.0	-1.1	2.8	0.3	-3.0	2.0	13.5	4.0
安徽	-0.6	-2.8	-5.7	-6.1	-4.4	-2.5	-6.1	7.6
福建	1.1	-1.9	0.7	4.3	-2.9	-9.2	-9.2	2.7
江西	-3.8	-1.9	-7.6	-3.0	-6.5	-8.1	-4.2	5.3
山东	-1.5	-3.8	-7.9	-2.4	-4.4	2.4	4.4	3.0
河南	-1.3	-2.3	-7.1	-2.2	-3.6	-4.1	1.0	0.3
湖北	-2.2	-1.2	-8.4	-0.6	-3.4	-13.2	2.8	2.4
湖南	-2.4	-2.1	-7.1	-2.0	-5.2	-8.0	-1.4	4.8
广东	1.4	-1.3	0.2	-2.7	-3.3	-2.2	1.3	1.6
广西	-1.5	-3.3	-7.9	-7.3	-7.5	-8.8	-9.5	3.9
海南	-0.9	-2.1	-5.8	-4.8	-0.9	-51.3	5.9	0.0
重庆	-3.0	-5.5	-5.3	-5.3	-6.3	-5.7	2.8	2.4
四川	-3.6	-4.0	-4.9	-4.5	-3.3	3.4	4.5	9.7
贵州	0.1	-3.4	-9.9	-9.2	-0.9	-14.9	-11.8	-0.7
云南	1.0	-1.1	-4.4	-3.4	0.3	-8.1	-6.9	14.0
西藏	-1.6	-5.8	-3.9	-3.4	-10.8	-22.2	-6.1	5.5
陕西	-0.6	-1.8	-6.5	-1.0	-2.7	-0.4	3.3	0.9
甘肃	-2.4	-3.5	-9.9	-1.5	-1.8	-0.8	5.0	14.9
青海	-1.4	-1.7	-5.6	-5.0	-8.1	-11.0	-10.9	-1.4

续表

地区/指标类型	保障类		过程类					绩效类
	C9	C11	C16	C17	C18	C19	C20	C25
宁夏	0.9	0.3	−4.3	−0.2	−7.8	21.0	−7.0	−3.0
新疆	−1.0	−0.5	−4.0	−3.4	−1.2	−10.1	−5.8	−5.5

经上述分析，可以看出，2014—2018 年，我国各省级行政单位基本医疗服务治理水平整体较为稳定，大致呈现出"东部较高，中部最低，西部次之"的广口"U"形的特点。虽然随着经济的持续增长，我国对医疗服务的投入也逐年增长，但基层医疗服务不论是在投入占比还是服务数量占比与效率上都在下降，医疗资源和服务并没有真正实现下沉，这也是基本医疗服务治理指数下降省级行政单位存在的最主要的问题。

2. 2018 年各省级行政单位基本医疗服务治理水平的等级划分

以各省级行政单位 2018 年基本医疗服务治理指数为指标进行 K 均值聚类，根据聚类结果划分为以下区域等级，如表 4-16 所示：

表 4-16 2018 年各省级行政单位基本医疗服务治理水平区域等级划分

层级	总体特征	省级行政单位分布
区域等级Ⅰ	基本医疗服务治理水平较高	东部（4 个）：上海、北京、江苏、浙江（占总体的 33.33%） 中部（0 个） 西部（0 个）
区域等级Ⅱ	基本医疗服务治理水平一般	东部（2 个）：安徽、山东（占总体的 16.67%） 中部（0 个） 西部（8 个）：重庆、四川、广西、青海、陕西、贵州、新疆、西藏（占总体的 66.67%）
区域等级Ⅲ	基本医疗服务治理水平较低	东部（6 个）：广东、福建、河北、天津、海南、辽宁（占总体的 50.00%） 中部（7 个）：湖北、湖南、江西、河南、山西、吉林、黑龙江（占总体的 100.00%） 西部（4 个）：甘肃、云南、内蒙古、宁夏（占总体的 33.33%）

区域等级Ⅰ：基本医疗服务治理水平较高。这一等级仅有上海、北京、江苏、浙江 4 个省级行政单位，均是东部经济发达地区。这 4 个省

级行政单位处于我国经济发展水平前列，不论是基本医疗服务治理相关经费投入，还是基本医疗服务治理相关人员、设施的配备都处于较高的水平，因而基本医疗服务治理水平较高也符合一般认知。

区域等级Ⅱ：基本医疗服务治理水平一般。这一等级包括安徽、山东、重庆、四川、广西、青海、陕西、贵州、新疆、西藏10个省级行政单位，均是东部或西部省级行政单位。山东虽是我国整体经济发达的东部沿海省级行政单位，但在基本医疗服务治理保障的投入上低于平均水平，从而致使其基本医疗服务治理水平一般；安徽虽然在经济上落后于其他东部沿海省级行政单位，但其在基本医疗服务治理保障、过程和绩效上均处于平均水平，因而基本医疗服务整体治理水平相对靠前；重庆、四川由于重视夯实基层医疗服务建设，提升基层医疗服务效率，因此基本医疗服务治理水平仅次于江浙沪京；广西、青海、陕西、贵州、新疆、西藏虽地处西部、经济落后，但这些省级行政单位基本医疗服务治理投入较高，尤其是在基本医保的投入上，基本医保基金增速远超全国平均水平，加之人口基数较少，人均能够分享更多的基本医疗资源，从而使其在经济落后的条件下跻身到一般层次。

区域等级Ⅲ：基本医疗服务治理水平较低。这一等级包括广东、福建、河北、天津、海南、吉林、辽宁、黑龙江、湖北、湖南、江西、河南、山西、甘肃、云南、内蒙古、宁夏17个省级行政单位。广东、福建是外来务工人员流入大省，摊薄了基本医疗服务资源，加之其基本医疗保障投入乏力，因而排名靠后；津冀地区的短板尤为明显，天津的基本医保基金年均增速仅为2.88%，不及全国平均水平的十分之一，河北在基本医疗服务治理保障、过程、绩效三个维度治理水平均较低，其排名自然靠后；其余省级行政单位均为我国经济欠发达地区，在相关经费投入、人员组织配备等方面都较为薄弱，评价排序自然也会靠后。

从总体区域分布来看，2018年我国基本医疗服务治理水平呈现"东部较高，中部最低，西部次之"的广口"U"形特征。这与我国区域经济发展的"东部较高，中部次之，西部最低"的阶梯形特征不符，反映出经济因素是制约区域基本医疗服务治理水平的重要因素，但并不是唯一因素。该特征与南锐（2017）对我国社会治理评价研究得出的结论一致，从侧面反映出基本医疗服务治理作为社会治理的重要组成部分，二者的治理成效具有一定的耦合性，彼此互为表里。

3.2018年各省级行政单位基本医疗服务治理水平的协调度分类

由于基本医疗服务治理是包括三个子系统的复杂系统，基本医疗服务治理水平只能表明整体系统的运行水平，并不能说明子系统之间的协调发展程度。下面将引入耦合协调度的标准来进一步衡量省份间基本医疗服务治理水平的协调度。

耦合协调度主要用于分析事物的协调发展水平，共涉及三个指标的计算，分别为耦合度C值、协调指数T值、耦合协调度D值，并最终结合耦合协调度D值和协调等级划分标准得出耦合协调程度（储雪俭、钱赛楠，2019；任栋，2021）。

本书采用的耦合协调度模型如下：

耦合协调度D值$=\sqrt{C \times T} \in [0, 1]$ (4-5)

其中，$C = n \times \left[\dfrac{U_1 \times U_2 \times \cdots \times U_n}{(U_1 + U_2 + \cdots + U_n)^n} \right]^{\frac{1}{n}}$（$n$代表子系统数量，本书研究中共有基本医疗服务治理保障、基本医疗服务治理过程、基本医疗服务治理绩效三个维度，故$n=3$；U_1，U_2，$\cdots$，U_n需要提前进行标准化，以确保耦合协调度D值在0—1之间）

$T = \beta_1 U_1 + \beta_2 U_2 + \cdots + \beta_n U_n$（$\beta_1$，$\beta_2$，$\cdots$，$\beta_n$表示由专业知识确定的权重，因所有指标均赋予过相应权重，故本书研究$\beta_1 = \beta_2 = \beta_2 = \dfrac{1}{3}$）

U_i标准化模型如下：

$U_i = a + \dfrac{(b-a) \times [A_i - \min(A_i)]}{\max(A_i) - \min(A_i)}$（$i=1, 2, 3$）（$A_i$代表一级维度的加权得分）

$a = 0.01$，$b = 0.99$

协调等级分类如表4-17所示。

表4-17　　　　　协调等级评定标准

协调等级	协调度D值	协调等级	协调度D值
优质协调	(0.9, 1]	濒临失调	(0.4, 0.5]
良好协调	(0.8, 0.9]	轻度失调	(0.3, 0.4]

续表

协调等级	协调度 D 值	协调等级	协调度 D 值
中级协调	(0.7, 0.8]	中度失调	(0.2, 0.3]
初级协调	(0.6, 0.7]	严重失调	(0.1, 0.2]
勉强协调	(0.5, 0.6]	极度失调	[0, 0.1]

进一步将优质、良好、中级、初级协调整合为协调发展；将勉强协调、濒临失调整合为亚协调发展；将轻度、中度、严重、极度失调整合为失调发展。从表 4-18 可以看出，2018 年全国 31 个省级行政单位（不含港澳台）基本医疗服务治理水平子系统总体协调程度并不高。只有上海、北京、江苏、浙江、重庆基本医疗服务治理水平子系统基本实现了协调发展，而其余省份均处于亚协调发展或失调发展。但这只能说明基本医疗服务治理水平子系统——基本医疗服务治理保障、基本医疗服务治理过程、基本医疗服务治理绩效之间的协调程度，并不能说明基本医疗服务治理水平的协调程度。具体来说，基本医疗服务治理水平不高的子系统协调是低平衡；基本医疗服务治理水平高的子系统不协调是非均衡发展；只有基本医疗服务治理水平高且子系统协调，才是基本医疗服务治理的理想型。因而，将基本医疗服务治理水平等级和子系统协调度结合起来，对全国 31 个省份基本医疗服务治理水平进行分类研究是必要的。

表 4-18 2018 年各省级行政单位基本医疗服务治理
水平子系统协调度及分类

地区	耦合度 C 值	协调指数 T 值	耦合协调度 D 值	协调度分类
上海	0.980	0.790	0.880	协调发展
北京	0.762	0.477	0.603	
江苏	0.916	0.428	0.626	
浙江	0.975	0.375	0.605	
重庆	0.779	0.491	0.618	
安徽	0.955	0.329	0.561	亚协调发展
山东	0.893	0.331	0.544	
湖北	0.770	0.377	0.539	
湖南	0.678	0.388	0.513	

续表

地区	耦合度 C 值	协调指数 T 值	耦合协调度 D 值	协调度分类
广东	0.945	0.278	0.513	
广西	0.828	0.352	0.540	
四川	0.772	0.425	0.573	
贵州	0.863	0.303	0.512	
陕西	0.986	0.304	0.547	
青海	0.930	0.303	0.531	
河北	0.836	0.258	0.464	
内蒙古	0.984	0.181	0.422	
辽宁	0.980	0.175	0.414	亚协调发展
吉林	0.984	0.174	0.414	
福建	0.953	0.246	0.484	
江西	0.640	0.373	0.488	
河南	0.735	0.295	0.466	
海南	0.997	0.165	0.406	
云南	0.768	0.248	0.436	
甘肃	0.710	0.273	0.440	
新疆	0.727	0.313	0.477	
天津	0.679	0.191	0.360	
山西	0.884	0.169	0.387	
宁夏	0.991	0.150	0.385	失调发展
黑龙江	0.596	0.095	0.238	
西藏	0.258	0.129	0.182	

依据基本医疗服务治理水平区域等级和子系统协调程度划分，理论上可以划分为基本医疗服务治理水平较高协调型、基本医疗服务治理水平较高亚协调型、基本医疗服务治理水平较高失调型、基本医疗服务治理水平一般协调型、基本医疗服务治理水平一般亚协调型、基本医疗服务治理水平一般失调型、基本医疗服务治理水平较低协调型、基本医疗服务治理水平较低亚协调型、基本医疗服务治理水平较低失调型 9 种类型。但从实际分类来看，2018 年我国基本医疗服务治理水平只存在 6种类型。具体分类结果如表 4-19 所示。

表 4-19 2018 年各省级行政单位基本医疗服务
治理水平分类及其地域分布

类型	省级行政单位	个数（占比）
基本医疗服务治理水平较高协调型	上海、北京、江苏、浙江	4（12.90%）
基本医疗服务治理水平较高亚协调型	无	0
基本医疗服务治理水平较高失调型	无	0
基本医疗服务治理水平一般协调型	重庆	1（3.23%）
基本医疗服务治理水平一般亚协调型	安徽、山东、四川、广西、青海、陕西、贵州、新疆	8（25.81%）
基本医疗服务治理水平一般失调型	西藏	1（3.23%）
基本医疗服务治理水平较低协调型	无	0
基本医疗服务治理水平较低亚协调型	广东、福建、河北、海南、吉林、辽宁、湖北、湖南、江西、河南、甘肃、云南、内蒙古	13（41.94%）
基本医疗服务治理水平较低失调型	天津、黑龙江、山西、宁夏	4（12.90%）

注：占比表示每一治理水平分类省份个数占全国省级行政单位总数（不含港澳台）的比重。

从表 4-19 结果可以发现，2018 年我国基本医疗服务治理水平可以划分为 6 种类型。其中，基本医疗服务治理水平较高协调型是最为理想发展型，基本医疗服务治理水平较高亚协调型为次理想发展型；基本医疗服务治理水平较低失调型为最不理想发展型，基本医疗服务治理水平较低亚协调型为次不理想发展型，其余则称之为中间发展型。从地理位置分布看，最为理想发展型仅有江浙沪京，无一省级行政单位为次理想型，二者合计占比不足 13%；最不理想发展型占比接近 13%，而次不理想发展型占比高达 41.94%，占比最大，二者合计占比高达 54.84%。至于中间发展型，也是以较低层次分类占比较大，如基本医疗服务治理水平一般亚协调型，占比达 25.81%。上述特征总体形似"尖头宽底"的"葫芦状"，反映出我国大部分省级行政单位基本医疗服务治理不仅整体水平较低，而且其内部子系统没有实现协调发展，进一步反映出我国省级行政单位间基本医疗服务治理水平差距十分显著。

三 结论与建议

（一）主要结论

第一，实证分析结果显示，该评价指标体系对当前我国基本医疗服务治理水平具有较科学的评价效用。本书研究构建出的基本医疗服务治理水平评价指标体系以尽可能精简，且必须是可直接获取的公开数据为指标筛选准则，所有指标均为定量指标，因此具有非常强的客观性和可操作性，建议在市域、县域内进一步推广应用。

第二，对我国基本医疗服务治理水平的评价不宜采用单一的综合评价法，应该将多种单一综合评价结果进行组合评价。本书的实证分析亦发现，不同的综合评价法对各省级行政单位基本医疗服务治理水平的评价排序结果存在较大差异，推荐使用组合评价法。

第三，我国基本医疗服务治理总体水平较低，且省级行政单位、区域间差异较大。结合三种单一综合评价法评价结果的得分、组合评价法的排序结果以及各省基本医疗服务治理指数可见，我国基本医疗服务治理水平呈现地区发展不充分、不平衡的特征，这与我国人民日益增长的健康需求相矛盾。

第四，医疗资源与服务没有真正实现下沉，是我国部分省级行政单位基本医疗服务治理水平下降最主要的原因。2014—2018 年基本医疗服务治理指数的省际面板分析发现，我国许多省份在医疗资源与服务的投入上是增加的，但是基层医疗资源投入占比、基层医疗服务数量占比、基层医疗服务效率却是下降的，这就造成一些省级行政单位陷入"投入越来越多，水平越来越低"的窘境。

第五，东部、中部、西部三大区域基本医疗服务治理水平呈广口"U"形结构。从实证分析结果可以看出，基本医疗服务治理水平呈现出的东部地区最高、西部地区次之、中部地区最低的广口"U"形结构，这与我国区域经济发展的东部地区最高、中部地区次之、西部地区最低的三级阶梯结构存在不一致的现象。这也从侧面反映出，区域经济发展水平会直接影响到基本医疗服务治理水平，但不是决定因素，基本医疗服务治理水平还会受到其他因素的影响，因此在制定相关政策建议时，不能只立足于经济层面，应注意多种层面政策建议的组合配套。

第六，省级行政单位间基本医疗服务治理水平呈"葫芦"状非均衡发展特征。我国基本医疗服务治理水平非均衡发展主要体现在以下两个方面：一是基本医疗服务治理水平子系统——基本医疗服务治理保障、基本医疗服务治理过程、基本医疗服务治理绩效之间的协调程度不高，有26个省级行政单位处于亚协调或失调发展状态。二是基本医疗服务治理水平的协调程度不高，只有江浙沪京四个省份处于最为理想型发展状态，位于治理水平一般层次的省份也存在失调发展的现象，如西藏。

第七，基本医疗服务治理作为社会治理的重要组成部分，其治理水平与社会治理水平具有一定的耦合性，彼此互为表里。本书研究发现我国基本医疗服务治理水平呈广口"U"形结构、葫芦状非均衡发展的特征与南锐（2017）对我国社会治理水平评价研究得出的结论极其吻合，从侧面反映出基本医疗服务治理与社会治理之间的耦合性。

（二）政策建议

第一，运用该评价指标体系对我国省域、市域、县域的基本医疗服务治理水平及时作出评价。例如每两年评价一次，跟踪基本医疗服务治理进展，监测和对比不同区域、省份之间的基本医疗服务治理成效的具体优劣情况，便于从中及时捕捉好的经验和存在的问题，明确基本医疗服务治理者进一步的工作方向。

第二，大力推进区域协同发展战略，加强基本医疗服务治理物质基础建设。实证结果发现，经济发展水平与基本医疗服务治理水平是一种必要不充分的关系。基本医疗服务治理水平较高且协调发展的是我国经济最为发达的江浙沪京，可见基本医疗服务治理水平在很大程度上依赖于经济发展水平，因而应当大力推进区域的一体化协同发展战略，增强区域经济实力，从而为基本医疗服务治理打下坚实的物质基础，促进基本医疗服务治理水平的全面提升。

第三，树立精准化治理意识，推动精准化治理转型。当前我国基本医疗服务治理不仅总体水平较低，而且个体差异较大。因此，在制定相关政策措施时需要具有针对性，并且一定要充分把握基本医疗服务治理总体水平较低，区域、省份间差异较大这一客观规律，因地制宜、有的放矢，制定适合不同地域、省情的政策举措，分阶段、分层次、分步骤地推行相关政策，从而全方位、立体化地提高基本医疗服务治理精准化水平。

第四，夯实基层医疗服务，筑牢基本医疗服务之基。实证结果发现，医疗资源与服务没有真正实现下沉是基本医疗服务治理水平下降最主要的原因。地处西部的贵州，虽然经济发展水平相对落后，但由于重医保、强基层，注重基本医疗保险基金投入、基层医疗服务人员队伍建设、基层医疗服务设施打造等政策的落实，其基本医疗服务治理水平提升速度成为全国之最，为全国提供了宝贵的"基本医疗服务治理贵州经验"。何为基本医疗服务之基？基本医疗服务之基就是基层医疗服务、基本医疗保险、基本药物。大力推进分级诊疗、实现"三医联动"于基本医疗服务治理的重要性不言而喻。

第五节　小结

本章第一节首先以江苏省为例，对基本医疗服务治理认知情况进行调查分析，以了解基本医疗服务治理现状和治理过程中存在的问题。紧接着第二节基于协同治理的理念，采用"问题—主体—机制"分析框架设计了基本医疗服务治理体系的基本框架，并明确了基本医疗服务治理的主体及其责任，为后文各章节的深入展开起到了指导作用。第三节构建了我国基本医疗服务治理水平评价指标体系。第四节则根据第三节设计的基本医疗服务治理水平评价指标体系对我国各省基本医疗服务治理水平进行了实证分析。

第五章

基本医疗服务资源的优化配置研究

基本医疗服务治理资源配置质量、效率的好坏，对基本医疗服务治理成效具有直接的决定性作用。因此，探索契合我国当前实际情况的资源配置优化路径，是基本医疗服务治理体系研究的关键环节。本章从基本医疗服务资源配置的协同治理模型构建切入，而后展开资源配置状况与效率评价，并选取典型案例进行深度挖掘，在理论与实践的基础上提出科学合理、具有可操作性的基本医疗服务资源配置协同治理机制优化策略。

第一节　基本医疗服务资源配置的
协同治理模型构建

一　我国基本医疗服务资源配置政策的演变

（一）新医改后基本医疗服务资源配置政策的演变

中华人民共和国成立初期，我国的卫生政策深入在集中行政化的政治经济体制之中，基本医疗服务作为公共物品向全民提供（顾昕，2019）。随着社会主义市场经济体制的逐步建立和完善，我国的医疗服务提供由政府统揽向差异化、市场化转变，政府基于财政能力考量仅保障基本医疗服务以体现政府责任。由于行政治理与市场治理的不协调，医疗服务市场化的弊端凸显，城乡和区域医疗服务发展不平衡问题尤为突出，基本医疗服务资源配置严重失衡。在此情况下，2009 年新医改方案应运而生。此后，"基本医疗服务""基层卫生资源配置"等词汇多次出现在政策文件中。梳理新医改后的相关政策文件可以发现，基本医疗服务资源配置优化的过程可以分为以下几个步骤。

1. 总体思路确定

改革开放以来，医疗卫生事业蓬勃向上，但也随之出现了医疗服务资源配置不平衡的问题。为改善社区、农村地区医疗卫生工作较弱的情况、优化卫生资源配置，2009 年新医改正式实行。以《中共中央国务院关于深化医药卫生体制改革的意见》（中发〔2009〕6 号）（以下简称《意见》）为首的新医改方案中指出"实现基本医疗卫生制度覆盖全民"。《意见》以基本医疗服务回归公益性为原则，确定政府在基本医疗服务中的主导和鼓励社会资本参与基本医疗服务提供，初步形成了"政府主导与市场机制相结合"的基本医疗服务资源配置模式，并提出建立以社区卫生服务为基础的新型城市医疗卫生服务体系和以县级医院为龙头，乡镇卫生院、村卫生室为基础的农村医疗卫生服务网络。随后，一系列政策的出台将医改重点聚焦基层，2010 年国家六部委联合印发了《以全科医生为重点的基层医疗卫生队伍建设规划》（发改社会〔2010〕561 号），强调以全科医生为重点建设基层医疗队伍。同年，《关于建立健全基层医疗卫生机构补偿机制的意见》（国办发〔2010〕62 号）出台，政策推进了基本药物制度在基层的实施。此外，政策中对于涉及的多元利益主体的分工及关系也进行了补充，如"医疗卫生行政部门应尽快确定基层医疗卫生机构的定位和服务范围""医保政策应向基层倾斜""县级机构灵活制定基层卫生人员编制"等，为后期基本医疗服务资源配置中多元主体分工协作机制的建立奠定了基础。

2. 分工协作机制建立

2012 年，根据《国务院关于印发"十二五"期间深化医药卫生体制改革规划暨实施方案的通知》（国发〔2012〕11 号）和《卫生事业发展"十二五"规划》（国发〔2012〕57 号）的要求，遵循保基本、强基层、建机制的目标原则，国家开始推进县级公立医院综合改革试点，通过开展纵向技术合作、人才流动、管理支持等形式，探求构建县级医院与基层医疗卫生机构、城市三级医院合作机制，即早期的"医疗联合体"。2012—2015 年，上海、广州、郑州等地纷纷组建医疗联合体。虽然新医改以来已有多个政策文件指出，不同医疗机构应承担不同程度疾病的诊疗，但是在医疗联合体建设过程中政府对各级医疗机构功能的划分仍不明确。因此，2015 年《全国医疗卫生服务体系规划纲要（2015—2020 年）》（国办发〔2015〕14 号）中对不同级别公立医院的功能、机构设置以及相应的设备、人力等卫生资源进行了明确的规划。同时，要求卫生计生、发展改革、财政、城乡规划、人力资源社会保障、机构编制等多部门共同参与到区域卫生资源配置工作中。同年，《国务院办公厅关于推进分级诊疗制度建设的指导意见》（国办发〔2015〕70 号）出台，将"分级医疗"理念上升至"分级诊疗制度"，提出一般慢病、常见病、康复训练患者到基层卫生机构就诊，而急诊、重症、疑难杂症患者集中在三级医院就诊，形成"基层首诊、双向转诊、急慢分治、上下联动"的医疗服务模式。

3. 优化路径探索

自 2015 年以来，国家大力推行分级诊疗政策，配套措施逐步落地，推动医疗资源配置结构的优化。例如，安徽省阜阳市出台的《阜阳市卫生局 2015 年基层卫生工作要点》（卫基层〔2015〕161 号）中指出基层医疗机构收入不再上缴财政，从财政政策上向基层倾斜；广东省广州市颁发的《广州地区公立医院综合改革实施方案》（穗府办〔2017〕30 号）则对大医院的门诊量进行了限制，要求到 2017 年年底公立医院预约转诊占总门诊就诊量 20% 以上。2017 年开始，医改进入深水区，国务院办公厅颁布《关于推进医疗联合体建设和发展的指导意见》（国办发〔2017〕32 号），提出在城市组建医疗集团、在县域组建医疗共同体、跨区域组建专科联盟，全国各地也因地制宜地展开探索。2019 年国家卫健委发布《关于推进紧密型县域医疗卫生共同体建设的通知》（国卫基层函〔2019〕121 号）和《关于开展紧密型县域医疗卫生共同体建设试点的指导方案》，优化基本医疗服务资源配置路径。

4. 法规和指标体系完善

2019 年，国家通过了《中华人民共和国基本医疗卫生与健康促进法》，法律规定"基本医疗服务主要由政府举办的医疗卫生机构提供并以分级诊疗制度的形式推进基本医疗服务"，法律指出政府在基本医疗服务资源配置中的主导地位，是基本医疗服务政策法律化的一项重要举措。此外，该法律还规定"县级以上政府整合区域内医疗资源，因地制宜建立医联体等合作机制",让基本医疗服务资源配置中的多部门协同也有了法律保障。有了法律的保驾护航后,国家对基本医疗服务资源配置主体间的分工协作程度作出了新的要求。2020 年,国家卫健委联合医保局、中医药局颁布了《关于印发紧密型县域医疗卫生共同体建设评判标准和监测指标体系(试行)的通知》(国卫办基层发〔2020〕12 号),将县域医共体建设评判标准划分为责任共同体、管理共同体、服务共同体、利益共同体。进一步从医疗机构间协作角度对《医疗联合体综合绩效考核工作方案》(国卫医发〔2018〕26 号)中的考核指标进行了完善。

(二)基本医疗服务资源配置政策特点

1. "强基层"目标贯穿始终

自 2009 年以来,我国基本医疗服务资源配置的相关政策总体围绕着"强基层"这一目标原则。2009 年《中共中央国务院关于深化医药卫生体制改革的意见》(中发〔2009〕6 号)中指出了我国医疗资源结构不合理、医疗服务能力欠缺等问题,于是国家开始将医改重点聚焦基层,从人、财、物向基层全面倾斜。到 2019 年,国家通过《中华人民共和国基本医疗卫生与健康促进法》,明确利用分级诊疗和家庭医生签约服务助力基层医疗卫生事业蓬勃发展。

2. 强调多元主体的协同治理

纵观新医改后的基本医疗服务资源配置政策,多涉及政府、医保、医疗机构、人事部门及社会力量的共同参与,并且越来越强调医疗机构间的合作。从 2015 年建立的分级诊疗制度,到 2017 年在城市组建医疗集团、在县域组建医疗共同体、跨区域组建专科联盟,到 2019 年《中华人民共和国基本医疗卫生与健康促进法》中将医疗机构间的分工协作写入法律,可以看出,国家在逐步完善对不同医疗机构功能的界定,推动多元主体与各级医疗机构之间的协同治理,从而实现对居民就医习惯的正确引导和基本医疗服务资源的优化配置。

(三)我国基本医疗服务资源配置政策存在的问题

1. 缺乏对分级诊疗程序的制度约束

作为资源优化配置的一种手段,分级诊疗的最终的目标是达成"小病在社区、大病去医院、康复回社区",但自提出以来其实施效果与目标要求还存在很大差距。尽管目前医联体、医共体的实施在推动居民就医向基层流动，但是居民就医仍然缺乏约束，即对分级诊疗程序的保障（任飞，2019）。现行医保补偿政策虽然在一定程度上向基层倾斜，但由于报销比例差异化较小，再加上医保异地结算的便捷化，赋予了居民就医更大的自由度，甚至在医联体、医共体内部也缺乏严格的就医程序制约政策，这与资源优化配置的初衷显然是背道而驰的。

2. 缺乏对基层卫生人力资源的激励政策

虽然在《医药卫生中长期人才发展规划（2011—2020 年）》（卫人发〔2011〕15 号）、《全国医疗卫生服务体系规划纲要（2015—2020年）》（国办发〔2015〕14 号）等规划纲要或政策中都有提到关于基层卫生人力的规划、培养，但就目前的政策来看，基层卫生人力相关政策总体而言是向重"规划"、轻"补偿"发展。基层卫生人才是基层卫生服务能力提高的有效保障，但是年轻基层医师存在"成为村医或家庭医生面临工资待遇低、职业发展前途受限"等诸多顾虑（袁迅，2020）。现有卫生政策中仅通过编制或财政补助等措施吸引卫生人力流向基层，其实际效果并不明显。因此，未来的政策中应将基层卫生人力建设情况纳入政府目标评价考核体系，建立和完善卫生人员流动机制和激励政策，用较好的个人发展期望和待遇留住人才。

3. 缺乏资源配置的多元利益主体协同治理机制

现有政策中涉及的绝大多数建立医联体、医联体的指导建议，缺乏资源配置的多元利益主体协同治理机制，导致各地只能在当地发展基础上进行一些探索，没有统一的制度和规则依据，甚至同一省内、市内开展情况也各不相同。总结发现治理机制的缺乏主要表现为四个方面：一是激励与催化机制，主要表现为人才激励政策和催化领导，人才激励政策前文已经作了相应的阐述这里不再过多赘述，催化领导主要应包含强化地方政府的协同意识，发挥不同层级领导"示范引导"作用，在协同治理中做好表率。二是保障机制，即基本医疗服务资源配置协同治理需要清晰、明确、透明化的制度设计，目前多地所开展的协同治理在启动阶段并没有明确各协同主体的利益诉求，导致过程中出现难以解决的利益矛盾阻碍了协同治理的进展。三是沟通机制，沟通是协同治理过程的核心，将会直接影响治理效果和最终目标的实现。然而，目前缺乏一个对于资源配置多方主体开放的对话平台，现有的沟通平台往往是政府间、政府与医疗机构间的，医疗机构间以及医疗机构与患者间的沟通平台相对较少。四是监管机制，基本医疗服务资源配置涉及政府、医保、医疗机构、卫生人力以及就医群体等多元主体的分工协作。政府作为主导者的确应当承担主要监管责任，其他多元主体也应享有监管的权利，但目前由于缺乏相应的监管方案和措施，监管方面仍然存在主体不明确——政府卫生部门在很多情况下扮演着所有者与监管者的双重角色，监管过程中很难避免利益冲突（杜仕林，2009），存在沟通与监管参与壁垒——大部分主体只能参与而没有监管的权利和渠道，对于医联体、医共体的建设实施还没有出台常规性、全流程的监管等制度方案。因此，探索建立基本医疗服务资源配置的多元利益主体协同治理机制，出台相应的制度方案、制定可参考的协同治理规则对于多元主体间分工协作的可持续性有长远意义。

（四）小结

梳理新医改后近十年基本医疗服务资源配置的政策，我们发现基本医疗服务越来越受到国家和老百姓的支持，而基层供需不匹配的矛盾却愈加突出，因此从政策侧面，国家将改革着力点放在基层，通过采取分级诊疗制度、构建区域医疗联合体以及人才政策倾斜等方式，推动人、财、物下沉至基层，将"强基层"目标贯穿始终。在此过程中，政策还侧重引导医疗机构间以及医保、医务人员、卫生行政部门等多元主体跨部门的协同合作。但目前基本医疗服务资源配置政策中还存在以下不足：一是缺乏对分级诊疗程序的维护，即对居民就医分流的制约政策。二是缺乏对基层卫生人力的激励政策。三是缺乏资源配置的协同治理机制，导致医疗机构间的协作效率低下、参与性和可持续性不强。

二 基本医疗服务资源配置协同治理的基本内涵

近十年基本医疗服务资源配置相关政策和实践都显示，基本医疗服务资源的配置并不是单一主体的行为，而是一个由政府、医疗机构、医保部门、医务人员等多元主体参与的分工协作过程。虽然，我国目前在卫生资源配置领域尚未形成系统性的多元主体协作机制，但一些地区开展的医联体、医共体等医疗集团本质上形成了基本医疗服务资源多元主体的协作过程，已初具跨部门协同治理的雏形。因此，本节将引用

Ansell 和 Gash（2007）提出的协同治理模型（SFIC 模型），阐释基本医疗服务资源配置协同治理的基本内涵，以构建基于 SFIC 的基本医疗服务资源配置协同治理框架。

Ansell 和 Gash 将协同治理定义为一个正式的、以共识为导向的、协商的集体决策过程。该定义包含协同治理的六点要求，将其应用于基本医疗服务资源配置领域可解释为：①决策的发起和主导者是公共机构；②参与者应包括非政府利益相关者；③利益相关者直接参与决策，而不是作为公共机构的"咨询方"；④决策是正式的并且需要集体参与；⑤基于共识作出决策；⑥协同治理的焦点是基本医疗服务资源优化配置。

（一）决策的发起和主导者是公共机构

基本医疗卫生制度具有公共产品或准公共产品属性，因此基本医疗服务的提供一直被认定为各级政府应尽的责任（张璐莹，2020）。而从协同治理视角出发，政府或公共机构担任的并不是"供给主导者"而是"协同治理行动的发起人或决策的主导者"。在我国，基本医疗服务资源配置的协同治理行动应由政府卫健部门或相应的领导小组来主导。由于我国政府或公共机构的行政性，以政府为主导的协同治理更能够发挥资源配置的导向作用，使得不同主体向相同的协同目标努力。

（二）参与者应包括非政府利益相关者

参与协同治理的人，即协同治理的利益相关者，应包括政府机构和非政府机构利益相关者。我国基本医疗服务领域的协同治理涉及政府卫健部门、医保部门等公共机构，也包括各级医疗机构、医务人员等医疗服务提供方以及基本医疗服务的接受者等。他们通过广泛参与和跨部门协作，形成分工明确、功能互补、密切协作的协同机制。同时，协同组织也能够通过多元主体的多重成员身份和交叉的社会和组织网络，获得更多的基本医疗服务资源，并且利用资源，从而相对容易地对资源配置环节进行治理，实现基本医疗服务资源的优化配置。

（三）利益相关者直接参与决策

协作治理意味着决策权的延展，即赋予利益相关者直接参与决策的权利。同时，所有的决策参与者也需要对决策的结果承担责任。决策的最终权力可能属于公共机构，但协同治理的利益相关者必须直接参与决策，而不是仅作为公共机构的"咨询者"或"建议者"。因此，基本医疗服务资源配置的协同治理应是医疗机构、医务人员以及接受基本医疗服务的患者等非政府利益相关者与政府等公共机构共同决策的过程，公共机构也需要为其他非政府利益相关者提供直接参与的渠道。

（四）决策是正式的并且需要集体参与

由于不同主体权利、资源、知识的不平等，传统利益相关者间的合作往往会偏向资源较多的参与者，而协同治理区别于利益集团与机构间松散、随意的合作形式，则是一种具有相应制度安排、程序和行为规范以促进协作的正式组织。此外，协作意味着不同利益相关主体间的双向沟通和相互影响，即利益相关者能够进行多边交流和协商。换言之，协同治理的过程必须包括集体参与。

Emerson 和 Gerlak（2014）将协同治理中的集体参与表述为由代表不同利益、组织或专业知识的主体自愿、协商一致地参与，它与更集中、自上而下的公共管理形式相比，更具有透明度、参与性和响应性。基本医疗服务资源配置的协同治理应由政府或公共机构主导，制定明确且唯一的决策程序和治理规则，并为参与者提供正式的协商和决策平台，组织所有非政府利益相关者进行多边协商，共同参与决策。

（五）基于共识作出决策

协同治理的目标通常是在利益相关者之间达成一定程度的共识。政府或公共机构虽然是协同治理的主导者，甚至具备决策的最终权力，但是决策过程应由利益相关者共同参与，决策结果也应被所有参与者认可或达成共识。而由于不同利益相关者代表的利益方和目标不同，必然存在难以解决的矛盾和冲突，集体决策时往往不能顺利达成共识。因此，在现实条件下，可以对进行集体决策的前提条件适当放宽。但在进行一项正式的、审慎的、经过多边协商的集体决策之前，参与者至少要努力协商达成一致，或至少努力发现可以协商的领域。

（六）协同治理的焦点是基本医疗服务资源优化配置

协同治理侧重于改善公共政策或解决公共问题，这是协同治理区别于其他需要进行协商达成一致的决策形式的重要特征。为了和私人领域一些同样需要协商一致以减少社会或政治冲突的决策机制进行区分，多数学者将协同治理的焦点放在公共领域。Emerson 和 Gerlak（2014）认为，协同治理是在公共管理的背景下，利益相关者与政府合作制定新政策或解决公共问题，为了实现某一公共目的的跨部门行动。值得注意的是，即使是在公共领域，协同治理的最终目标也是实现协调，而不是达成决策或共识本身。因此，在基本医疗服务资源配置协同治理的过程中，政府卫生部门、医保部门、医疗机构、医务人员、患者等利益相关者应充分利用各自的权利、资源和知识，以此达到基本医疗服务资源配置"1+1>2"的治理功效，实现基本医疗服务资源效率优化。

三 基于 SFIC 的基本医疗服务资源配置协同治理框架

根据 SFIC 的基本内涵和我国基本医疗服务配置政策演变过程，我们发现基本医疗服务资源配置本质上也是一个多元主体的协同治理过程，而近几年国内开展的医联体、医共体实践则是资源配置领域实现协同治理的重要载体。但是，在市场化背景下，多数医疗机构在基本医疗服务资源配置间仍存在较为激烈的博弈关系（许兴龙，2019），医疗资源倾向于往经济发达地区的医院流动，制约了不同级别医疗机构的分工合作。此外，以城市医联体等形式开展的医疗机构间的分工协作由于缺乏常规性协作机制和保障条件，大多形式大于内容。反观国内一些地区，例如安徽省天长市（朱茂治，2020）、福建省尤溪县（郑英，2019）等地，通过构建县域医共体促进县域内医疗资源的整合和优化配置，取得了一定成效。文献显示，县域医共体作为提升基层医疗卫生服务水平和医疗卫生服务区域协同一体化的有效手段，推动了优质医疗资源的下沉（薛俊军，2021）。同时，基于协同治理以共识为导向进行决策的基本内涵，我们认为在县域医共体开展过程中出现的一些问题，例如协同主体参与积极性如何维持、多元利益共同点难以形成等问题也有可能通过协同治理的方式解决，对于探索基本医疗服务资源配置领域的治理机制也有启发和创新意义。

因此，本节根据 Ansell 和 Gash 提出的由初始条件（Starting Conditions）、制度设计（Institutional Design）、领导力（Leadership）和协同过程（Collaborative Process）构成的 SFIC 模型，以紧密型县域医共体为载体，构建基本医疗服务资源配置的协同治理框架，如图 5-1 所示。

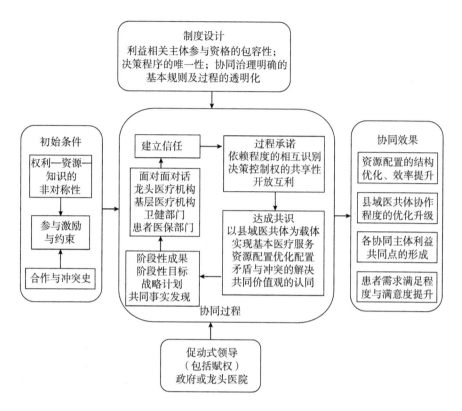

图 5-1 基于 SFIC 模型的医共体基本医疗服务资源配置协同治理框架

（一）初始条件

协同治理开始时的状态可能会促进也可能会阻碍利益相关者之间合作。如果利益相关者在协同前就建立了良好的合作基础和信任关系，那么对于协同治理的开展将会产生促进作用。相反，如果利益相关者在协作前就存在敌对、不信任关系，那么在协同治理前就需要先克服各方不信任、不尊重的问题。我国基本医疗服务资源配置协同治理的初始条件包括：权利—资源—知识的非对称性，即政府、医院、医务人员及患者等在权利、资源、知识方面的不平衡性；参与激励和约束，即所有利益相关者参与合作治理的驱动力和障碍；合作与冲突史，即协同治理的利益攸关各方在协同前存在的合作与冲突情况。

1. 权利—资源—知识的非对称性

权利、资源、知识是协作主体参与协同治理的能力基础。紧密型医共体为载体的协同治理涉及的多元主体有政府卫健部门、医保部门、县级综合医院、乡镇卫生院及村卫生室、医务人员和患者等，他们的权利、资源、知识必然是不对称的，其中权利失衡问题尤为突出。因此，在基本医疗服务资源配置协同治理开展前，应先建立以医共体为核心的资源共享和多元主体参与平台，或者是对处境不利的利益相关者进行赋权，例如不具备相关技能或专业知识参与高度专业性问题讨论的患者，以及没有时间、精力或自由参与时间密集型协作行动的医务人员等，让处在权利—资源—知识劣势的利益相关者享有与其他多元利益主体同等的参与机会。

2. 参与激励与约束

虽然以紧密型医共体为载体开展协同治理具有一定的行政命令性，但在很大程度上，多元主体仍是自愿参与的，因此了解利益相关者参与的激励和约束对于协同治理是否能顺利开展相当重要。

在平衡了参与协同治理所需的时间和精力的情况下，利益相关者的参与动机也会在一定程度上取决于对协作结果的期望。当利益相关者感到自己为协作结果贡献了建设性的意见，他们的参与动机就会增加；反之，如果利益相关者仅被当作"意见咨询者"，他们的参与动机往往就会降低。因此，在基本医疗服务资源配置协同治理过程中，协同组织应积极采纳多方意见，特别是患者、医务人员等处于权利弱势地位的相关者。另外，协同组织还需要对多元利益主体的参与进行有效的反馈或激励，可以让这些参与者能通过协同治理实现一个通过其他方式无法实现的目标，以提高多元利益主体的参与度。

多元利益主体间的相互依赖程度也是影响参与者的参与动机之一，高度依赖彼此的利益相关者更有可能顺利开展协同治理。在基本医疗服务资源配置中，患者希望能从医疗机构获得优质的基本医疗服务的同时，也依赖于医保部门的保障。基层医疗机构依赖于龙头医院给予的技术、知识和设备上的帮助，而龙头医疗机构的发展则离不开患者满意度、政府宏观配置政策的支持。当然，多元利益主体对于相互依赖程度的认识也往往会受政治、社会、经济和其他资源等因素影响。因此，政府卫健部门或医共体相关领导小组作为发起者，应结合协同治理所处的社会政治背景，例如国家战略、区域卫生规划等，引导参与者们进行依赖程度的相互识别，从而增加多元主体的参与动机。

3. 合作与冲突史

多元利益主体之间的合作与冲突史将会对协同治理起促进和阻碍作用。一方面，利益相关者之间以之前成功协作的经验可以为协同治理奠定高度信任的基础，从而产生继续协作的良性循环。另一方面，协同治理往往建立在多元利益主体冲突对立的基础上，利益主体间的对立意味着低信任度、低承诺度，造成协同治理过程中怀疑、不信任的恶性循环。在资源管理领域，利益相关者间的对立会让双方付出代价，反过来促进对立方寻求协作。因此，如果协同治理的多元主体间存在冲突，则需要在他们之间建立高度依赖的关系，或者采取一些积极措施在对立方之间建立信任，否则协同治理将很难顺利开展。

（二）促动式领导

领导力是促使协同各方进行协商并引导他们度过协作困境的关键因素，它对于制定和维护协同治理的基本规则、建立多元利益主体之间的信任、促进多方对话和寻求多元利益主体共赢起到至关重要的作用。Ryan 明确了有效协同领导力的三个要素：①对协同过程的充分管理；②保持"技术权威性"；③确保协同过程作出的决策可靠且可信（Ryan, C. M.，2001）。协同治理依赖于多个层次的不同领导力（Emerson Kirk，2014），多层次的领导力可以加强整个协同组织成员参与的积极性和协同过程的完整度。在以医共体为载体的资源配置协同治理中，政府卫生部门及龙头医院都可以发挥促动式领导的作用。

领导力需要在吸引多方利益相关者的参与和增强弱势利益相关者的权能方面发挥作用。首先，召集协同治理的利益相关者就需要足够的权利。政府卫健部门既是协同治理的召集者，同时也是协同治理的参与者，是占有权利、资源和知识较多的一方，应当发挥促动式领导力的作用，组织利益相关者参与协同行动。其次，在协同治理过程中，处于弱势的利益相关者可能会被排除在集体决策之外，或者被更具支配性的各方所拉拢。因此这就需要领导力在其中发挥"调解人"作用，平衡各方权益。

此外，促动式领导需要根据协同前多元利益主体的初始状态发挥不同的作用。当利益相关者之间在权力分配相对平等且有参与动机时存在高度对立、相互不信任的情况时，可以经由对立各方所信任的中间人担任"调解人"身份进行干预，促进协同治理的顺利进行。而当权力分配不平等或参与动机更弱的情况下，就需要一个强有力的促动式领导，在协同治理的开展受限时，促动式领导力能够扮演一个有效的"推手"，增加利益相关者们协作的可能性。

（三）制度设计

利益相关主体参与资格的包容性、决策程序的唯一性、明确的基本规则及过程的透明化是协同治理制度设计的三大关键要点。

1. 利益相关主体参与资格的包容性

协同治理制度设计关心的首要问题是哪些主体应当参与到协同过程中。协同治理的过程必须是开放和包容的，即与治理焦点相关的所有利益主体都有资格参与到协同过程中（田培杰，2013）。利益相关主体参与资格的包容性可以体现在两方面：一是与治理焦点相关的利益主体可以拥有与其他主体进行集体决策的机会。二是协同治理的结果是在参与者达成共识的基础上形成的。这两方面不仅反映了协同治理开放和合作的特点，也是协同过程合法化的核心。因此，基本医疗服务资源配置的协同治理不仅要包括政府、医保部门等传统决策部门，还应动员基层医疗机构、医务人员以及患者积极参与协同过程，例如在制定医共体协作方案的初始阶段就应当将方案涉及的各利益相关主体纳入协商程序，而不是作为方案的接受者（田玉麒，2018）。

2. 决策程序的唯一性

知晓有哪些利益相关主体应当参与还远远不够，因为一部分利益相关者可能缺乏参与动机，特别是当他们发现除了协同治理外还有其他替代的方式可以实现目标时。因此，在制度设计中将协同治理作为唯一的决策程序至关重要。当利益主体发现协同治理是解决问题的唯一或最佳途径时，他们将具备更强的参与动机。反过来，当他们被排除在协同行动之外或有其他可替代的方案时，则可能会另寻他路。

3. 明确的基本规则及过程的透明化

明确的规则和过程的透明化是协同治理制度设计的重要特征，这两方面关乎协同治理程序是否合理合法。利益相关者刚开始参与协作时通常怀着试探、怀疑、不信任的心态，对公平性问题十分敏感，会比较自己和其他利益相关者决策权的权重。因此，在协同治理过程中，对所有利益相关者应用一致的基本规则能够让他们相信过程是公平、公正的，决策过程的透明化会让参与者相信公开的多方协商是真实的，不存在幕后操纵。

（四）协同过程

协同过程是 SFIC 模型的核心（彭艳，2019），是沟通、信任、承诺、理解和结果之间的良性循环。正是由于协同过程的循环往复，这也提示着协同组织前期的行动会对后期的协同产生积极或消极的影响。

1. 面对面对话

良性的协同治理基于利益相关者之间的面对面对话。通过面对面的"深度沟通"，利益相关者们能够找到利益平衡点，缓解信息不对称造成的矛盾（赵金丽，2019），从不同角度达成共识。面对面对话不仅是一种谈判的媒介，也是打破陈规和协调障碍的核心。在基本医疗服务资源配置协同治理过程中，常常会出现基层医疗机构在协作中遇到的困难无法向上级反馈、医务人员对于医共体实践工作的合理建议得不到倾听、患者的需求无法满足等情况，从而导致这些利益相关者参与感和对协同治理的期望度降低，参与积极性也随之降低。因此，协同组织应通过共识搭建一个多方沟通平台，例如常态化的联席会议（姜晓晖，2020），为各级医疗机构、医务人员、患者等权利弱势群体提供表达合理诉求的平台，进而提升参与协同治理的积极性。

2. 建立信任

协同治理初期，利益相关主体之间通常缺乏信任。Ansell 和 Gash 指出，协同治理的过程并不仅仅是谈判，也是多元主体建立信任的过程，特别是多元主体间过去存在冲突的情况时，建立信任就显得更为重要了。因此，如果利益相关者之间处于高度对立的状态，那么建立信任必然需要一定的时间成本。当然，信任关系的建立并非是对话和谈判中的一个单独阶段，信任贯穿协同行动的始终，协同治理参与者之间的信任程度越高，协作的可持续性越高。面对面对话是利益相关主体建立信任的有效方式之一。此外，政府卫健部门或其他公共机构作为协同治理的发起者在建立信任的过程应当发挥促动式领导的作用，当信任关系脆弱时，可以建立一些监督、沟通制度保障协同主体的权利（欧黎明，

2009）。

3. 过程承诺

利益相关者对协同治理的承诺程度是检验协同治理成败的关键要素。承诺程度来源于利益相关者各自的"信念"，与他们参与协作的初始动机密切相关，政府或公共机构可能是出于政治义务，医保、龙头医疗机构可能是为了确保自身权利不被忽视，基层医疗机构则可能是为了获得政府的重视和发展等。然而，协同治理则需要利益主体将这种从"利己"出发的信念转变为从"互利互惠"的角度开展协作，即识别利益的相互依赖程度。当利益主体能够厘清他们之间的依赖程度时，必然会出现利益的妥协，而妥协的过程反过来又会促进信任的建立、规则的制定和过程的透明化。

过程承诺还可以解释为利益主体对决策控制权的共享性。在传统的管理模式下，医务人员、患者等非政府利益相关者仅作为决策的"观察员"，他们可能会影响或向公共机构决策者进行游说、施压，但最终决策的负责人仍是公共机构。而协同治理将决策权从公共机构转移到所有参与者手中，这意味着非政府利益相关者不仅要参与决策，同时也要对决策的结果负责。

4. 达成共识

在协作的某些阶段，利益相关者需要对他们能够共同实现的目标达成共识。在以紧密型医共体为载体的协同治理组织中，利益相关者首先应当就协同治理的最终目标达成共识，即以紧密型医共体为依托实现基本医疗服务资源的优化配置。但是，在达成共识的过程中，多元利益主体由于价值观、利益点的不同会产生矛盾与冲突，例如医共体中龙头医院与基层医疗机构分工的矛盾、多元利益共同点形成时利益分割的矛盾以及不同利益主体因协同能力差异而无法达到协同目标的矛盾等。因此，达成共识阶段需要协同组织对能力不足、矛盾突出的利益相关主体进行重点培养，激励权利优势方主动让渡权利，同时让参与协同的各方识别协同治理可以带来个体行动无法实现的目的或利益。例如，基本医疗服务资源配置的协同治理通过整合资源、分工协作，能够提升龙头医院和基层医疗机构的服务能力，促进卫生人力资源整体水平的提升，从而使得患者能够获得更质优价廉的医疗服务，对于政府治理能力和水平的提升以及分级诊疗制度的完善也有一定的促进作用。

5. 阶段性成果

当协同治理的目标和优势相对具体并能产生一些阶段性成果时，协作将更具有可持续性。当利益相关者之间存在冲突时，阶段性成果能够为协同治理过程注入动力，促进利益相关者之间信任的建立并增加他们的承诺度，实现协作的良性循环。基本医疗服务协同治理的阶段成果可以分为三个方面：一是阶段性目标的实现，例如建立医共体内资源和信息共享机制、基层医疗机构首诊率目标的完成等。二是战略计划的实施，例如在利益多元主体协同度较好的情况下探索医共体协同紧密度的升级。三是共同事实的发现，当阶段性目标无法实现或利益相关者不满足于阶段性目标时，可以通过探索协同治理的整体价值帮助多元利益主体建立信任。

（五）协同效果

基本医疗服务资源协同治理的效果应包括以下四个方面：一是基本医疗服务资源配置的结构优化、效率提升，即协同治理的最高目标。二是县域医共体协作程度的优化升级，目前我国的县域医共体绝大多数仅停留在服务共同体阶段，通过多元主体的协作，使得医共体的联系程度更加紧密，从而实现区域医疗资源协同一体化管理。三是各协同主体利益共同点的形成，建立合理的利益平衡机制（林伟龙，2017），从而实现政府卫健部门、医保部门、各级医疗机构、医务人员及患者等多元利益主体间基于信任、承诺、互利的良性协作循环。四是患者需求满足程度与满意度有所提升，患者是基本医疗服务体系中的最终组成部分，也是资源优化配置的最终受益主体，因此患者需求的满足和满意度的提高也应作为协同治理评估效果的重要指标之一。

（六）小结

本部分基于 Ansell 和 Gash 提出的 SFIC 模型，构建了以医共体为载体的基本医疗服务资源配置协同治理框架，为后续以县域医共体为案例探索基本医疗服务资源配置领域的治理机制提供了可参考的分析框架。其中，有三个关键变量贯穿协同治理始终：时间、信任、相互依赖。基本医疗服务资源配置的协同治理涉及政府和非政府利益相关者，由于多元利益主体权利—资源—知识的不对称、参与动机的不同和曾经的对立关系，建立共识需要耗费大量时间，其中的时间成本不可忽视。同时，该模型也指出信任和相互依赖是相辅相成的，利益相关者之间相互依赖程度越高，信任关系则越容易建立；反之，形成有效的信任关系就越困难。虽然，SFIC 模型为公共领域的协同治理提供了很好的分析框架，但也存在一些不足，例如没有考虑外部环境因素对协同治理的影响，缺少对利益相关者参与、学习各影响因素的分析等，还有学者认为该模型将复杂协同过程描述得过于简单，难以避免"线性结构"的缺陷。

第二节　我国基本医疗服务资源配置状况与配置效率评价

促进优质医疗资源下沉，"基本医疗服务人人共享"是我国深化医改以来的重要组成（高星，2019）。伴随我国经济的快速发展和医疗卫生体制改革的深入推进，我国医疗资源数量增长迅速，总量渐趋丰富，但也呈现出一些问题（叶枫，2018）。医疗卫生资源配置状况影响卫生服务需求及利用，进而影响医疗卫生事业的发展（李晓雪，2016）。因此，了解基本医疗服务资源配置状况有助于提升资源配置的效率，并能为进一步优化基本医疗服务资源配置、促进卫生资源整合提供重要参考依据。

本节数据来源于 2011—2020 年的《中国卫生健康统计年鉴》。首先，选取我国除香港、澳门和台湾以外的 31 个省份公立医院、公立基层医疗机构及社会办医疗机构的卫生资源配置代表性指标，从卫生人力资源、物力资源和财力资源 3 个维度对我国基本医疗服务配置现状进行描述性分析。其次，选取基本医疗服务资源的投入和产出指标，采用数据包络分析（Data Envelopment Analysis，以下简称 DEA）的衍生模型——多阶段 DEA－Malmquist 指数模型，从综合效率、技术效率、规模效率等几个方面动态评估我国 31 个省份卫生资源配置效率。再次，在此基础上，选取总人口、城镇人口比重、政府卫生支出等社会经济因素及环境指标，采用 Tobit 回归模型，分析影响我国基本医疗服务资源配置效率的因素；最后，根据对我国基本医疗服务资源配置情况的定量描述，依据分析结果总结当前基本医疗服务资源配置存在的问题。

一 我国基本医疗服务资源配置现状

（一）人力资源

1. 卫生人员总数

《中国卫生健康统计年鉴》定义卫生人员包括卫生技术人员、乡村医生和卫生员、其他技术人员、管理人员和工勤技能人员。表5-1为2010—2019年我国各类卫生人员数量变化情况。

表5-1		2010—2019年全国卫生人员数			单位：人
年份	卫生技术人员	乡村医生和卫生员	其他技术人员	管理人员	工勤技能人员	合计
2010	5876158	1091863	290161	370548	578772	8207502
2011	6202858	1126443	305981	374885	605873	8616040
2012	6675549	1094419	319117	372997	653623	9115705
2013	7210578	1081063	359819	420971	718052	9790483
2014	7589790	1058182	379740	451250	755251	10234213
2015	8007537	1031525	399712	472620	782487	10693881
2016	8454403	1000324	426171	483198	808849	11172945
2017	8988230	968611	451480	509093	831558	11748972
2018	9529179	907098	476569	529045	858434	12300325
2019	10154010	842302	503947	543750	884326	12928335

2010—2019年，我国卫生人员数从8207502人增长到了12928335人，年均增长率为5.18%，其中增长最快的为其他技术人员和卫生技术人员，年均增长率分别为6.33%和6.27%。然而，乡村医生和卫生员的数量从2010年的1091863人下降至2019年的842302人，减少了249561人，年均增长率为-2.84%，这可能与村卫生室的合并、乡村医生"身份"转变及城镇化进程加快等原因有关。

基本医疗服务提供的主要机构为医院和基层医疗卫生机构，由于这两类机构体量差异较大且人员构成也有一定的区别，因此后文将从医院系统和基层医疗卫生机构系统这两方面对我国2010—2019年卫生人员的构成及变化情况进行分别描述。

2. 医院

医院是基本医疗服务的主要提供者。《中国卫生健康统计年鉴》定义医院包括综合医院、中医医院、中西医结合医院、民族医院、各类专科医院和护理院。表5-2反映了2010—2019年公立和非公立医院各类卫生人员的构成及变动情况。

表5-2　　2010—2019年按登记注册类型区分的医院人员数　　单位：人

年份	登记注册类型	卫生技术人员					其他技术人员	管理人员	工勤技能人员	合计
		执业（助理）医师	注册护士	药师（士）	技师（士）	其他				
2010	公立	1131273	1335948	189757	182027	251151	141751	205322	332356	3769585
	非公立	129619	132806	20936	24442	40435	24777	38099	46675	457789
2011	公立	1157164	1460956	195579	186865	285425	153505	204460	336938	3980892
	非公立	149671	166805	24425	27401	51250	27455	42378	56701	546086
2012	公立	1225831	1626030	202410	195039	305969	163309	208278	355189	4282055
	非公立	177966	204172	28839	32313	59071	33086	50276	69690	655413
2013	公立	1299470	1793325	211736	206780	327359	176610	214215	376658	4606153
	非公立	203714	248042	32276	36524	65699	38310	57603	82277	764445
2014	公立	1358911	1934710	220371	217525	348828	188194	223110	390366	4882015
	非公立	225482	287583	35377	40296	72594	39925	64433	93975	859665
2015	公立	1424166	2052071	224978	226203	349520	196832	228948	398877	5101595
	非公立	268600	355561	41465	47707	80880	46358	76117	114511	1031199
2016	公立	1493663	2188318	231571	236779	340841	211606	231264	405483	5339525
	非公立	309799	425049	47159	54774	87113	55854	88894	133970	1202612
2017	公立	1564304	2306804	233667	245657	334245	218638	238771	406649	5548735
	非公立	368226	515642	54170	64534	97463	65226	106765	155763	1427789
2018	公立	1631164	2414000	238210	253998	330474	231035	241493	407893	5748267
	非公立	422363	606813	59428	72176	100575	69951	119723	175977	1627006
2019	公立	1712873	2552706	244035	265843	322933	247265	246128	409774	6001557
	非公立	461391	685281	63535	78618	100282	73335	126992	191180	1780614

从卫生人员总数来看，公立医院和非公立医院的卫生人员在

2010—2019 年均呈现增长趋势，其中公立医院人员数量占比一直为优势地位，但呈逐年下降趋势，相反非公立医院人员数占比虽小但呈现出逐年上升趋势，新医改以来，我国制定了鼓励社会力量参与提供基本医疗服务的政策，这可能与这些政策有关。从各类卫生人员来看，公立医院中增幅最大的三类卫生人员分别是注册护士、其他技术人员和执业（助理）医师，增幅分别为 91.1%、74.4% 和 51.4%；非公立医院中增幅最大的三类卫生人员分别是注册护士、工勤技能人员和执业（助理）医师，说明注册护士和执业（助理医师）需求量较大，这可能与国家深入推进基本医疗卫生制度和健康中国的建设相关。

表 5-3 从城乡视角反映了 2010—2019 年我国医院各类卫生人员的构成和变化趋势。2010—2019 年城乡卫生人员总数均有所增加，增幅分别为 84.18% 和 83.94%，且由于城乡卫生人员基数本身存在差距，2010—2014 年虽有波动下降，但城乡卫生人员数量差距也并未缩小，城市较农村在卫生技术人员数量上的差距由 2010 年的 1.65 倍增长至 2019 年的 1.67 倍。无论在城市还是农村地区，执业（助理）医师和注册护士数量之和在卫生人员总数中占比均超过一半，与常规卫生人员队伍结构相一致。此外，除注册护士、其他技术人员和工勤技能人员城乡差距在缩小，其余类别卫生人员的城乡数量差距均有所增加。

表 5-3　　　　　　　2010—2019 年按城乡区分的医院人员数　　　　　单位：人

年份	地区	卫生技术人员					其他技术人员	管理人员	工勤技能人员	合计
		执业（助理）医师	注册护士	药师（士）	技师（士）	其他				
2010	城市	774715	958594	122918	123764	162133	110145	166074	242197	2660540
	农村	486177	510160	87775	82705	129453	56383	77347	136834	1566834
2011	城市	804788	1050309	128253	127402	183162	117578	167853	250424	2829769
	农村	502047	577452	91751	86864	153513	63382	78985	143215	1697209
2012	城市	863731	1176267	135918	135094	196255	126892	176989	267899	3079045
	农村	540066	653935	95331	92258	168785	69503	81565	156980	1858423
2013	城市	927062	1303094	144247	144778	212725	138546	185069	288142	3343663
	农村	576122	738273	99765	98526	180333	76374	86749	170793	2026935

续表

年份	地区	卫生技术人员					其他技术人员	管理人员	工勤技能人员	合计
		执业（助理）医师	注册护士	药师（士）	技师（士）	其他				
2014	城市	983917	1415657	152145	154017	228551	145473	195277	301743	3576780
	农村	600476	806636	103603	103804	192871	82646	92266	182598	2164900
2015	城市	1063075	1542983	161014	165377	238077	157810	209778	322834	3860948
2016	城市	1143616	1681003	170191	177468	236986	174717	220731	337519	4142231
	农村	659846	932364	108539	114085	190968	92743	99427	201934	2399906
2017	城市	1232216	1815675	177086	189447	244020	185278	239564	352089	4435375
	农村	700314	1006771	110751	120744	187688	98586	105972	210323	2541149
2018	城市	1307262	1932275	182255	197921	240774	197032	249198	364736	4671453
	农村	746265	1088538	115383	128253	190275	103954	112018	219134	2703820
2019	城市	1383849	2044712	188583	207832	236164	208821	257558	372624	4900143
	农村	790415	1193275	118987	136629	187051	111779	115562	228330	2882028

3. 基层医疗卫生机构

卫生统计年鉴规定基层医疗卫生机构包括社区卫生服务中心（站）、乡镇（街道）卫生院、村卫生室、门诊部和诊所（医务室）。表5-4和表5-5反映了2010—2019年公立和非公立、城市和农村基层医疗卫生机构卫生人员的构成及变动情况。

表 5-4 2010—2019 年按登记注册类型区分的基层医疗卫生

机构人员数 单位：人

年份	地区	卫生技术人员						乡村医生和卫生员
		执业（助理）医师	注册护士	药师（士）	技师（士）	其他	合计	
2010	公立	671919	347134	103165	70471	251601	1444290	666356
	非公立	277135	119369	22302	9014	41838	469658	425507
2011	公立	670201	368027	104058	71225	265485	1478996	689446
	非公立	289764	124527	21640	8522	39048	483501	436997

续表

年份	地区	卫生技术人员						乡村医生和卫生员
		执业（助理）医师	注册护士	药师（士）	技师（士）	其他	合计	
2012	公立	704622	392606	104914	72238	268456	1542836	685923
	非公立	304945	135572	22348	9108	36942	508915	408496
2013	公立	726585	425678	106380	74060	259628	1592331	702737
	非公立	323482	150952	23659	9086	38113	545292	378326
2014	公立	726416	441068	107237	75702	256615	1607038	696391
	非公立	337720	162832	24256	8739	36238	569785	361791
2015	公立	742650	465193	108765	78730	251332	1646670	690857
	非公立	359284	181414	25730	9376	35227	611031	340668
2016	公立	764021	492413	110780	82798	248045	1698057	682967
	非公立	381387	203368	27280	10086	34252	656373	317357
2017	公立	790097	528358	112447	87662	246765	1765329	674314
	非公立	423510	240848	30035	11645	33807	739845	294297
2018	公立	821216	557877	113896	92237	238496	1823722	641168
	非公立	483892	294500	32931	13353	34585	859261	265930
2019	公立	885381	603083	116095	97525	226931	1929015	601642
	非公立	551238	357291	35925	15629	31901	991984	240660

从卫生技术人员总数来看，公立基层医疗卫生机构的卫技人员数量占比大，2010—2019年公立和非公立基层医疗卫生机构的卫技人员数量分别增加了33.56%和111.21%，公立机构的增长主要来源于注册护士和技师（士），非公立机构的增长主要来源于注册护士和执业（助理）医师。公立基层医疗卫生机构的乡村医生和卫生员数量占比也较大，但2010—2019年以来自公立和非公立基层医疗卫生机构的乡村医生和卫生员则分别减少了9.71%和43.44%。从登记类型来看，2010—2019年乡村医生中所属公立机构的比例有所上升，非公立的比例逐年下降，这可能与近年来乡村一体化管理进程加快有关，越来越多的乡村医生被纳入一体化管理，村医无管理、无保障、身份不明确等问题逐步得到重视。

表 5-5   2010—2019 年按城乡区分的基层医疗卫生机构人员数   单位：人

年份	地区	卫生技术人员						乡村医生和卫生员
		执业（助理）医师	注册护士	药师（士）	技师（士）	其他	合计	
2010	城市	283957	178694	37932	21903	39173	561659	
	农村	665097	287809	87535	57582	254266	1352289	1091863
2011	城市	292805	185236	37640	21566	41570	578817	
	农村	667160	307318	88058	58181	262963	1383680	1126443
2012	城市	308179	196606	39410	22166	40754	607115	
	农村	701388	331572	87852	59180	264644	1444636	1094419
2013	城市	326555	214194	41823	22701	43790	649063	
	农村	723512	362436	88216	60445	253951	1488560	1081063
2014	城市	338817	227856	42904	22435	43188	675200	
	农村	725319	376044	88589	62006	249665	1501623	1058182
2015	城市	360685	247941	44936	23560	43644	720766	
	农村	741249	398666	89559	64546	242915	1536935	1031525
2016	城市	384857	271894	47101	24807	43496	772155	
	农村	760551	423887	90959	68077	238801	1582275	1000324
2017	城市	421899	309632	49994	27172	44360	853057	
	农村	791708	459574	92488	72135	236212	1652117	968611
2018	城市	470825	358385	52904	29329	43372	954815	
	农村	834283	493992	93923	76261	229709	1728168	907098
2019	城市	518231	410804	56044	32049	43132	1060260	
	农村	918388	549570	95976	81105	215700	1860739	842302

根据表 5-5，2010 年以来，城市和农村地区基层医疗卫生机构的各类卫生技术人员数量呈上升趋势，城市执业（助理）医师、注册护士、药师（士）、技师（士）及其他卫生技术人员数量增幅分别为 82.50%、129.89%、47.57%、46.32%、10.11%，卫生技术人员总数增加了 88.77%，增长幅度较大；农村执业（助理）医师、注册护士、药师（士）、技师（士）及其他卫生技术人员数量增幅分别为 38.08%、90.95%、9.64%、40.85%、−15.17%，卫生技术人员总数增加了

37.60%，增幅较城市地区较小。乡村医生和卫生员数量在2010—2019年呈现波动下降趋势，年均增长率为−2.84%。城市地区的基层医疗卫生机构卫生人员配置较为欠缺，说明城市地区卫生人力资源更加倾向于流入医院而非基层，卫生人力资源配置呈现"倒三角"现象。

4. 医护比

表5-6给出了2010—2019年我国医护比变化情况。2013年医生护士比转变为1∶1.00，此后，医生护士比例倒置局面逐步被扭转，医生护士比由2010年的1∶0.85提高至2019年的1∶1.15。2016年国家卫生计生委办公厅印发的《全国护理事业发展规划（2016—2020年）》（国卫医发〔2016〕64号）中提出到2020年，全国执业（助理）医师与注册护士比达到1∶1.25，目前尚存在一些差距。进一步比较医院和基层医疗卫生机构的医护比可以发现（见表5-7），2010—2019年我国医院和基层医疗卫生机构的医护比均呈逐年上升趋势，医院护士队伍不断壮大，医护结构逐步合理，2019年已达到1∶1.49，但基层医疗卫生机构仅为1∶0.67，仍未改变医护结构倒置的现状。

表5-6　　　　　　2010—2019年全国卫生技术人员数及医护比

年份	卫生技术人员			
	执业（助理）医师（人）	注册护士（人）	医护比	合计
2010	2413259	2048071	1∶0.85	5866158
2011	2466094	2244020	1∶0.91	6192858
2012	2616064	2496599	1∶0.95	6668549
2013	2794754	2783121	1∶1.00	7200578
2014	2892518	3004144	1∶1.04	7579790
2015	3039135	3241469	1∶1.07	7997537
2016	3191005	3507166	1∶1.10	8444403
2017	3390034	3804021	1∶1.12	8978230
2018	3607156	4098630	1∶1.14	9519179
2019	3866916	4445047	1∶1.15	10144010

表 5-7   2010—2019 年全国医疗卫生机构医护比

年份	医院			基层医疗卫生机构		
	执业（助理）医师（人）	注册护士（人）	医护比	执业（助理）医师（人）	注册护士（人）	医护比
2010	1260892	1468754	1：1.16	949054	466503	1：0.49
2011	1306835	1627761	1：1.25	959965	492554	1：0.51
2012	1403797	1830202	1：1.30	1009567	528178	1：0.52
2013	1503184	2041367	1：1.36	1050067	576630	1：0.55
2014	1584393	2222293	1：1.40	1064136	603900	1：0.57
2015	1692766	2407632	1：1.42	1101934	646607	1：0.59
2016	1803462	2613367	1：1.45	1145408	695781	1：0.61
2017	1932530	2822446	1：1.46	1213607	769206	1：0.63
2018	2053527	3020813	1：1.47	1305108	852377	1：0.65
2019	2174264	3237987	1：1.49	1436619	960374	1：0.67

5. 每千人口卫生人员数

每千人口卫生人员数是排除了人口数量因素影响下的卫生人力资源配置的重要分析指标。表 5-8 给出了 2010—2019 年我国城乡每千人口卫生人员数量分布的变化趋势。从每千人口卫生人员拥有量来看，卫生技术人员、执业（助理）医师和注册护士的总量呈逐年上升趋势，且在 2014 年首次实现注册护士人数超过执业（助理）医师数，实现了医护比的正向发展改变。卫生技术人员数的城乡差距由 2010 年的 2.51 倍下降至 2019 年 2.24 倍，执业（助理）医师由 2010 年的 2.25 倍下降至 2.1 倍，注册护士由 2010 年的 3.47 倍下降至 2.62 倍，每千人口卫生人员的城乡差距在逐步缩小。

表 5-8   2010—2019 年我国城乡每千人口卫生人员数量分布   单位：人

年份	卫生技术人员			执业（助理）医师			注册护士		
	城市	农村	合计	城市	农村	合计	城市	农村	合计
2010	7.62	3.04	4.37	2.97	1.32	1.79	3.09	0.89	1.52
2011	7.90	3.19	4.58	3.00	1.33	1.82	3.29	0.98	1.66

续表

年份	卫生技术人员			执业（助理）医师			注册护士		
	城市	农村	合计	城市	农村	合计	城市	农村	合计
2012	8.54	3.41	4.94	3.19	1.40	1.94	3.65	1.09	1.85
2013	9.18	3.64	5.27	3.39	1.48	2.04	4.00	1.22	2.04
2014	9.70	3.77	5.56	3.54	1.51	2.12	4.30	1.31	2.20
2015	10.21	3.90	5.83	3.72	1.55	2.22	4.58	1.39	2.37
2016	10.42	4.08	6.12	3.79	1.61	2.31	4.75	1.50	2.54
2017	10.87	4.28	6.47	3.97	1.68	2.44	5.01	1.62	2.74
2018	10.91	4.63	6.83	4.01	1.82	2.59	5.08	1.80	2.94
2019	11.10	4.96	7.26	4.10	1.96	2.77	5.22	1.99	3.18

（二）物力资源

基本医疗服务资源中的物力资源主要包括医疗机构数（主要是医院和基层医疗卫生机构）、床位数、设备数等。

1. 医疗机构数

表 5-9 为 2010—2019 年全国医疗机构的数量变化。2010—2019 年医疗机构数增长了 7.17%，其中医院增长了 64.23%，年均增长率为 5.67%；基层医疗卫生机构增长了 5.84%，年均增长率为 0.63%。表明近十年以来，医院和基层医疗卫生机构规模在逐步扩张，政府和社会资本积极投入举办医疗卫生机构当中，为公民获取基本医疗服务保驾护航。其中，医院扩张速度较快，有可能存在过度供给现象，这也有可能压缩了基层医疗卫生机构的发展。因此国家在《全国医疗卫生服务体系规划纲要（2015—2020 年）》（国办发〔2015〕14 号）中提出要控制公立医院规模，要求各地政府明确每千常住人口公立医院床位数，合理把控医院床位规模，充分考虑实际情况。下文将对医院和基层医疗卫生机构系统中各类机构数量的构成进行详细描述。

表 5-9　　　　　　2010—2019 年全国医疗机构数　　　　　单位：个

年份	医院	基层医疗卫生机构	总数
2010	20918	901709	922627

续表

年份	医院	基层医疗卫生机构	总数
2011	21979	918003	939982
2012	23170	912620	935790
2013	24709	915368	940077
2014	25860	917335	943195
2015	27587	920770	948357
2016	29140	926518	955658
2017	31056	933024	964080
2018	33009	943639	976648
2019	34354	954390	988744

2. 医院

表5-10为2010—2019年全国按登记类型和地区划分的医院数。从总数来看，2010—2019年，我国医院数逐年上涨，增长幅度为64.23%。从登记类型看，2010—2019年公立医院数量有所下降，下降了13.86%，非公立医院数量则增长了217.26%。自2015年以来，国务院办公厅印发《关于促进社会办医加快发展的若干政策措施》（国办发〔2015〕45号），社会资本参与医疗机构的举办迎来加速期，2015年非公立医院数量超过了公立医院数。从地区来看，2010—2019年城市和农村地区医院数量虽然都有所增加，但农村地区医院数量始终未超过城市地区，且2019年与2010年相比，城乡医院数量差距有所增大。

表5-10　　　2010—2019年全国按登记类型/按地区的医院数　　单位：个

年份	按登记类型		按地区		合计
	公立	非公立	城市	农村	
2010	13850	7068	11297	9621	20918
2011	13539	8440	11642	10337	21979
2012	13384	9786	12230	10940	23170
2013	13396	11313	12987	11722	24709
2014	13314	12546	13495	12365	25860

续表

年份	按登记类型		按地区		合计
	公立	非公立	城市	农村	
2015	13069	14518	14513	13074	27587
2016	12708	16432	15500	13640	29140
2017	12297	18759	16574	14482	31056
2018	12032	20977	17456	15553	33009
2019	11930	22424	18179	16175	34354

3. 基层医疗卫生机构

表 5-11 为 2010—2019 年全国按登记类型和地区划分的基层医疗卫生机构数。基层医疗获得了新动力。从基层医疗卫生机构总数来看，2010—2019 年我国基层医疗卫生机构的数量逐年增加，10 年增长了 5.84%，但与医院数量 64.23% 的增幅相比处于较低水平。从登记类型来看，2010—2019 年非公立基层医疗卫生机构总数虽有波动但变化不大，2019 年较 2010 年增加了 1.47%，公立机构增加了 10.03%。从城乡地区来看，基层医疗卫生机构数城乡相差悬殊，2010 年农村地区的数量是城市地区的 6.8 倍，这可能与城市地区医院的"虹吸"导致城市地区基层医疗卫生机构数量较少。但 2010 年之后的 10 年内，城市地区机构数增长了 61.02%，农村地区机构数减少了 2.27%，因此，2019 年农村与城市地区机构数的比值缩小至 4.13，说明近十年城市地区医疗机构资源结构在逐步趋向合理。

表 5-11   2010—2019 年全国按登记类型/按地区的基层医疗
卫生机构数   单位：个

年份	按登记类型		按地区		合计
	公立	非公立	城市	农村	
2010	460927	440782	115636	786073	901709
2011	469624	448379	117636	800367	918003
2012	475544	437076	121132	791488	912620
2013	487802	427566	127508	787860	915368

续表

年份	按登记类型		按地区		合计
	公立	非公立	城市	农村	
2014	491885	425450	132269	785066	917335
2015	495986	424784	140686	780084	920770
2016	502619	423899	147745	778773	926518
2017	505247	427777	157220	775804	933024
2018	506003	437636	170791	772848	943639
2019	507140	447250	186198	768192	954390

　　基层医疗卫生机构包括社区卫生服务中心、社区卫生服务站以及街道卫生院、乡镇卫生院和村卫生室。表5-12为2010—2019年我国基层医疗卫生机构中各类构成机构的数量变化概况。2010—2019年社区卫生服务中心、门诊部、诊所（卫生所、医务室、护理站）的数量呈增长趋势。城镇人口数量随着城镇化速度不断增加，加上人们对基层医疗服务的需求增大，社区数量也随之增多。同时，社区卫生服务站、街道卫生院、乡镇卫生院、村卫生室的数量呈下降趋势。随着我国城镇化的进程，乡村人口减少，行政村的重新规划和乡村医生流失也是导致村卫生室减少的原因，因此近几年村卫生室也逐渐在向诊所转型，这也是造成门诊部和诊所数量增加的一部分原因。

表5-12　2010—2019年我国按机构类型划分的基层医疗卫生机构数 单位：个

年份	社区卫生服务中心（站）			卫生院			村卫生室	门诊部	诊所（卫生所、医务室、护理站）	合计
	社区卫生服务中心	社区卫生服务站	合计	街道卫生院	乡镇卫生院	合计				
2010	6903	25836	32739	929	37836	38765	648424	8291	173490	901709
2011	7861	24999	32860	667	37295	37962	662894	9218	175069	918003
2012	8182	25380	33562	610	37097	37707	653419	10134	177798	912620
2013	8488	25477	33965	593	37015	37608	648619	11126	184050	915368
2014	8669	25569	34238	595	36902	37497	645470	12030	188100	917335

续表

年份	社区卫生服务中心（站）			卫生院			村卫生室	门诊部	诊所（卫生所、医务室、护理站）	合计
	社区卫生服务中心	社区卫生服务站	合计	街道卫生院	乡镇卫生院	合计				
2015	8806	25515	34321	524	36817	37341	640536	13282	195290	920770
2016	8918	25409	34327	446	36795	37241	638763	14779	201408	926518
2017	9147	25505	34652	543	36551	37094	632057	17649	211572	933024
2018	9352	25645	34997	526	36461	36987	622001	21635	228019	943639
2019	9561	25452	35013	512	36112	36624	616094	25666	240993	954390

4. 医疗机构床位数

医疗机构床位数反映医院的规模和提供医疗服务能力，卫生资源配置不合理、利用率低等问题可能是由医疗机构床位配置不合理所致。图5-2反映了医疗机构床位数在2010—2019年的变化情况。2010—2019年医疗机构床位数大幅增长，2019年医疗机构床位较2010年增加了3917999张，年均增长率为7.11%，其中医院和基层医疗卫生机构分别增加了102.71%和36.81%，年均增长率分别为8.17%和3.54%，医院床位数增长较为明显。

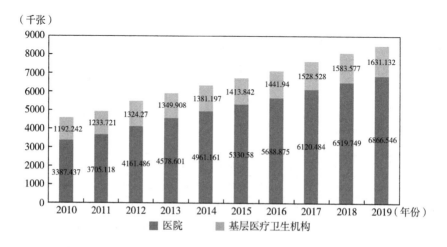

图5-2 2010—2019年医疗机构床位数

（1）按登记类型

从不同登记类型的医疗机构床位数分布来看（见表5-13），2010—2019年公立医疗机构的床位数虽然占比缩小，但依然绝大多数集中在公立机构，2010年公立医疗机构的床位数占床位总数的91.02%，到2019年所占比例缩小至77.17%，其中2019年公立医院和基层医疗卫生机构的床位数分别占床位总数的58.55%和18.61%，说明在我国基本医疗服务提供主体为公立医院。

表5-13　　2010—2019年按登记类型划分的医疗机构床位数　　单位：张

年份	医院		基层医疗卫生机构	
	公立	非公立	公立	非公立
2010	3013768	373669	1154463	37779
2011	3243658	461460	1195304	38417
2012	3579309	582177	1273491	50779
2013	3865385	713216	1310866	39042
2014	4125715	835446	1342843	38354
2015	4296401	1034179	1375150	38692
2016	4455238	1233637	1403522	38418
2017	4631146	1489338	1487774	40754
2018	4802171	1717578	1539991	43596
2019	4975633	1890913	1581726	49406

（2）按地区

从不同地区的医疗机构床位数分布来看（见表5-14），医院床位数城市比农村多，农村基层医疗卫生机构床位数比城市多，城市地区医疗机构数量和床位配置较不合理，医院和基层医疗机构呈现"倒三角"现象。但从城市和农村地区医院床位数所占的比例来看，2010年城市和农村医院拥有的床位数占床位总数的60.77%、39.23%，2019年城乡医院床位数差距相对缩小，所占比例分别为58.41%、41.59%。2010—2019年基层医疗机构床位数城乡变化不大，平均占比分别为11.20%和88.80%。

表 5-14　　　　2010—2019 年按城乡地区划分的医疗机构床位数　　　单位：张

年份	医院		基层医疗卫生机构	
	城市	农村	城市	农村
2010	2058416	1329021	141940	1050302
2011	2220287	1484831	144804	1088917
2012	2453411	1708075	158712	1165558
2013	2690349	1888252	147793	1202115
2014	2909549	2051612	149047	1232150
2015	3145053	2185527	153959	1259883
2016	3374900	2313975	155769	1286171
2017	3629564	2490920	164893	1363635
2018	3836553	2683196	173304	1410273
2019	4010641	2855905	182913	1448219

5. 每千人口医疗卫生机构床位数

每千人口医疗机构床位数体现床位的分布情况，也反映了医疗服务的可及性。表 5-15 反映了 2010—2019 年每千人口医疗卫生机构床位数。从时间变化来看，城乡地区每千人口医疗机构床位在 2010—2019 年均处于逐年增加的状态，每千农村人口乡镇卫生院床位数也在逐步增加；但从地区来看，城市地区每千人口床位拥有量是农村的 2 倍多，城乡每千人口医疗卫生机构床位数的总体差距较大，且这个差距依然在扩大，城乡医疗机构床位配置不公平现象凸显。此外，农村地区每千人口床位数为 3.66 张，低于全国平均水平 4.95 张，说明农村地区医疗服务可及性差，医疗资源缺乏，不利于区域的资源配置的均衡发展。

表 5-15　　　　2010—2019 年每千人口医疗卫生机构床位数　　　单位：张

年份	每千人口医疗卫生机构床位数			每千农村人口乡镇卫生院床位数
	城市	农村	合计	
2010	5.94	2.60	3.56	1.12
2011	6.24	2.80	3.81	1.16
2012	6.88	3.11	4.24	1.24

年份	每千人口医疗卫生机构床位数			每千农村人口乡镇卫生院床位数
	城市	农村	合计	
2013	7.36	3.35	4.55	1.30
2014	7.84	3.54	4.85	1.34
2015	8.27	3.71	5.11	1.24
2016	8.41	3.91	5.37	1.27
2017	8.75	4.19	5.72	1.35
2018	8.70	4.56	6.03	1.43
2019	8.78	4.81	6.30	1.48
平均值	7.72	3.66	4.95	1.29

6. 万元以上设备台数

医疗机构设备的数量是衡量医疗物力资源配置的重要指标。目前，价格低廉的医疗设备已经充分普及（如很多家庭都拥有血压仪等）且这部分设备数量大、占比高，因此，本书选用医院和基层医疗卫生机构的设备台数以及万元以上设备总价值作为分析指标（李士同，2015），具体情况如表5-16所示。

表5-16　　　　　　　医疗机构万元以上设备台数

年份	医院（台）	医院万元以上设备总价值（万元）	基层医疗卫生机构（台）	基层万元以上设备总价值（万元）
2010	2077008	32048588	405494	2813632
2011	2363219	37382532	435463	3196926
2012	2726508	44005792	439640	3343176
2013	3156198	54944793	482336	3858037
2014	3722893	62865686	532575	4469340
2015	4081774	72657511	579740	5177893
2016	4601414	81635498	640344	5897857
2017	5105212	93905274	719543	9342583
2018	5705766	106634120	792199	9144288
2019	6409983	119503141	888800	13234606

从表 5-16 可以看出，2010—2019 年医院和基层医疗卫生机构的设备台数呈逐年增加趋势，年均增长率分别为 13.34% 和 9.11%，高于万元的设备总价值也在逐年上升，年均增长率为 15.75% 和 18.77%。虽然基层万元以上设备总价值增速较快且与医院之间的差距在缩小，但就设备台数而言，基层医疗卫生机构的设备台数与医院相差较大，且差距仍在逐年增加，说明我国不同医疗机构间设备配置的不均衡问题仍然存在。

（三）财力资源

对于我国基本医疗服务财力资源的分析主要选取政府卫生支出及其占财政支出比重、卫生总费用比重和国内生产总值比重这几个指标（见表 5-17 和表 5-18）。

表 5-17　　　　　　2010—2019 年政府卫生支出

年份	政府卫生支出（亿元）					其中：医疗卫生服务支出占比（%）
	医疗卫生服务支出	医疗保障支出	行政管理事务支出	人口与计划生育事务支出	合计	
2010	2565.60	2331.12	247.83	587.94	5732.49	44.76
2011	3125.16	3360.78	283.86	694.38	7464.18	41.87
2012	3506.70	3789.14	323.29	812.85	8431.98	41.59
2013	3838.93	4428.82	373.15	904.92	9545.81	40.22
2014	4288.70	4958.53	436.95	895.05	10579.23	40.54
2015	5191.25	5822.99	625.94	835.10	12475.28	41.61
2016	5867.38	6497.20	804.31	741.42	13910.31	42.18
2017	6550.45	7007.51	933.82	714.10	15205.87	43.08
2018	6908.05	7795.57	1005.79	689.72	16399.13	42.12
2019	7986.42	8459.16	883.77	687.61	18016.95	44.33

表 5-18　　　　　　2010—2019 年政府卫生支出所占比重

年份	政府卫生支出（亿元）	占财政支出比重（%）	占卫生总费用比重（%）	占国内生产总值比重（%）
2010	5732.49	6.38	28.69	1.39

年份	政府卫生支出（亿元）	占财政支出比重（%）	占卫生总费用比重（%）	占国内生产总值比重（%）
2011	7464.18	6.83	30.66	1.53
2012	8431.98	6.69	29.99	1.57
2013	9545.81	6.81	30.14	1.61
2014	10579.23	6.97	29.96	1.64
2015	12475.28	7.09	30.45	1.81
2016	13910.31	7.41	30.01	1.86
2017	15205.87	7.49	28.91	1.83
2018	16399.13	7.56	27.74	1.78
2019	18016.95	7.54	27.36	1.82

从表5-17中的时间变化来看，2010—2019年政府卫生服务支出额不断增加，其中医疗卫生服务支出、医疗保障支出逐年增加，年均增长率为13.45%和15.40%；行政管理事务支出、人口与计划生育事务支出波动增加，年均增长率15.17%和1.76%。医疗卫生服务支出占政府医疗卫生支出的比例在2010—2019年虽有波动但基本持平，医疗保障支出占比由2010年的40.67%上升至2019年的46.95%，说明政府使用了更多的资金用于医疗保障体系建设的发展。表5-18中2010—2019年政府卫生支出呈逐年递增趋势，年均增长率为13.57%，其占财政支出比重和国内生产总值比重也不断增加，说明近几年政府对我国医疗事业的重视程度不断增加。政府卫生支出占卫生总费用比重下降可能是由于随着新医改以来基本医疗保险制度的建立，社会卫生支出在卫生总费用中的比重不断增大所造成的。2019年该比例为27.36%，虽然略有差距但也在合理范围内。

二 我国基本医疗服务资源配置效率分析

医疗资源配置效率是指卫生系统在获得一定资源量的前提下，达到最大产出时最合理的资源投入结构。通常对资源配置效率进行测量时，可以选择数据包络分析法（DEA）。本书运用DEA方法，将31个省份视为31个决策单元，横向比较2010—2019年各省份综合效率指数和2019年全国31个省份资源利用的有效性；运用Malmquist指数，纵向比较 2010—2019 年，全国 31 个省份的全要素生产情况，了解各年的基本医疗服务资源的效率变动情况，分析效率变动的影响因素。

（一）指标的选取

根据相关研究综合考虑，决策单元的数量不应少于投入和产出指标数量的乘积的 2 倍，且投入指标应与产出指标具有同向性（胡炜，2015）。因此本书初步选取了机构数、床位数、卫生技术人员数作为投入指标，年诊疗人次、年出院人数、病床使用率作为产出指标，并对投入和产出指标用 SPSS16.0 进行线性相关分析，结果如表 5-19 所示。

表 5-19　　　　　　　　　　投入指标与产出指标相关系数

	年诊疗人次	年出院人数	病床使用率
机构数	0.688	0.826	0.247
床位数	0.857	0.982	0.284
卫生技术人员数	0.945	0.947	0.286

相关分析结果显示，各投入和产出指标间均存在不同程度的线性相关性，且结果具有统计学意义。三个投入指标与年诊疗人次、年出院人数之间的相关系数均大于 0.6，符合同向性，且表现为较强的正相关关系。产出指标中病床使用率与三个投入指标之间的相关系数均小于 0.6，表明相关关系较弱，但考虑到以上都属于卫生资源配置相关指标，且存在一定的正相关性，所以在可接受范围。因此，本书选取的资源配置效率评价指标如表 5-20 所示。

表 5-20　　　　　　我国基本医疗服务资源配置效率评价指标

类别	指标
投入	机构数（个）
	床位数（张）
	卫生技术人员数（人）
产出	年诊疗人次数（万人次）
	年出院人数（万人）
	病床使用率（%）

（二）基于 DEA 的 2010—2019 年我国基本医疗服务资源配置效率分析

根据假设不同，DEA 可分为 CCR 模型和 BCC 模型，CCR 模型假设规模报酬不变，BCC 模型假设规模报酬可变（陈媛，2020）。决策单元 DEA 有效是指综合效率和纯技术效率值等于 1。在实际情况下规模报酬可变，因此本书运用 DEAP2.1 选取以产出为导向的 BCC 模型，对 2010—2019 年我国 31 个省份医疗资源配置效率进行分析。

1. 2010—2019 年我国基本医疗服务资源配置综合效率变化情况

表 5-21 为 2010—2019 年我国 31 个省份基本医疗服务资源配置综合效率变化情况。我国基本医疗服务资源配置效率由 2010 年的 0.890 上升至 2019 年的 0.914，2018 年综合效率值最高为 0.927。此外，河北、江苏、福建、山东、海南、安徽、贵州、云南和新疆 9 省份的综合效率呈现波动下降，其余省份均表现为持平或波动上升。上海、广东、广西、江西、西藏、宁夏连续十年综合效率值为 1.000，说明这 6 个省份卫生资源投入产出达到 DEA 有效，资源配置效率较高；山西、内蒙古、吉林、辽宁、陕西、黑龙江、山东地区的十年平均的综合效率低于我国平均值，且这些省份多位于我国中西部地区。由此看来我国卫生资源配置综合效率区域内差异较大，卫生资源配置不平衡。

表 5-21 　　　　2010—2019 年我国基本医疗服务资源配置综合
效率变化情况

地区＼年份	2010	2011	2012	2013	2014	2015	2016	2017	2018	2019
东部	0.913	0.929	0.926	0.932	0.934	0.931	0.947	0.940	0.933	0.915
北京	0.834	0.871	0.911	0.968	0.916	0.943	0.991	0.949	0.983	1.000
天津	0.935	1.000	1.000	1.000	0.995	0.987	0.991	0.972	0.997	1.000
河北	0.864	0.893	0.911	0.956	0.957	0.936	0.972	0.921	0.882	0.838
辽宁	0.638	0.667	0.656	0.669	0.716	0.731	0.739	0.744	0.738	0.717
上海	1.000	1.000	1.000	1.000	1.000	1.000	1.000	1.000	1.000	1.000
江苏	0.946	0.963	0.931	0.944	0.946	0.967	0.954	0.957	0.921	0.893
浙江	0.979	1.000	1.000	1.000	1.000	0.960	1.000	1.000	1.000	1.000
福建	0.982	0.952	0.950	0.886	0.890	0.883	0.901	0.897	0.896	0.887

续表

年份 地区	2010	2011	2012	2013	2014	2015	2016	2017	2018	2019
山东	0.861	0.869	0.867	0.834	0.861	0.868	0.901	0.897	0.881	0.855
广东	1.000	1.000	1.000	1.000	1.000	1.000	1.000	1.000	1.000	1.000
海南	1.000	1.000	0.964	1.000	0.989	0.965	0.969	0.998	0.965	0.880
中部	0.821	0.837	0.842	0.846	0.864	0.872	0.887	0.889	0.892	0.879
山西	0.499	0.509	0.532	0.553	0.575	0.575	0.608	0.632	0.664	0.637
吉林	0.635	0.667	0.666	0.656	0.688	0.693	0.709	0.728	0.700	0.702
黑龙江	0.757	0.723	0.730	0.765	0.748	0.777	0.815	0.803	0.800	0.802
安徽	0.995	1.000	1.000	1.000	1.000	1.000	1.000	1.000	1.000	0.946
江西	1.000	1.000	1.000	1.000	1.000	1.000	1.000	1.000	1.000	1.000
河南	0.918	0.944	0.932	0.925	0.947	0.953	0.966	0.961	0.972	0.980
湖北	0.919	0.951	0.975	0.951	0.978	0.983	1.000	1.000	1.000	1.000
湖南	0.846	0.904	0.900	0.919	0.979	0.994	1.000	0.991	1.000	0.965
西部	0.915	0.921	0.926	0.923	0.926	0.926	0.935	0.931	0.945	0.935
内蒙古	0.617	0.624	0.612	0.615	0.628	0.620	0.652	0.670	0.689	0.642
重庆	0.973	1.000	0.998	1.000	1.000	1.000	1.000	1.000	1.000	1.000
广西	1.000	1.000	1.000	1.000	1.000	1.000	1.000	1.000	1.000	1.000
四川	0.969	0.955	0.963	0.954	0.954	0.967	0.986	0.993	0.985	1.000
贵州	1.000	1.000	1.000	1.000	1.000	0.954	0.924	0.918	0.980	0.968
云南	1.000	1.000	1.000	1.000	1.000	1.000	1.000	0.976	1.000	0.959
西藏	1.000	1.000	1.000	1.000	1.000	1.000	1.000	1.000	1.000	1.000
陕西	0.692	0.679	0.714	0.684	0.727	0.765	0.780	0.817	0.847	0.804
甘肃	0.803	0.812	0.843	0.896	0.860	0.885	0.944	0.922	0.941	0.899
青海	0.935	0.981	0.996	0.981	0.991	0.938	0.951	0.913	0.957	0.974
宁夏	1.000	1.000	1.000	1.000	1.000	1.000	1.000	1.000	1.000	1.000
新疆	0.987	1.000	0.982	0.945	0.952	0.984	0.983	0.958	0.945	0.978
平均值	0.890	0.902	0.904	0.906	0.913	0.914	0.927	0.923	0.927	0.914

2. 2019 年我国基本医疗服务资源配置效率分析

对我国基本医疗服务资源配置效率的评价，考虑到所在年份内的投入即可得到相应的产出，没有产出延迟的情况，所以选择同一年份内的数据作为投入和产出分析数据进行效率指标的进一步分解分析（糜泽花，2019）。根据 2020 年《中国卫生健康统计年鉴》的相关数据及东中西部划分情况，2019 年我国 31 个省份基本医疗服务资源的投入和产出情况如下，具体如表 5-22 所示。

表 5-22　2019 年全国 31 个省份基本医疗卫生资源配置基本情况

地区		产出指标			投入指标		
		年诊疗人次（万人次）	年出院人数（万人）	病床使用率（%）	机构数（个）	床位数（张）	卫生技术人员（人）
东部	北京	24886	384	83	10080	125119	271162
	天津	12289	169	80	5789	67407	109848
	河北	43228	1186	81	83910	414975	490062
	辽宁	19988	709	74	33639	306422	309176
	上海	27560	453	96	5395	144326	204484
	江苏	61722	1523	86	33762	505759	633319
	浙江	68133	1103	88	33517	337092	520189
	福建	24900	608	83	27273	191786	263220
	山东	67464	1850	81	82440	600575	782294
	广东	89180	1814	82	52695	513271	792594
	海南	5253	129	78	5303	47748	67702
中部	山西	13146	499	77	41654	213761	257857
	吉林	11042	402	76	21714	165630	188511
	黑龙江	11251	602	75	19622	255065	237665
	安徽	33316	1032	83	25799	340757	361227
	江西	23628	883	85	36205	250875	267830
	河南	61020	2013	88	69535	613455	653890
	湖北	35383	1367	92	34954	386267	416204
	湖南	28098	1607	84	56475	486473	502252
西部	内蒙古	10702	361	71	24032	155997	196402
	重庆	17548	750	82	20847	226796	224646
	广西	26131	1044	90	32531	261023	341421
	四川	56026	1974	89	82917	618111	602411

续表

地区		产出指标			投入指标		
		年诊疗人次（万人次）	年出院人数（万人）	病床使用率（%）	机构数（个）	床位数（张）	卫生技术人员（人）
西部	贵州	17580	855	82	28146	256216	267604
	云南	28244	1007	84	25014	301612	339709
	西藏	1634	31	65	6791	16530	20943
	陕西	20899	815	82	34827	255802	353840
	甘肃	12689	518	82	25480	175159	178843
	青海	2659	105	74	6334	40951	47359
	宁夏	4358	123	81	4296	39517	55412
	新疆	12032	588	88	17768	183201	185934
合计		871987	26502	—	988744	8497678	10144010

2019 年全国 31 个省份累计设有医疗卫生机构 988744 个，床位 8497678 张和卫生技术人员 10144010 人，全年累计诊疗 871987 万人次，出院人数为 26502 万人。从投入指标来看，河北、四川、山东、河南、湖南这 5 个省份机构数投入最高，四川、河南、山东、广东、江苏这 5 个省份床位数投入最高，广东、山东、河南、江苏、四川这 5 个省份卫生技术人员投入量最高。从具体产出指标来看，年诊疗人次数前五位的省市为广东、浙江、山东、江苏、河南，年出院人数前五位的省市为河南、四川、山东、广东、湖南，病床使用率前五位的省市为上海、湖北、广西、四川、浙江。对比发现，我国东部和中部地区的投入和产出指标均高于西部地区，中部地区在医疗机构和床位上的投入略高于东部地区，但年诊疗人次数、病床使用率总体略低于东部地区，表明 2019 年我国医疗卫生资源配置可能存在区域内的低效率情况。因此，利用 DEA 方法对 2019 年我国基本医疗服务资源配置效率进行静态分析，将综合效率指标进行分解，所得结果如表 5-23 所示。

表 5-23   2019 年全国 31 个省份医疗卫生资源配置的静态分析结果

地区		综合效率	纯技术效率	规模效率	规模效应	
东部	北京	1.000	1.000	1.000	—	不变
	天津	1.000	1.000	1.000	—	不变
	河北	0.838	0.889	0.942	drs	递减
	辽宁	0.717	0.783	0.916	drs	递减
	上海	1.000	1.000	1.000	—	不变
	江苏	0.893	1.000	0.893	drs	递减
	浙江	1.000	1.000	1.000	—	不变
	福建	0.887	0.887	1.000	—	不变
	山东	0.855	0.952	0.898	drs	递减
	广东	1.000	1.000	1.000	—	不变
	海南	0.880	0.953	0.924	drs	递减
中部	山西	0.637	0.802	0.794	drs	递减
	吉林	0.702	0.827	0.848	drs	递减
	黑龙江	0.802	0.825	0.971	drs	递减
	安徽	0.946	0.954	0.991	drs	递减
	江西	1.000	1.000	1.000	—	不变
	河南	0.980	1.000	0.980	drs	递减
	湖北	1.000	1.000	1.000	—	不变
	湖南	0.965	0.983	0.982	drs	递减
西部	内蒙古	0.642	0.760	0.845	drs	递减
	重庆	1.000	1.000	1.000	—	不变
	广西	1.000	1.000	1.000	—	不变
	四川	1.000	1.000	1.000	—	不变
	贵州	0.968	0.968	1.000	—	不变
	云南	0.959	0.960	0.998	irs	递增
	西藏	1.000	1.000	1.000	—	不变
	陕西	0.804	0.879	0.914	drs	递减
	甘肃	0.899	0.944	0.953	drs	递减
	青海	0.974	0.986	0.988	drs	递减
	宁夏	1.000	1.000	1.000	—	不变
	新疆	0.978	1.000	0.978	drs	递减

地区	综合效率	纯技术效率	规模效率	规模效应	
平均值	0.914	0.947	0.962	—	—

2019 年我国 31 个省份中有 12 个省市的综合效率和纯技术效率均为 1.000，达到 DEA 有效，占 38.71%，其中东部地区 5 个、中部地区 2 个、西部地区 5 个，表明这 12 个省份的医疗资源配置效率较高。在未达到 DEA 有效的 19 个省份中，仅云南省处于规模报酬递增阶段，其余 18 个省份均处于规模报酬递减阶段。

综合效率体现了我国各省份卫生资源配置效率的综合水平，如综合效率比 1.000 小，说明该地区的资源配置效率低。2019 年我国 31 个省份基本医疗服务资源配置的综合效率平均值为 0.914，未达到 DEA 有效。就区域而言，东部地区未达到 DEA 有效的省份综合效率均低于全国平均值，河北、辽宁、福建可能是由于技术或管理水平欠佳导致的低效率，江苏、山东、海南则可能是由于投入产出比例不合理所造成的低效率；中西部地区除河南、贵州、新疆以外，其余未达到 DEA 有效省份的低效率多是由于技术水平和投入产出比例不合理两方面原因造成的。

纯技术效率来自综合效率的分解，指不受规模因素影响我国各省市医疗卫生资源利用的分析指标。结果表明，在纯技术效率低于 1.000 的 16 个省份中，除山东、海南、湖南、青海以外，其余 12 个省份纯技术效率均低于规模效率且主要集中于中西部地区，说明这 12 个省份技术有效性不足，应重点提高技术和管理能力。

规模效率指在不考虑管理因素的情况下，基本医疗服务的人财物贡献是否达到最佳状态。2019 年我国基本医疗服务资源配置规模效率均值为 0.962，高于纯技术效率，说明我国基本医疗服务资源投入与产出比例相对合理，接近于规模经济有效。但是从各省来看，山西和内蒙古地区规模效率最低，分别为 0.794 和 0.845，说明这两省投入产出状况未达到最佳状态，应适当调整规模，实现卫生资源的优化配置。从地区来看，东部地区规模效率低于 1.000 的省份其规模效率值均低于全国平均水平，且呈现规模报酬递减状态，结合实际数据来看，这类地区应加强资源内部的结构建设，不应盲目扩大卫生资源投入（姚进文，2020）。

（三）2010—2019 年我国基本医疗服务资源配置效率的动态分析

Malmquist 指数考虑了时间的影响，展现卫生资源配置效率的动态性，可以衡量决策单元在不同时期的全要素生产率变化。若全要素生产率指数大于 1.000，说明卫生资源配置效率提高，小于 1.000 则为降低。2010—2019 年我国基本医疗全国 31 省份基本医疗服务资源配置效率的 Malmquist 指数分析结果如表 5-24 和表 5-25 所示。

表 5-24　　　2010—2019 年全国基本医疗服务资源配置效率的
Malmquist 指数分析结果

时间	技术效率变动	技术进步变动	纯技术效率变动	规模效率变动	Malmquitst 全要素生产率指数
2010—2011	1.014	1.002	1.010	1.004	1.016
2011—2012	1.003	1.058	1.007	0.997	1.061
2012—2013	1.003	0.992	1.006	0.997	0.995
2013—2014	1.009	0.988	0.996	1.013	0.996
2014—2015	1.002	0.962	0.996	1.006	0.964
2015—2016	1.016	1.000	1.005	1.011	1.016
2016—2017	0.997	0.996	0.996	1.001	0.993
2017—2018	1.005	0.973	1.002	1.002	0.978
2018—2019	0.984	0.998	0.984	1.000	0.982
平均值	1.004	0.996	1.000	1.003	1.000

表 5-25　2010—2019 年全国 31 省份基本医疗服务资源配置效率的
Malmquist 指数分析结果

地区		技术效率变动	技术进步变动	纯技术效率变动	规模效率变动	Malmquitst 全要素生产率指数
东部	北京	1.020	1.000	1.015	1.005	1.020
	天津	1.007	0.986	1.007	1.000	0.994
	河北	0.997	0.990	1.000	0.996	0.986
	辽宁	1.013	1.001	0.990	1.023	1.014
	上海	1.000	1.017	1.000	1.000	1.017

续表

地区		技术效率 变动	技术进步 变动	纯技术效率 变动	规模效率 变动	Malmquitst 全要素 生产率指数
东部	江苏	0.994	1.029	1.000	0.994	1.023
	浙江	1.002	0.999	1.000	1.002	1.001
	福建	0.989	0.994	0.987	1.002	0.983
	山东	0.999	0.994	0.995	1.005	0.993
	广东	1.000	0.998	1.000	1.000	0.998
	海南	0.986	0.984	0.995	0.991	0.97
中部	山西	1.027	0.986	1.008	1.020	1.013
	吉林	1.011	1.000	1.011	1.000	1.011
	黑龙江	1.006	1.023	1.003	1.003	1.029
	安徽	0.994	1.031	0.995	1.000	1.025
	江西	1.000	0.988	1.000	1.000	0.988
	河南	1.007	0.990	1.004	1.004	0.997
	湖北	1.009	1.019	1.000	1.009	1.029
	湖南	1.015	0.987	0.999	1.015	1.001
西部	内蒙古	1.004	0.990	0.991	1.014	0.994
	重庆	1.003	1.009	1.000	1.003	1.013
	广西	1.000	1.001	1.000	1.000	1.001
	四川	1.004	0.988	1.000	1.004	0.992
	贵州	0.996	0.988	0.996	1.000	0.984
	云南	0.995	1.008	0.996	1.000	1.003
	西藏	1.000	0.941	1.000	1.000	0.941
	陕西	1.017	0.996	1.003	1.014	1.013
	甘肃	1.013	0.983	1.012	1.001	0.995
	青海	1.005	0.974	1.002	1.003	0.979
	宁夏	1.000	0.977	1.000	1.000	0.977
	新疆	0.999	1.014	1.001	0.998	1.012
平均值		1.004	0.996	1.000	1.003	1.000

据表 5-24 可知,我国 2010—2019 年基本医疗服务资源配置全要素生产率指数平均值为 1.000,除技术进步变动指数小于 1.000 以外,其

他分解指数的均值均大于 1.000，这说明我国医疗卫生资源的整体配置效率自 2009 年新医改以后并没有较大波动。技术效率变动平均值为 1.004，总体处于小幅上升水平；技术进步变动指数平均值为 0.996，说明技术变动情况不容乐观；纯技术效率变动平均值为 1.000，说明我国基本医疗服务资源管理和技术水平比较稳定；规模效率变动平均值为 1.003，规模收益较好。2010—2011 年、2011—2012 年和 2015—2016 年全要素生产率指数均小于 1.000。可以发现，全要素生产率指数的变化很大程度上受技术进步指数的影响。2011—2012 年，全要素生产率指数达到最大值 1.061，此时技术进步变动指数也为 2010—2019 年的最高值。2010—2019 年我国技术进步变动指数呈波动下降趋势，全要素生产效率指数的波动也与其较为一致，这表明在提高卫生资源配置效率方面，技术水平有望进步更多。此外，纵向比较各项指数，均呈波动下降，说明我国总体资源配置效率处于下降水平。

具体分析我国 31 个省份的 Malmquist 指数分解结果（见表 5-25）可以发现，31 个省份中有 16 个省份的全要素生产率指数大于 1.000，占 51.61%，表明我国一半以上省份的医疗卫生资源配置效率得到了较好的提升。从具体的分解指数来看，有 22 个省份技术效率变动指数大于或等于 1.000，占 70.97%，且 31 个省份技术效率变动指数均值为 1.004，说明近十年我国大部分省份技术效率总体处于上升水平；有 12 个省份技术进步变动指数大于或等于 1.000，占 38.71%，说明这些省份通过技术手段使得资源要素进一步优化配置，效率得以提高，但 31 个省份的平均值为 0.996，表明我国基本医疗服务资源配置方面技术进步减缓；有 22 个省份纯技术效率变动指数大于或等于 1.000，占 70.97%，31 个省份的平均值为 1.000，说明我国基本医疗服务资源配置达到了总体有效；有 27 个省份规模效率变动指数大于等于 1.000，占 87.10%，且 31 个省份的平均值为 1.003，说明我国 31 个省份资源配置规模收益情况总体较为乐观。从地区来看，我国基本医疗服务资源配置的全要素生产率指数大于 1.000 的省份中东中西部占比分别为 45.45%、75.00%、41.67%，说明我国中部地区的省份资源配置效率呈增长趋势的较多，东西部则较少。观察具体分解指标可以发现，中部地区的省份技术进步变动指数大于或等于 1.000 的比例也较高，进一步说明了技术进步对于资源配置效率提升的重要性。

三 基本医疗服务资源配置效率影响因素的 Tobit 回归分析

虽然 DEA 指数能够较好地测评我国各省份基本医疗服务资源配置效率，但 DEA 指数也存在一定的局限性，不能对基本医疗服务资源配置效率的影响因素进行分析。Tobit 回归模型适用于基本医疗服务资源配置效率的影响因素分析，因此本书运用 Tobit 回归模型分析影响我国31省份基本医疗服务资源配置效率的影响因素，总结影响我国基本医疗服务资源配置效率的经济、环境等因素（吕天宇，2019）。

归纳相关文献可得：影响卫生资源分配效率的自变量主要包括人口密度、人均国内生产总值、城市化率、政府财政支持、医院密度及其他社会经济、政策和市场指标（项盈如，2020）。本书选取根据卫生统计年鉴中现有数据，选取了城镇人口比重、总人口数（万人）、公立医院数、人均地区生产总值（元）、每千人口医疗卫生机构床位数（张）、每千人口卫生技术人员数（人）、财政拨款费用（万元）、年诊疗人次（万人次）以及病床使用率（%）作为 2010—2019 年我国各省份资源配置综合效率影响因素的解释变量，DEA 综合效率指数作为被解释变量，利用 Stata12.0 软件进行 Tobit 回归分析，结果如表 5-26 所示。

表 5-26　基本医疗服务资源配置效率影响因素的 Tobit 回归结果

解释变量	回归系数	标准差	t 值	p 值
城镇人口比重（%）	−0.004	0.001	−4.030	0.000***
总人口（万人）	−0.000	0.000	−0.450	0.653
公立医院数（个）	−0.001	0.000	−11.220	0.000***
人均地区生产总值（元）	−0.000	0.000	−0.400	0.691
每千人口医疗卫生机构床位数（张）	0.001	0.008	0.090	0.926
每千人口卫生技术人员数（人）	−0.002	0.007	−0.260	0.797
财政拨款费用（万元）	0.000	0.000	1.400	0.163
年诊疗人次数（万人次）	0.000	0.000	4.500	0.000***
病床使用率（%）	0.010	0.001	8.130	0.000***
常数项	0.498	0.105	4.730	0.000***

注：*** 表示在 1% 水平下有显著差异。

根据表5-21结果所得，综合效率越大表示该地区资源配置效率越高。因此，在Tobit回归中，当回归系数为正值时，表示该变量对基本医疗服务资源配置效率起正向促进作用，反之则起负向作用。如表5-26所示，城镇人口比重、公立医院数、年诊疗人次数、病床使用率的p值均小于0.01，在统计学上显著（p<0.01），表示城镇人口比重、公立医院数、年诊疗人次数、病床使用率对于我国基本医疗服务资源配置效率是有一定影响的，而总人口数、人均地区生产总值、每千人口医疗卫生机构床位数、每千人口卫生技术人员数以及财政拨款费用的p值均大于0.05，暂无统计学意义。综上，关于影响我国基本医疗服务资源配置效率的因素中，城镇人口比重、公立医院数有负向影响，即城镇人口比重愈高、公立医院数愈多，资源配置效率愈低；年诊疗人次数和病床使用率有正向影响，即年诊疗人次数愈多、病床使用率愈高，资源配置效率愈高。

四 我国基本医疗服务资源配置现状与效率小结

（一）基本医疗服务资源总量呈增长趋势，但机构间及区域间配置不均衡现象依然突出

卫生人力资源方面，我国卫生技术人员总数在2010—2019年呈上升趋势，公立医疗机构的卫生技术人员数量占比较大且增长较快，但城乡地区的情况不容乐观。2010—2019年城乡地区卫生技术人员一直存在数量上的差距，且差距由2010年的1.65倍增长至2019年的1.67倍。医院系统内的医护比更为合理，基层医疗机构的医疗服务比例低于全国平均水平，仅为0.67，且由于城市地区医院数量较多，医务人员往往流向医院，而不是初级医疗机构，城市地区卫生人力资源配置呈现明显的"倒三角"现象，机构间人力资源配置不均衡现象较农村地区更为明显。因此，我国一方面要加大人才开发力度，提高医护比例，另一方面要积极优化人才配置政策，探索区域卫生人员协同配置，促进不同机构、不同地区间人力资源有效、合理地流动。

卫生物力资源方面，2010—2019年我国医院和基层医疗卫生机构的数量分别增长了64.23%和5.84%，可以发现医院正在明显扩张。十年期间城乡地区的医院数量均有所上升，但公立医院数有所下降，非公立医院数量上升较快且超过了公立医院，说明近十年来我国医疗行业市

场化进程进一步加快。表5-26表明，公立医院数量对资源配置效率有负向影响，说明近十年来我国公立医院占有较多资源但实际效率却不高。随着非公立医院市场占有率的逐步提高，公立与非公立医院之间的竞争关系也能够倒逼双方提高资源配置效率，提供更优质、高效的服务。基层医疗卫生机构在2010—2019年规模亦有所扩大，但公立与非公立机构的总数相差不大。从地区上看，城市地区的机构数量增长较快，但到2019年农村与城市地区基层医疗卫生机构的比值仍达4.13，说明农村地区基层医疗卫生机构的可及性较好，而城市地区较差。除机构数外，床位数和设备拥有量也是反映卫生物力资源的重要指标。从床位数上看，我国公立医疗机构床位数量占比较大，特别是在医院系统，较少的公立医院占有了较多的床位数，城市地区每千人口医疗卫生机构床位拥有量远超农村地区，这表明，我国基本医疗服务的主要提供者仍然是公立医院，床位集中于较高水平的医疗机构和经济水平较发达的城市地区。从设备数看，医院拥有的远高于基层医疗卫生机构，不同机构间设备配置的不均衡问题较为突出。鉴于机构、床位及设备均属于相对固定的资源，因此为提高我国机构间物力资源配置的均衡性，未来需要根据人口情况及需求，加强基层和薄弱省市的床位数的配比，在总量上保证满足医疗需求；也应探索不同类型机构间的协作，提高床位和设备等固定资产的使用率及可移动化能力。

在卫生财政资源方面，2010—2019年，中国政府卫生服务支出主要为医疗卫生服务和医疗保障部分，呈现出较为稳定、持续的增长，但实际增速逐渐下滑。此外，2010—2019年我国政府卫生支出比重在财政支出和国内生产总值中有所增加，说明近十年来我国政府对医疗卫生事业的重视程度增加。但需要说明的是，深化医改期间我国卫生服务需求仍在不断增加，卫生费用支出也在逐年上升，这对于政府财政投入保障也提出了更高的标准和要求。因此，中国仍然需要充足、安定、可持续的政府卫生投资来提供基本医疗服务，也应考虑建立适合社会和经济发展的筹资和增长机制，有效解决卫生事业发展不平衡和发展不足的问题。

（二）我国基本医疗服务资源整体效率不高，存在管理、技术水平欠佳或投入产出比例不合理问题

2010—2019年我国基本医疗服务资源配置综合效率均小于1.000，

年均值为 0.912，尚未达到 DEA 有效且呈波动下降，其中东部地区综合效率平均值最高、西部次之，中部最低，这表明今年中国资源配置效率较差，存在投入产出过剩等问题，整体和区域配置效率仍有提高空间（陈阳，2020）。2019 年我国 31 个省份基本医疗服务资源配置效率仅有 12 个省份达到了 DEA 有效，占 38.71%，说明大部分地区均存在基本医疗服务资源管理、技术水平欠佳或投入产出比例不合理的问题。对于规模效益递减的省份，应调整不同医疗机构间的卫生资源，合理配置机构、床位和卫生技术人员的数量，优化现有卫生资源的投入，在不减少医疗卫生资源的前提下，提高服务产出。对于规模效益保持不变省份，应在现有投入基础上，进一步提高技术和管理水平，不应盲目增加投入。

（三）基本医疗服务资源配置技术、管理水平有待提高

2010—2019 年中国基本医疗服务资源配置的全要素生产率指数与技术进步变化指数的变化频率保持基本一致。可得，技术进步指数对规模效率指数的变化具有较强的影响，说明新医改以来，我国基本医疗服务的资源配置效率主要是由相关医疗和管理技术进步驱动的，单纯扩大医疗规模对其影响较弱。此外，在 Tobit 回归结果中，年诊疗人次数和病床使用率对资源配置效率均有正向作用，属于管理和技术因素。因此，未来我国应稳步推进医联体、医共体的建设，促进医疗卫生资源在不同层级、不同地区间的有序有效流动，实现基本医疗服务资源配置的协同治理。一方面，通过建设医联体、医共体等管理共同体，提高人力、物力、财力等资源的管理效率，让患者可享受的基本医疗服务更加便捷优质。另一方面，医联体、医共体通过搭建公共平台，在对基层医疗卫生机构的帮扶过程中，推动优质卫生人员交流、流动，不仅使医联体、医共体内部可以尽量消化卫生资源投入冗余的问题，同时也能够让基层医疗卫生机构卫生人员的技术和管理能力得到提高。

综上，根据基本医疗服务资源配置状况与效率评价结果，我国目前并未实现资源的最优配置，地理位置、经济发展状况、管理技术水平是影响我国资源配置效率和优质医疗资源下沉的重要因素。然而当前我国卫生体系中，各级医疗机构利益分化、各自独立，彼此之间缺乏协同动力（王有强，2017），部分自发性协同合作缺乏可持续性。因此，未来

应明确政府和公立医疗机构在卫生资源配置中的作用，积极探索政府主导下的资源配置协同治理，通过财政、医保等支持性政策，使人力、物力、财力等卫生资源在区域间和机构间充分流动，发挥各级医疗机构的最大化功能，实现资源的优化配置。

第三节　基本医疗服务资源配置协同治理的典型案例研究

一　基本医疗服务资源配置协同治理案例分析对象界定

根据基本医疗服务资源配置的现状及效率分析可知，我国基本医疗服务资源总量呈增长趋势，但存在机构间及区域间配置不均衡、整体效率不高、配置技术及管理水平有待提高等问题。经研究发现，协同治理能够有效促进区域内基本医疗服务资源流动，进而实现资源的整合和优化配置，而医疗联合体（以下简称医联体）和医疗共同体（以下简称医共体）作为有效的医疗资源整合与协调配置形式，在国内外都得到了广泛应用。英国通过协同全科医生和医院构建了国家医疗服务体系；美国按照医疗和医保联合治理的模式强化各级医疗机构的共同责任对患者的就诊负责；新加坡则组建了公立、营利性和民营医院三种类型的医院集团，实行多级董事会治理模式（赵要军，2020）。国内多地通过开展县域医共体，组织多方参与基本医疗服务资源配置的治理。安徽省天长市将原卫计委、财政局等政府职能部门与县医院、乡镇医疗卫生机构协同起来在人事、财务、医疗管理等方面实现了一体化；浙江省德清县政府整合了全县的县级医院、镇卫生院、村卫生室等资源，组建了武康和新市健保集团两个医联体，实行县域内卫生资源的标准化管理。纵观国内外医疗联合组织的构建，我们不难发现他们都涉及了跨组织的协同，同时具备主体多元化、资源共享化和以共识为导向的特征，符合协同治理的主要特征。2017年和2019年国家先后印发了《关于推进医疗联合体建设和发展的指导意见》（国办发〔2017〕32号）和《关于开展紧密型县域医疗卫生共同体建设试点的指导方案》（国卫基层函〔2019〕121号），要求建立健全多部门协同机制，推进区域内医疗卫生资源共享，促进优质医疗卫生资源下沉到基层，医联体、医共体已逐步成为我国解决区域基本医疗服务资源配置问题的重要举措。

因此，本节选取紧密型县域医共体典型案例，研究探索基本医疗服务资源配置的协同治理模式。通过梳理县域医共体构建及资源优化配置探索历程，以协同治理经典 SFIC 框架为基础，总结其关键促动因素、剖析其协同过程中多元主体的分工与矛盾解决措施，并归纳出在基本医疗服务资源协同治理过程中的关键要素。

二 典型案例研究对象发展历程与概况

在新一轮医改探索中，紧密型县域医共体改革成为破解医改重难点的突破口，也是卫生健康资源下沉的必由之路。紧密型县域医共体是通过实行医保打包预付、结余留用的引导机制，整合县域内卫生资源，优化资源配置，激发各级医疗卫生机构活力，调动医务工作者积极性，实现医疗、公共卫生、疾控甚至康养等卫生健康服务有机衔接，对构建以人为本的整合型医疗卫生服务体系具有重大意义。本节选取了 2 个国家卫生健康委江苏试点县——Y 市 B 县医共体和 H 市 L 县医共体作为研究对象。

（一）B 县医共体发展历程与概况

1. B 县基本情况

Y 市 B 县位于江苏省东北部，2019 年末全县户籍人口 122.12 万人，常住人口 93 万人。全县共有卫生机构 42 个，其中医院（含乡镇卫生院）35 所，公立医院 17 所，民营医院 18 所，形成了多元化办医格局；拥有病床 3201 张，卫生技术人员 4515 人，其中医生 1995 人。卫生工作人员中具有大专及以上学历的占总人数的 56.8%，拥有中级及以上职称的人员占总人数的 26.1%。目前全县卫生服务体系健全比例高达 100%，城乡基本医疗保险能够全部覆盖。

2. 协作构建

2018 年江苏省将 B 县人民医院划为紧密型县域医共体试点单位，明确组建以 B 县人民医院为龙头的紧密型医联体，C 镇卫生院等 9 所镇（中心）卫生院及所属村卫生室以紧密型方式加入 B 县人民医院医联体。在建设初期，以 B 县人民医院为龙头的医共体主要推进了以下三个方面的内容：①组织架构方面，B 县人民医院的主要领导班子兼任镇卫生院的法人和负责人，在行政和财务方面实行统一管理。②医疗服务方面，医共体内机构共同评估服务范围内居民的健康状况，摸查疾病谱，为医共体后续开展针对性的基本医疗服务打下基础。③资源配置方面，根据镇卫生院及当地居民的需求，从 B 县人民医院派遣骨科、呼吸内科、心内科、内分泌等科室的专家到镇卫生院定期坐诊，让当地居民能够在不出乡镇的情况下享受县级的优质医疗资源。

3. 管理、服务共同体形成

在初步协作方案实施一段时间后，县人民医院与镇卫生院都意识到，资源的下沉不应当仅是人员的下沉，更应是质量、服务的下沉。因此，龙头医院与其紧密型成员单位经过多次协商，将协作内容从人员派遣、定期坐诊等指导性行为深入到医疗业务、质量控制、人事管理等方面的同质化管理。医疗业务方面，县人民医院每周下派医生，在 C 镇卫生院开展常规手术，配备护理方面的专家，对其护理规范进行指导；县人民医院的专家还会定期在镇卫生院进行查房，对镇、村级医生进行授课、培训等。质量控制方面，县人民医院对镇卫生院的病历质量、病人服务、护理质量等均按照县级医院的标准进行统一管理；人事管理方面，虽然医共体各成员单位的人事管理关系没有改变，但人民医院与镇卫生院人员流动性有所增加，镇卫生院医务人员可定期到县人民医院进修培训；同时县人民医院也积极响应政策要求，将基层服务与绩效考核、职称晋升挂钩，确保资源和服务下沉的持续性。此外，B 县人民医院与镇卫生院还在临床诊疗、药品、影像等信息系统上实现了互联，例如建立托管药房等集约式服务以及远程会诊、双向转诊等，促进医共体内部统一服务管理的形成。医共体建设一年以来，在县政府和县人民医院人、财、物方面的不断投入下，C 镇卫生院的服务内容有所扩充，门诊和住院量提高了 20% 左右，医疗服务质量也有所提高。同时，双向转诊、远程会诊的开展也让更多的病人留在了县域内，提升了 B 县人民医院的影响力。

4. 协同联动机制探索

针对居民就医流动性较强的情况，专家坐诊、查房并没有从根源上解决这个问题，县外就诊人数依然居高不下，而县人民医院专家在 C 镇卫生院坐诊时则常常会出现"门庭冷落"的现象。经县乡层面多次沟通后，最终决定以居民的健康管理推动资源下沉和分级诊疗。镇卫生院负责联合村医开展前期疾病摸排，对居民进行常见病、慢性病筛查并建立健康档案。B县人民医院也成立了专门的疾病管理科，在医共体内部建立了疾病管理制度，将疾病分为轻中重三个级别，组建了6支由县—镇—村不同层级医务人员构成的健康管理团队，实行村级首诊、镇级治疗和转诊、县级负责指导和解决疑难杂症三级管理服务模式。此外，B县政府每年拨款3000万元为居民提供全民免费体检，县卫生健康部门能够利用相关体检数据为居民建立健康档案，也能够为医共体健康管理团队提供动态监测数据。县、镇、村根据对居民的摸排情况并结合健康体检数据对居民疾病的严重程度确定管理层次。轻度的主要由村医定期巡诊，进行健康宣教和干预；中度的在镇级治疗；镇级无法治疗的重症由县级医院进行治疗。这种分级管理的方式不仅能够及时满足居民的基本医疗服务需求，居民还能通过村医巡诊的方式提升自身健康素养。医保方面，B县的起付线和报销比例根据不同医疗机构的级别变化，在基层就诊的患者提供了补偿政策上的倾斜，在县人民医院住院报销的比例为70%，而在C镇卫生院则有90%，通过报销比例的差异鼓励居民在基层就诊，让居民能够花更少的钱看好病。

（二）L县医共体发展历程与概况

1. L县基本概况

H市L县地处江苏省北部，县域面积1677.47平方千米，户籍人口113.28万。全县共有医院9所，卫生机构床位数4460张，卫生技术人员4752人，其中执业（助理）医师2044人，注册护士2098人。在建设医共体前L县医疗资源布局不均衡，分布存在较为明显的城乡二元化，优质医疗资源集中在县城中心5000米范围的中心城区，城区外围和乡镇（街道）的医疗资源相对缺乏，且县级医疗机构的资产、床位和人力资源均占全县医疗机构绝大部分，基层医疗机构的资源配置相对薄弱。

2019年，L县被国家卫生健康委确定为紧密型医共体建设试点县。基于县内医疗资源布局不平衡现状，县委县政府于同年印发了《L县紧密型医疗卫生共同体建设实施方案》，根据适宜的医疗服务半径，便利的交通和合理的布局等综合因素，L县于同年12月正式启动县人民医院与妇幼保健院、W中心卫生院、J卫生院，县中医院与Z卫生院、H

卫生院，县三院与 F 卫生院的紧密型医共体试点建设工作。三家医共体核心单位分别是三级综合医院、二级中医院和二级综合医院。考虑到三家医共体龙头医院带动能力及其成员单位发展现状，本节将重点介绍 L 县人民医院与 W 中心卫生院的协作情况。

2. 服务共同体初形成

医共体启动后，县委县政府高度重视，在管理协调机构方面，联合多部门成立医共体管理委员会（以下简称医管委），由县委书记担任医共体管理领导小组的主要负责人，医管委主要负责沟通协调，包括医保、财政、人事等部门。县医院也成立了专门的医共体办公室，向上与医管委进行对接，向下与各成员单位相关部门进行协调沟通，确保医共体内外部协作的畅通。财政方面，自建设以来，县政府每年拨出 100 万元专项资金用于医共体，以确保其可持续发展，如医共体内的资源共享和建设、专家派遣和远程会诊补贴、基层人员培训、人才引进、评估和激励等。物力资源方面，镇政府为推动进一步做好家庭医生签约服务工作，给 W 中心卫生院配备家庭医生签约服务车，专门用于签约服务工作。人力资源方面，县卫健委根据《H 市医联体建设发展规划（2019—2020）》在 L 县推行"县聘镇用"制度，龙头单位招聘后，首先派至基层医疗机构工作 2 年，再根据实际情况将岗位调至龙头单位，通过政策推动人力资源纵向流动。L 县人民医院作为医共体龙头单位也积极响应政策号召，派驻行政人员担任 W 中心卫生院主要管理人员，长期派驻临床专家、护理人员下基层指导，每周在基层坐诊、查房，并且组织相应科室专家建立了卒中中心、胸痛中心，开通远程会诊、检验结果互传互认。针对 W 中心卫生院房屋环境建设以及设备投入问题，县人民医院也投入了大量资金和设备用于 W 中心卫生院的环境改造。在人、财、物三方面的投入下，W 中心卫生院推广开展了针灸、糖尿病诊疗、康复等七项适宜技术，在 W 中心卫生院就医的居民越来越多，满意度也有很大的提高。

3. 协同运行机制与存在的问题

经过一年多的运行，L 县人民医院医共体也出现了与 B 县类似的问题。W 中心卫生院服务的对象主要是留守在家的老年人和儿童，服务需求量没有想象中大，因此专家下沉后病人数量并没有显著增加，而县人民医院人手又不足，再加上专家每次往返的时间成本也很高，下沉后的效率反而有所下降。因此，L县人民医院与W中心卫生院反复沟通，根据实际摸排的居民需求量，组织了一批常见病科室的专家在W中心卫生院建设特色专科工作室，开通生理、生化、影像检验结果互认。除直接诊疗服务外，县人民医院还向基层开展对医生的带教和患者的宣教，提高患者的健康意识和健康素养。

除了对基层的投入和帮扶外，县人民医院还增加了对W中心卫生院的评价和考核，每月选派医务科、质管办、院感科、信息科专家到W中心卫生院进行日常管理督查。在此基础上，医保部门不再仅从单纯的结算对医疗机构进行考核，而是增加了对医共体医疗质量的监管职能。卫健委则主要承担了对医共体内部各级各类机构分工协作机制建设情况以及医疗资源优化配置情况的监管工作。但是，在整个医共体运行过程中，与医共体相适应的配套医保政策的缺失仍是目前发展的一大障碍。由于H市医保采取市级统筹，县级几乎很难进行因地制宜地调制，因此，目前L县仍采取的是医共体建设前的医保方案，即总额预付与按病种分值付费结合的方式。居民在不同级别医院就诊是病种的系数相同但看病费用不同，级别越高的医院费用越高、报销比例则相对越低，这一方案由于报销比例区分度不高，效果并不明显，且对于医共体各成员单位效率及协作紧密度的提高并没有实质性的推动作用。

（三）对两地医共体实践历程的概括总结

江苏省Y市B县和H市L县的两家医共体通过"多举措管理"和"多部门协同"的方式推进基本医疗服务资源下沉，提升基层服务能力和医共体整体效能。在具体推进过程中，两家医共体结合居民实际需求、各成员单位条件在服务内容、资源共享、内部管理及医保支付方式等多方面展开协作。经过多元利益主体多次沟通，不断对医共体内部协作内容和方式进行完善、探索，实现两家医共体服务范围内优质的基本医疗服务资源下沉，医共体内部协作程度也在逐步升级，为江苏省乃至全国卫生资源优化配置协同治理模式提供了参考依据。本部分将基于B县人民医院医共体和L县人民医院医共体的发展历程及概况，深入剖析基本医疗服务资源配置各方协同治理发起的关键因素，以及卫健部门、医保部门、医共体各成员单位等多元主体的协同关系，探究基本医疗服务资源配置各协同主体分工及矛盾的解决措施，为我国基本医疗服务资源优化配置的协同治理提供实证依据。

三　基本医疗服务资源配置协同治理发起的关键促动因素

本书对 B 县人民医院紧密型医共体的主要成员单位——B 县人民医院、C 镇卫生院，以及 L 县人民医院紧密型医共体的主要成员单位——L 县人民医院、W 中心卫生院进行了现场调查。在多次考察的基础之上，我们还设计了访谈问卷对于两家医共体的关键知情人士和利益相关者进行深度访谈。为了深入了解紧密型医共体内外部协作情况，除了医共体内部成员，我们还对 B 县和 L 县卫健委的相关负责人以及两家医共体服务范围内的部分患者进行了访谈。在此基础上，基于 SFIC 模型的基本医疗服务资源配置协同治理框架，从内外部激励、促动式领导、相互依赖程度以及制度设计四个方面剖析基本医疗服务资源配置协同治理发起的关键促动因素。

（一）内外部激励

1. 内部激励

协同治理的内部激励主要源于各利益相关主体初始条件的不同，例如权利—资源—知识的不对称性、因存在问题而感知到压力、威胁、机遇或产生生存需求以及之前的合作冲突史等。B 县卫健委部门主要负责人在访谈中介绍道："目前本县 35 家医疗机构，公立 17 家，民营 18 家。常住人口 93.45 万人，县外就诊人员很多，对就医服务的要求也很高。"面对占据数量优势的民营医院以及县外就医人口增多的现象，B 县人民医院也感知到了相当大的竞争压力，并意识到提高服务质量和机构间协作的迫切需要。W 中心卫生院负责人在发现问题的同时也感知到机遇："卫生院前几年因为房屋限制、实际管理模式等原因一直在走下坡路，发展面临挑战，而且之前与县人民医院开展的医联体也停留在表面，加入医共体后对于我们环境和能力的改善是有帮助的。"基于医共体建设前的合作基础和面临的不同挑战之上，在国家政策引导下，B 县和 L 县纷纷通过组建医共体开展了资源配置的协同治理探索。

在确立协作方式和目标后，B 县和 L 县的成员单位又遇到了新的问题，想让患者下沉，可是基层没有承接能力怎么办？C 镇卫生院负责人告诉我们："省级、市级甚至县级的专家到镇上之后，没有配套的检查设备，血液可以送检，但大型设备运不过来还是只能把患者向上送。"B县则在慢性病管理这方面摸索出了一些经验，B县医院主要部门负责人谈道："一方面我们在调动医共体内部机构的协作，建立了县—镇—村三级健康管理团队，另一方面我们也与县政府开展协作，县政府每年拨款3000万元为全县提供免费体检，这个体检数据也可以为我们做健康管理档案进行补充。"面对生存压力和发展困境，医疗机构将问题转化为动力，从而产生有效的内部激励，在寻求自身变革的同时也积极利用外部资源，抓住了发展机遇。

2. 外部激励

协同治理的外部激励主要来源于外部需求、制度环境以及成功案例的促动。随着健康中国建设的加快，人口健康素养得到提高，健康需求也逐步增加。但就目前而言，我国的就医格局仍未实现扭转，患者都集中在省、市、县三级医院里，或者去省外的医院，而乡镇、村卫生室却是门可罗雀，导致基层医疗资源逐步萎缩。因此，国家及各省份自深化医改以来加快建立分级诊疗，以推进县域医共体作为有力"抓手"，出台了一系列政策文件。

2017年国务院办公厅颁布了《关于推进医疗联合体建设和发展的指导意见》。随后，江苏省紧跟国家步伐于2018年出台相关文件指导省内各地开展紧密型医疗联合体建设试点工作。2019年国家卫生健康委出台《关于推进紧密型县域医疗卫生共同体建设的通知》（国卫基层函〔2019〕121号）和《关于开展紧密型县域医疗卫生共同体建设试点的指导方案》（以下简称《指导方案》），其中指出：明年，要初步建成以健康为媒介、优质高效的一体化医疗卫生体系，优化县级医疗卫生资源配置和效率，加快提高基层医疗卫生服务能力，构建规范明确、权责明确、分工协作的新型县域医疗卫生服务体系，逐步形成服务、责任、利益、管理共同体。《指导方案》涉及各级医疗机构、卫健委、医保局、财政局、人社局等多部门的协同，进一步完善了基本医疗服务资源配置协同治理的政策依据。有了政策的推动，B县和L县的基本医疗服务资源配置协同治理有了有利的外部环境，多部门协作也就有了行动依据，L县卫健委部门主要负责人谈道："政策出台以后，我们县政府就牵头成立了一个由多部门联合组成的医管委，定期召开多部门联席会议，解决医共体出现的问题，有序推进医共体建设。"

除了需求的拉动和政策的推动，一些地区的成功案例也促动了协同治理的开展。W 中心卫生院负责人从安徽和浙江地区的实践汲取了经验，他谈道："我们去了国家试点做得比较好的浙江长兴县学习，它通过医保总额付费实现了利益共同体，慢病管理做得也比较好。协同治理是一个系统性的问题，涉及财政、人事、医保、物价、市场还有属地政府，需要很多部门协同。"

（二）促动式领导

基本医疗服务资源配置的协同治理依赖于多个层级的领导力，有效的领导力能够在协作开始时促动协作的形成，并在协作出现困境时引导协同各方渡过难关。

政府卫健部门是协同治理的发起人也是主导者。在国家的号召下，两地政府卫健部门第一时间出台了医共体试点方案，以健康为中心、强基层为重点，提高县医疗卫生服务能力为目标，系统整合县医疗卫生服务资源，构建县、镇、村一体化管理服务体系。

在医共体实际运行过程中，龙头医院的领导者也发挥着主要的促动式领导力，对于资源下沉的程度起着决定性作用。L 县医共体在建设初期就成立了专门的领导机构，参与基层医疗机构的管理。基层医疗机构的领导者在医共体内部发挥着次级领导力的作用，当他们的工作获得更上级领导者的支持时，工作积极性也会大幅提高。C 镇卫生院负责人告诉我们："我们县在探索疾病分级分类管理时向领导汇报了我们的想法，县医院和省里的领导都是认可的，对于未来手术室的建设、常规设备投入等规划领导也是支持的。"获得一定认可后，该院负责人对于基层服务能力的提升也有了巨大的信心。因此，L 县人民医院负责人也谈道："协同治理不仅是由我们医疗机构参与，政府主导也是至关重要的。"对此，L 县卫健委医政科负责人表示："医管委承担医共体相关政策的推进和内外部协调工作。作为服务型政府和权威部门，医共体内解决不了的问题，医管委会全力以赴进行协调，促进协同治理的顺利进行。"但是，L 县卫健委部门主要负责人也指出："持续的领导力对于协同治理的可持续发展相当重要，我们县里面这几年分管卫生健康的领导每次变换，涉及医共体的相关事务就要重新进行讨论，花费的时间成本很高，协同治理的效率也会受到影响。"

（三）相互依赖程度

协同治理中的相互依赖程度是指多元主体在实现目标的过程中都必须依赖其他参与者的合作。在基本医疗服务资源配置协同治理中的相互依赖关系不仅包括成员单位与龙头医院之间的，还包括医共体与卫健委、医保部门以及患者与医共体的依赖关系。

B县医院医生向我们介绍健康管理团队时提及："健康管理需要常态化，但我们的精力仅允许我们提供专业指导和培训，具体沟通和定期巡诊需要依赖镇村级医生执行。"C镇卫生院的医生则表示："我们在临床诊疗中遇到不懂的问题，就会直接问对应的县医院的专家或者进行远程会诊，在专业知识、医疗质量及非常规检查方面我们依赖于县人民医院。"这种成员单位与龙头医院之间双向的依赖关系能够促进医共体内部协作紧密程度的升级。

医共体与外部的依赖关系多发生于卫健、医保部门之间。L县人民医院主要负责人谈起基层服务能力的提升问题时指出："基层目前最大的困难就是要解决留不住人才的问题。"为此，L县卫健委在L县推行了"县聘镇用"制度，保障人力资源优先向基层倾斜。此外，医共体的建设离不开医保部门政策的支持，C镇卫生院主要负责人表示："两保（城镇居民医疗保险和新型农村合作医疗保险）合一了之后，医保的报销政策依然是向基层倾斜的，保障了我们的就诊率。"

针对基本医疗服务的需方，我们也就其与医共体的依赖关系方面进行了访谈，C镇一名患者表示："我就住在卫生院附近，近几年来C镇卫生院的环境有所改善，医疗技术水平也有所提高，自身需求基本可以满足。"对于医患之间的依赖关系，C镇卫生院主要负责人也进行了补充："我们开展健康管理，如果想要取得效果，就需要提高患者对我们的信任度和依从性，目前依从性不是很高，我们就要反思是不是没有切实为群众提供他们所需的服务。"作为基本医疗服务的提供方，医疗机构的持续发展与患者需求密切相关，同时患者与医共体内医疗机构的依赖关系也促进了医疗机构服务能力的进一步提升。

（四）制度设计

1. 利益相关主体参与资格的包容性

协同治理的参与主体应当包括与治理焦点相关的所有利益主体。基本医疗服务资源配置协同治理的利益相关主体不仅包括龙头医院、基层医疗机构、卫健部门、医保部门，还应包括参与基本医疗服务提供的医务人员以及接受服务的患者。L县人民医院主要负责人向我们介绍到："我们与下面的成员单位是一种分工协作的关系，因此我们会及时与成员单位沟通，满足他们的需求。"对于医保部门的参与性，主要负责人补充道："我们之前是比较抵触医保对我们的监管的，成立医共体后医保也参与了我们的管理，从之前单纯对医保核算结果的监管转变为全流程的监管。"医务人员、患者等弱势群体在协同治理中则更关注公平性或自身利益是否被侵犯。L县人民医院医生向我们介绍道："我们作为医务人员每周会定期到医共体办公室值班，下基层也会有相应的报酬，能够体现我们的价值，我们也愿意参与推动医共体内的互联互通。"但他也表示："在医保支付政策方面，医务人员的话语权比较弱，只能顺应政策。"在推动具体治理措施的过程中，患者也被积极纳入治理主体中，C镇卫生院一名参与健康管理团队的医生告诉我们："我们在制定健康管理方案时，会积极与居民进行沟通，让他们也参与到方案的制定中，根据居民的需求对方案进行调整，这样他们的依从性也会有所提高。"多元主体参与资格的包容性意味着协同治理代表了最广泛的利益，从而也能够使得治理措施被更顺利地推进。

2. 明确的基本规则与过程的透明化

明确的基本规则能够让多元主体相信协同治理过程是公平、公正的，不存在幕后操纵，是公开透明的。C镇卫生院主要负责人表示："在医共体建设之前，我们的签约服务都是比较泛化的，现在我们开展了疾病分级管理，明确将疾病分为轻中重三个等级，轻的对应村级服务，中等的对应镇级服务，重的对应县级服务。"此外，在访谈中我们发现许多患者过去一直难以摒弃"转诊是一种推诿行为"的想法，或者认为只有"找关系"才能转诊，但随着医共体内部互联互通的建设完善，C镇卫生院主要负责人告诉我们："当患者在县级医院治疗后疾病得到缓解，满足下转标准时会征求病人的意见是否转诊；对于基层上转的情况，如果出现基层看不了确需转诊的，基层医疗机构会帮患者预约好诊疗时间，无须再重复挂号，让患者享受到医共体的便利性。"在人员流动方面，B 县卫健委也赋予了医共体人才流动管理的权力，相关科室负责人表示："成立医共体后，我们以医共体的形式招聘，允许医共体对人员进行流动管理。"这也让医共体内人才下沉的方式有了正当性和合理性。

四　基本医疗服务资源优化配置的协同过程剖析

基本医疗服务资源配置的协同治理涉及整合方面包括组织架构、服务模式、管理制度、信息技术等，从案例来看，L 县和 B 县开展多种形式的先期探索，为我们提供了整合思路，包含了基层医疗机构内部、不同医疗机构间以及不同部门间的协同治理等方面。根据前文对两地协同实践的总结可以发现，两地协同治理的根本目标均是通过县域医共体协同治理实现基本医疗服务资源配置的结构优化、效率提升。虽然两地在内外部激励、促动式领导、明确的制度以及透明化协同过程的推动下初步构建了协同框架，但协同过程中仍不可避免多元主体信任危机的出现、利益的博弈以及矛盾与冲突的产生。因此，本部分将分析基于医共体框架下 L 县和 B 县两地基本医疗服务资源配置的协同过程，揭示协同治理过程中各主体分工与矛盾解决措施。

（一）基本医疗服务资源配置多元主体的跨部门协同

根据本章第一节基于 SFIC 模型的基本医疗服务资源配置协同治理框架可知，协同过程是一个协同各方通过直接对话构建信任关系，从而形成共同利益和清晰的协同目标，达成阶段性的协同成果，进而使得沟通交流更加顺畅以面对新问题的循环往复的过程。

在协同治理过程中，面对面对话是多元主体表达合理诉求的主要方式。为缓解基层招不到人才的问题，L 县医管委联合人事部门开会讨论多次，最终敲定在医共体内采取人才编制池的方式促进人才在医共体内部流动。在确定医共体内部协同方式时，L 县医院主要负责人表示："医共体建设前期，我们召集了院长、专家、卫健委包括医保以面对面开会的方式探讨如何对基层进行帮扶。"面对面对话不仅是谈判的媒介，也是有效沟通和建立信任的重要方式，特别在权力、资源、知识较为不平衡的利益主体之间。过去 B 县开展的家庭签约服务多是"签而不约",因此 C 镇在最初开展健康管理团队时并没有得到居民的响应,C 镇卫生院主要负责人向我们介绍道:"以前我们和群众的交流仅限于他们过来看病或体检的时候,现在我们和群众交流的频率有所增加了,除了电话随访还有上门服务,尽可能满足群众的健康需求。"我们在访谈中还发现,不少医疗机构都反映"上转容易下转难",这种情况源于患者对基层医疗机构水平的不信任,L 县医院医生表示:"我们多下去几次,患者就相信乡镇的水平了,他会觉得他在基层和在县医院享受的服务是一样的。"该医生还补充道:"以前我们县经济发展水平低,患者去县外就诊的很多,现在经济发展水平提高了,医保报销比例也提高了,患者就愿意留在县内看了。"可以发现,患者与医疗机构之间的信任关系受医疗服务水平、经济发展水平、政策环境等多种因素影响,跨部门协作的重要性更为凸显。

各方建立信任关系后,需要形成关于协同治理的共识。共识的达成意味着不同利益相关者在协同过程中获得了共同的认识或价值,并为共同的奋斗目标努力,但共识达成的过程中,通常会涉及多元主体利益的博弈或权力的妥协。在医共体成立初期,B 县人民医院采取下派专家的方式进行人力资源的下沉,但专家或患者下沉后,镇卫生院不具备相应的承载能力也不可能与县医院实现同等水平的配置,因此 B 县人民医院与 C 镇卫生院协商后决定运用远程会诊的手段作为对基层服务能力的一种补充,实现心电图、影像、诊疗服务的互联互通。但是,服务共同体的建设势必会增加相关医务人员的工作量,而在前期很多医务人员都因为看不到实施效果或缺少相应激励而失去协作动力,对此 C 镇卫生院主要负责人承诺:"拨出 100 万元专门给村医做健康管理方面的绩效,"B 县人民医院的专家去基层开展帮扶工作也能获得物质奖励和晋升优先权。在激励的促动下,医务人员的工作目标逐渐与协同治理目标达成一致。

医共体的建设目标不仅是服务共同体、管理共同体,更是利益和责任共同体。而医保支付政策关系到医共体利益和责任的分割,担负着确保医共体良性运行、医保基金可承受、不增加群众负担的重要使命。在访谈中,B 县人民医院相关科室负责人谈道:"本县在建立医共体后仍然实行了总额预付的方式,但现在医共体整体进行打包付费和结算,结余资金留在医共体内,根据各医疗机构的实际工作量、绩效等进行分配,超支的部分由医共体内部各家机构共同分担，医保部门对我们进行全程监管。"

考核指标是反映阶段性成果最直观的方式，L 县医院主要负责人表示："我们定期会对成员单位进行考核，例如医共体内上转和下转人数、门诊量及住院量、病理质量达标率等管理考核指标以及签约服务人数、慢性病管理率等绩效考核指标。"形成县镇村医生的三级联动、对辖区内居民开展疾病分级管理是 B 县人民医院医共体近期取得的阶段性成果之一。C 镇卫生院主要负责人表示："之前松散、混乱的签约服务模式给了我们很多启发，因此我们通过疾病分类管理建立了一个三级管理秩序，让县镇村三级医疗机构都参与到健康管理团队中，促进协同紧密度。"以健康管理团队方式开展的县镇村三级联动有效促进基层医疗服务资源的下沉和整合，阶段成果的出现让多元协同主体对未来的协同合作有了较为乐观的预期，进而促进多元利益主体进一步对话，解决新的治理问题。

(二) 基本医疗服务资源配置协同治理过程中各主体分工与矛盾解决措施

1. 基本医疗服务资源配置协同治理各参与主体的分工

(1) 政府机构。以卫健委和医保局为代表的政府部门在协同治理中承担主要责任，具有推动各个部门行动的主要性和决策的权威性。基本医疗服务资源配置的协同治理涉及卫健委、编制办、人社局、财政局、医保局、市场监管等多个政府部门。卫健委在基本医疗服务资源配置的规划、审批、投入、制度保障、政策支持和监管等方面有不可替代的作用。卫健委如果发挥了恰当的领导和引导作用，能够有效提升协同各方合作的成功率。在医共体建设规划的问题上，B 县和 L 县卫健委第一时间响应国家号召，组织辖区内医疗机构开展协作。当医共体面对人才、经费不足的问题时，卫健委也联合财政部门较快地出台了相关政策，给予经费和政策支持，B 县卫健委相关科室负责人表示："人才补贴、编制这一块我们已经给了相应方案，成熟型人才和应届生我们都有计划招聘。"医保部门主要负责服务购买和居民就医补偿，目前两地利益共同体建设进展较为缓慢，医保支付方式改革未全面启动是阻碍其进展的一个重要原因。结合案例情况来看，医共体成员单位协同动力主要来源于政府的引导和自身发展压力，而其余利益相关者则表现出协作动力不足，协同渠道狭窄，预期结果普遍不够乐观。所以，为了促进协同过程的持续性，有必要在协同过程中进一步强调政府的主导地位和引导作用。开拓多元主体协作平台，让弱势主体享有话语权，提高他们的参与意愿。此外，对于政府履职态度、能力、效果及其领导力的持续性也应当在协同治理中进行明确。例如，通过政府对医疗机构或患者意见的采纳度以及在协同各方出现矛盾时政府解决问题的能力、时效性等方面进行考查。

（2）医疗机构。在以县域医共体为依托的协同治理中，医疗机构可以分为发挥牵头作用的县级医院及其基层成员单位。龙头医院的主要作用是组建相应的管理组织，制定协作方案，带动基层医疗机构服务和管理水平的提升。服务能力方面，B县人民医院和L县人民医院开展了专科有效联动，通过对口帮扶协助基层打造优势专科，致力于推动县乡一体化，在家庭医生方面发挥了县级医院医务人员的技术支持作用。管理能力方面，两家龙头医院均向基层成员单位输送了管理人才，直接参与基层医疗机构的管理。此外，龙头医院还应承担对基层医疗机构的督导，定期对基层医疗单位进行绩效考核，对于协作动力不足的基层医疗机构，应发挥较强的促动领导力，与成员单位达成共识，促使它们向协同目标共同努力。基层医疗机构则是实施分级诊疗和家庭医生签约服务的主体，也是基本医疗服务的"守门人"，C镇卫生院主要负责人谈道："我们在成立医共体之前医生培训进修的机会很少，服务能力一直停滞不前，所以病人容易流失掉，建了医共体之后我们医生获得继续教育的机会增加了很多，开展手术也有县医院的专家支援，病人能在我们这儿获得比之前优质的服务了，这个就是实实在在地为老百姓解决问题。"C镇卫生院和W中心卫生院作为基层成员单位，对内不仅在龙头医院的指导下落实了各项医共体内部制定的工作任务，还进行了相关管理与绩效考核，考核单位包括家庭医生签约团队、内部科室及村卫生室，并且对外积极与群众面对面沟通，及时反映基层需求。

（3）医务人员。医务人员作为基本医疗服务的直接提供者，也是协同治理措施的具体执行者，对治理效果的影响很大。因此，医共体内的医务人员应有计划地参与培训、进修，不断提升自身医疗技术水平和健康管理能力，为居民有效提供全方位全周期的健康管理服务。同时，龙头医院也应将专业人才、住院床位、检验检查等资源下放给基层成员单位，让基层医务人员掌握更多医疗资源，提升基层对居民的吸引力。C镇卫生院的医生表示："刚开始也觉得建立医共体后工作压力很大，但县医院对我们帮扶、培训一段时间后，我们的服务能力提升了，绩效和奖金也提高了。"当医务人员面临较大协作压力或协作动力不足时，政府部门及医疗机构应当及时给予政策支持或相应激励，绩效考核机制公开、透明化也能够有效提升医务人员对协同治理的认可度。此外，部分医务人员也表示："在协同治理的过程中，话语权薄弱对政策影响不大。"对此，协同治理机构应当多开展包含协同各方的联席决策会议，提高对不同利益主体合理建议的采纳度。

（4）患者。患者在协同治理中多是以基本医疗服务接受者或监管者的身份参与。医共体建设后，患者作为医疗服务接受者的同时，还能够参与到签约服务或健康管理内容制定中。但我们在与患者访谈时，多数患者认为"遇到不满意的问题不会反映""不知道反映渠道"或者觉得"反映了也没用"，患者在资源配置治理中主动性欠缺，监督责任也有所缺失。因此，协同治理主导机构应当为患者提供参与平台，健全监管机制，赋予患者监管权力，同时完善信息公开制度，将处于信息弱势地位的患者带入治理决策过程中，积极听取患者的意见和建议。这样患者不仅能够更深入地了解建设医共体、开展签约服务或双向转诊的意图，也会更积极地配合协同治理的推行。

2. 多元主体利益共同点形成的矛盾与解决措施

在基本医疗服务资源配置协同治理中，多元主体较多，分工复杂，挖掘多元主体的利益共同点才能够推动协同各方达成共识，从而向协同目标努力。在追求自身利益最大化的本质上，作为各自独立的利益主体，医疗机构间的利益冲突主要来源于机构间的竞争格局未彻底改变，往往有不可避免的利益冲突。L县人民医院在医共体建设初期对基层医疗机构投入了大量的资金，L县卫健委某科室负责人表示："县医院前期人力、财力投入都很多，但投入没有回报，基层建设好了反而分流了县医院的病人，县医院也逐渐会出现甩包袱的现象。"长期投入与回报不成正比会导致协作驱动力的消耗，不利于协同治理的良性发展。同时，W中心卫生院也表示："我们与县医院还是存在竞争关系，专家下沉到基层有带走病人的可能性。"存在竞争关系的本质原因主要还是在于目前医共体没有形成利益共同体，医疗机构仍然优先关注自身发展，而非整个医共体的有效协同。对此，L县卫健委相关科室负责人谈道："实现利益共同体主要还是要靠医保支付方式改革，通过以医共体为单位按人头的总额预付，由龙头医院统筹使用和分配，超支合理分担，结余可在医共体内部按比例分配，让医共体内的医院都在一个盘子'吃饭'才能改变竞争关系。"但L县医保部门则表示："由于本地县外就诊人员较多，在医共体内按人头总额预付存在一定的测算难度，目前医保政策对基层的倾斜仍主要体现在补偿方案上。"医保部门负责人也对于开展医共体打包支付后医保基金的管理、结算问题表示担忧。可以发现，医保部门与医疗机构间利益共同点难以形成的原因主要在于权力的分配上，若在医共体内实行打包付费，则势必会对医保部门的管理权力造成削弱。因此，为推动利益共同点的形成，政府部门需要进一步发挥领导力作用，一方面有必要将部分政治权力移交给核心医院，使其在内部具有较强的约束、管理、指导和内部政治管理与分配作用，并从政策供给和财政支持等方面推动医共体管理效益和利益的联动分配；另一方面，政府部门可以采取共管的方式，加强对医共体及医保资金的监管，重构政府部门与医共体之间的关系，变竞争为协同。

3. 县域医共体协作程度深化的矛盾与解决措施

县域医共体的协作紧密度会直接影响基本医疗服务资源配置协同治理的效果，当前医共体协作程度优化升级的矛盾主要体现在责任、服务、利益和管理共同体形成难点四个方面。

责任共同体方面主要表现为医共体发展建设考核的需要与相应制度缺失的矛盾。构建责任共同体需要协同各方共担责任、共享权力，即对协同治理的过程承诺。基本医疗服务资源配置的协同治理不仅是政府责任，医管委、参与医共体的各级医疗机构负责人都应承担相应的治理责任。目前的探索中，B县、L县仅对医共体运行效果及主要管理者采取了相应的考核措施，尚未对各级协同主体采取制度化、规范化的责任考查。鉴于协同治理过程中不同主体的享有的资源、能力不同，承担的责任大小有一定差异，因此更需要依托制度保障，明确各治理主体的责任，并将其考核结果与职位、薪酬等挂钩。B县医院某科室负责人表示："我们现在也考虑到要通过考核调动各级单位的参与度和积极性，目前正在制定医共体内的绩效考核方案，一个是针对整个医共体的，一个是我们龙头医院对镇卫生院的考核，一个是镇卫生院对村医的考核。"

管理共同体方面的矛盾主要在于人财物的统一管理。虽然，B县和L县已经在人员聘用、财务统筹、药品及设备共享等方面实行了协同管理，但是距"管理共同体"的实现仍有较大距离。例如，药品管理需要统一的药品管理，特别是统一的药品备案，但实际上，按照以往的基本药品政策和医保药品备案管理，很难实现县级医院和基层医疗机构的统一管理。因此，B县人民医院采用"药房托管"的模式，在基层配备常用药房，通过远程开药的方式让居民足不出镇即可使用药房。

服务共同体方面主要表现为基层医疗机构承接能力不足与转诊制度之间的矛盾以及因资金、人才等缺乏导致的信息共享瓶颈难以突破。通过医共体建设实现患者有序转诊是基本医疗服务资源配置协同治理的目标之一，B县卫健委某科室负责人谈道："目前的主要问题一是患者不相信基层不愿意下转，二是患者下转后出现了问题，基层医疗机构无法承担这个风险。"基层服务能力的全面提升并非一朝一夕之事，需要培养大量合格的临床和管理人才，还要配备适用的医疗设备、药品，等等。C镇卫生院主要负责人表示："让县人民医院所有专科的专家都下来也不现实，所以我们目前就通过摸排居民健康状况，找到发病率较高的一些病种，与县医院进行专科共建，循序渐进地弥补我们基层能力的缺陷。"服务共同体建设的另一个矛盾在于信息共享困难的瓶颈。医共体的信息共享不仅是医疗机构或医共体内部的共享，而且是更大范围内的共享。传统的单一的组织管理体系已经不能适应跨区域、跨部门、多层次的要求，B县医院某科室负责人表示："现在县人民医院和乡镇卫生院用的信息系统是不一样的，我们目前只能尽量采用同质化管理，要是将信息系统打通，需要大量的投入，我们目前只能把挂号、检查、开药这几个功能对接上。"各地结合当地实际情况，在缺乏统一标准和规范的情况下，实践了医共体信息化建设。但医共体内部难以整合运营管理、电子病历、健康档案信息等各项数据，原因是各牵头医院和基层医疗卫生机构的信息化建设水平参差不齐、建设标准不一致等。

因此，提升医共体及县域统筹信息化整体共享水平非常紧迫，要使医疗资源的均衡分配及有效使用广泛化，满足不同层次患者的高质量医疗服务诉求。

利益共同体方面的矛盾主要发生在利益共享机制的解锁与医保管理改革之间。B县和L县两地医共体的龙头医院在前期都投入了较多的人力、物力、财力，但补偿机制的缺乏难以使得龙头医院的"帮扶"具有持续性，从而弱化协同各方协作驱动力，也是阻碍利益共同体形成的一大难点。对此，L县人民医院作了初步探索，规定患者从基层转往县级医院或从县级医院转往基层不再另收挂号费，检查结果互认，且患者在基层就诊在县级医院检查所产生的费用，按照基层医院收费标准结算，L县医保局主要负责人还介绍道："目前H市已对16个病种实行按分值系数付费，同一病种分值相同，但不同级别医疗机构的相关系数存在差异。"此外，B县医院主要负责人在访谈中提道："没有医保支付方式改革，医共体就难以形成利益联动"，"B县县外就诊率大约在百分之二十几，有一部分原因是医保政策缺乏约束力，居民在Y市任何医院就诊均不需要转诊。"因此，利益共享是未来医共体协作程度的优化升级中的一大突破点，政府相关部门还需从加强监督考核、促进医共体内利益联动、实现医保基金对县域医共体的总额付费等方面制定适合县域医共体医疗服务特点的支付和补偿政策。

4. 基本医疗服务资源配置协同优化的矛盾与解决措施

基本医疗服务资源协同治理的最终目标是实现资源的优化配置，而目前实现这一目标的矛盾主要表现为两个方面，一是基层人力资源的匮乏，二是配置资源的质量管理问题。

基层医疗服务的推广离不开优秀素质人才队伍。医改启动以来，由于地理、历史、政策等方面的制约，基层人才队伍建设一直是一个急需解决的问题。成立医共体后，B县和L县均通过专家下沉、教育培训等方式开展了人才协同发展，但并不能从根本上解决基层人才匮乏的问题，且由于基层收入偏低、待遇较差，再加上政策吸引力不足，两地基层人力资源的紧缺成了最亟待解决的问题。L县卫健委某科室负责人表示："医共体建设需要人、财、物的投入，目前我们最短缺的就是人才。""一方面是基层医务人员年龄偏大，接受再教育的动力较低。另一方面是人员数量不足，流动性较强，愿意来的人太少了！"对于留住人才的措施，C 镇卫生院主要负责人谈道："我们目前主要还是依靠政府出台的定向招生政策吸纳人才，或者是去偏远地区招生。"W 中心卫生院主要负责人介绍道："政策上对基层人才的补贴还是太少了，没什么效果，因此我们卫生院一方面是提高待遇，从生活上对医务人员进行补贴，另一方面是从职业前景上，通过医共体建设让医务人员看到个人技术水平的提升空间和职业发展前景，从而留住人才。"

配置资源质量管理的矛盾主要在于基本医疗服务资源下沉后统一质量管理标准的缺失。在同质化管理，B 县人民医院通过每周下派临床、护理、病历管理方面的专家对基层的服务质量进行指导，并逐步按照县人民医院的标准实现统一。但就 B 县医共体开展的健康管理服务而言，其团队成员在访谈中谈道："目前我们只按照疾病等级划分了对应的医疗机构，尚缺乏规范标准的管理、治疗方案和健康教育指南。"管理标准的缺失给其工作的开展也造成了一些困难。对此，B 县人民医院主要负责人表示："将联合多机构、多部门，加快完善质量管理体系，制定适宜医共体特点的质量管理方案。"此外，L 县人民医院主要负责人还介绍道："成立医共体后医保部门对我们加强了医疗质量上的监管，有利于我们整个医共体服务质量的提高。"医疗资源的质量管理涉及多元主体的分工协同，例如政府卫生部门应发挥领导力作用牵头制定统一的质量考核标准、健康管理路径等；医共体内所有成员单位应自觉按照统一的质量管理标准开展医疗服务，同时龙头医院需要对成员单位进行指导和考核；医保部门则应承担对医疗质量全程监管的责任；居民也应合理行使对医疗服务质量的监管权。

五 案例总结

随着医改的不断深入和居民健康需求的不断增长，传统的医疗资源配置模式已不能满足现实需求，因而 B 县、L 县两地以县域医共体为载体、联合多部门开展了由多元主体协同的医疗资源配置治理，为我国探索基本医疗服务资源配置协同治理提供了宝贵经验。经过近几年多元主体的协同努力，两地基层医疗服务水平有了一定的提高、资源优化配置取得了初步进展，对其进行总结归纳，发现了以下几个关键要素：

（一）持续的促动式领导

持续的促动式领导是协同治理顺利开展的关键要素之一。从案例中可以发现，B 县和 L 县两地的基本医疗服务资源配置协同治理均在国家政策、政府机构和多层级领导者的持续促动下开展。首先，政府作为发起者和倡导者，在分工协作的机制、利益的划分、协同主体之间的互联互通等方面发挥着主要领导力作用。龙头医院、基层医疗机构、患者等其他治理主体依托于政府主导下的秩序和路径进行有效协同。其次，当多元主体在协同过程中出现信任危机或难以调和的矛盾时，政府卫健部门充当了协调者的角色，及时跟踪解决问题，促进多方对话、协调各方利益。此外，在医务人员、患者等多元主体缺少内外部激励、协同动力不足的情况时，政府、龙头医院和基层医疗机构的领导者给予了适当的关注，为其制定支持性政策、创造便利条件，促进协同各方产生新的动力以继续积极参与协同治理。

（二）资源优化配置共识的达成

两地协同治理的成功推进与多元主体对协同目标有着较为清晰的认知存在不可分割的关系。在基本医疗服务资源配置的协同治理中，卫健委、医保、龙头医院、基层医疗机构、医务人员与患者等多元主体在充分沟通的情况下，建立信任关系，识别相互依赖关系，从而对协同治理过程形成认同，并对实现基本医疗服务资源优化配置的协同目标达成共识，促使协同各方寻求利益平衡，为共同的目标努力。

（三）以医共体为依托的县镇村三级协同联动机制

县镇村的三级协同联动机制是以医共体为依托的基本医疗服务资源配置协同治理主要模式，也是其成功推进的关键要素之一。B 县和 L 县两地医共体积极引导不同级别医疗机构分工协作，通过家庭医生、健康管理等服务团队促进患者有序就医，辅以管理制度、利益分配、医保支付等激励方式的配套改革，在医共体内部形成了有效的决策、管理和激励机制，推动协同行动的循环往复。县镇村三级联动并非医疗机构的简单组合，一方面是通过激励措施，使人、财、物等资源在医共体内的合理配置和流通，例如以县级综合医院为首的龙头医院为了使基层医疗机构更有能力提供服务并留住病人，采取主动共享技术、主动培养人才，共享检验、影像等医疗资源等措施，实现优质医疗服务资源打破行政等级的共享；

另一方面则是医共体协作程度的不断深化，即通过共担责任、共享利益、统一管理、联动服务，实现责任、管理、服务和利益方面的共同体。

（四）基层卫生人才的储备

基层卫生人才是基本医疗服务的关键和基础。案例中 B 县和 L 县都面临着基层卫生人员相对短缺的问题，为了应对这个问题，政府出台了定向培养等人才吸引政策，龙头医院定期向基层输送专业人才、对基层卫生人员进行带教、培训，基层医疗机构为了卫生工作者接受继续教育，提高医疗服务水平，设立了相应鼓励措施。在政府、龙头医院及基层医疗机构等多方驱动下，使得协同治理在具备一定的基层卫生人才储备基础上顺利开展。

基本医疗服务资源配置协同治理需要政府、医疗机构、医务人员、患者等参与主体充分发挥协同作用，形成强大的协同合力，以实现资源的优化配置。虽然 B 县和 L 县两地的协同主体通过不断探索，形成了各具特色的资源配置协同治理模式，但还存在进一步优化和完善的空间，例如部分协同主体存在协同动力不足、协同渠道狭窄、内部信息未能全面实现互联互通、多元主体之间存在利益冲突以及医共体协作程度优化升级的矛盾等。基于上述经验和问题，本文认为两地在以医共体为依托的协同治理过程中采取了积极主动的措施，从组织架构、服务模式、管理制度等方面整合县域资源，取得了初步效果，其存在的矛盾与冲突也为进一步推进资源优化配置提供了方向，对于我国基本医疗服务资源配置协同治理模式的探索具有借鉴和启发意义。

第四节　小结

本章首先介绍了我国基本医疗服务资源配置政策的演变，明确了基本医疗服务资源配置协同治理的基本内涵，并运用 SFIC 模型构建了基本医疗服务资源配置协同治理框架。然后对我国基本医疗服务资源配置现状和配置效率进行描述性分析和评价，并运用 Tobit 回归模型探讨我国基本医疗服务资源配置效率的影响因素。最后，通过基本医疗服务资源配置协同治理的典型案例，分析了基础医疗服务资源优化配置的协同过程，探索了基础医疗服务资源配置协同治理的关键驱动因素。

第六章

基本医疗服务提供模式研究

基本医疗服务治理体系的建设需跟随着国家的政策大转型步伐，镶嵌进中国国家治理体系现代化的大框架之中，走向共建共治共享的发展之路。因而，本章首先基于居民健康需求角度，阐明基本医疗服务提供的重要性。接着，深入分析基本医疗服务提供者、提供内容、提供方式、提供补偿与激励等方面现状和问题。在问题剖析的基础上，从法律保障、代表性模式、"互联网+"基本医疗服务等方面总结基本医疗服务提供的国际经验。最后，在充分了解和分析国内基本医疗服务提供现状与问题、借鉴国际经验基础上，优化国内基本医疗服务提供模式。

第一节　我国基本医疗服务提供现状和问题

一　居民健康需求满足与基本医疗服务提供

伴随着经济、社会、人口年龄结构等的巨大变化，我国居民的健康状况得到了巨大的改善，健康风险从急性传染病转为慢性非传染性疾病。居民对于医疗卫生服务也提出了新的要求和期望，涌现出新的医疗卫生服务需求，居民的基本医疗服务需求已经不再仅仅局限于常见病与多发病的诊疗，对罕见病和肿瘤等疾病的诊疗也产生了更多的需求，对政府财政投入和医疗保险基金运行提出了新的挑战。受限于我国社会经济发展的不平衡和不充分现状，不同层次政府对于基本医疗服务的界定不同，相应药物集采、医保补偿目录和水平也有所不同（国家医疗保障局、人力资源社会保障部）。但是，如何根据居民健康需要和医疗服务需求的动态变化，不断实现基本医疗服务提供的优化以满足需求，成为各级政府和学界面临的现实问题。

1978 年，初级卫生保健的概念和意义在《阿拉木图宣言》中被首次正式提出。随着经济水平的发展和政府财政能力的提高，大多数国家和地区政府承担的基本医疗卫生服务供给范围和保障程度不断增加。国际经验表明，基本医疗服务包的范围与国家经验水平高度相关，各国以保障基本医疗服务需求为基本原则，综合协调不同基本医疗服务在不同医疗机构的覆盖范围（吴妮娜等，2016）。其他国家经验表明，基层医疗机构在开展慢性病医防融合服务时，通过提高居民医疗卫生服务的连续性和协调性，促进健康结局的改善和投入产出比的提高（OECD，2021）。2018 年，世界卫生组织提出，初级卫生保健是整个社会聚焦于人群健康需要和偏好，走向健康的路径，需要尽可能早地提高健康促进、疾病防治、康复等多项服务之间的连续性，尽可能地贴近人群的日常生活环境（WHO，2018）。2019 年，世界卫生组织再次指出医疗卫生财政投入首先需要保证预防和门诊服务（WHO，2019）。

既往"九龙治水"、问责制不落实、透明度不高等多方问题导致了政府部门的协同不足，市场机制应用不足、社会参与程度不高导致了基本医疗服务提供过程中政府—市场—社会三方协同治理程度不高，持续的住院增长和基层机构服务利用的缺乏造成了卫生费用的不合理增长和服务体系效率的低下（世界银行、世界卫生组织，2019）。

二 我国基本医疗服务提供者

（一）基本医疗服务提供机构

在机构层面，基本医疗服务提供者包括医院和基层医疗机构，以基层医疗机构为主。根据表 6-1，基层医疗卫生机构数量占比（96.53%）较高，在中部和农村地区分别占比 96.73%、97.94%；医院数量占比仅为 3.47%。根据表 6-2，在不同等级医院中，一级医院数量占比（47.53）最高，二级医院（40.87%）次之，三级医院（11.60%）最少。

在机构床位数方面，根据表 6-3，在医院和基层医疗机构中，基层医疗卫生机构床位数占比东部（15.81%）低于中、西部（21.27%、21.33%）；农村（33.65%）高于城市（4.36%）。根据表 6-4，在不同等级医院中，三级医院（45.58%）床位数占比最高，二级医院（43.74%）次之，一级医院（10.68%）最少。

表 6-1　　2019 年不同地区、城乡的医院和基层医疗机构数量及占比

		医院		基层医疗卫生机构		合计（个）
		数量（个）	占比（%）	数量（个）	占比（%）	
按地区分	东部	13445	3.60	360358	96.40	373803
	中部	10019	3.27	295939	96.73	305958
	西部	10890	3.52	298093	96.48	308983
	合计	34354	3.47	954390	96.53	988744
按城乡分	城市	18179	8.89	186198	91.11	204377
	农村	16175	2.06	768192	97.94	784367
	合计	34354	3.47	954390	96.53	988744

表 6-2　　　　　　2019 年各地区不同等级医院数量及其占比

地区	三级医院		二级医院		一级医院		合计（个）
	数量（个）	占比（%）	数量（个）	占比（%）	数量（个）	占比（%）	
东部	1249	13.40	3367	36.11	4707	50.49	9323
中部	708	10.10	3066	43.73	3238	46.18	7012
西部	792	10.75	3254	44.18	3319	45.06	7365
合计	2749	11.60	9687	40.87	11264	47.53	23700

表 6-3　　　　　　2019 年医院和基层医疗机构床位数及其占比

		医院		基层医疗卫生机构		合计（张）
		床位数（张）	占比（%）	床位数（张）	占比（%）	
按地区分	东部	2740018	84.19	514462	15.81	3254480
	中部	2135332	78.73	576951	21.27	2712283
	西部	1991196	78.67	539719	21.33	2530915
	总计	6866546	80.80	1631132	19.20	8497678
按城乡分	城市	4010641	95.64	182913	4.36	4193554
	农村	2855905	66.35	1448219	33.65	4304124
	合计	6866546	80.80	1631132	19.20	8497678

表 6-4　　　　　　　　2015—2019 年不同等级医院床位数及其占比

年份	三级医院		二级医院		一级医院		合计（张）
	床位数（张）	占比（%）	床位数（张）	占比（%）	床位数（张）	占比（%）	
2015	2047819	43.33	2196748	46.48	481876	10.20	4726443
2016	2213718	43.97	2302887	45.74	517837	10.29	5034442
2017	2359911	43.74	2450707	45.42	584911	10.84	5395529
2018	2567138	44.63	2554366	44.41	630281	10.96	5751785
2019	2777932	45.58	2665974	43.74	651045	10.68	6094951

在机构所有制方面，根据表 6-5，在医院和基层医疗机构中，基层医疗机构占比公立（97.70%）高于非公立（95.23%）；社会办（98.35%）最高，个人办（95.62%）次之，政府办（92.78%）最低。根据表 6-6，在医院和基层医疗机构中，基层医疗机构床位数占比公立（24.12）高于非公立（2.55）；政府办（24.80%）最高，社会办（5.56%）次之，个人办（3.06%）最低；非营利机构（21.78%）高于营利机构（1.09%）。

表 6-5　　　2019 年不同所有制的医院和基层医疗机构数量及其占比

		医院		基层医疗卫生机构		合计（个）
		数量（个）	占比（%）	数量（个）	占比（%）	
按登记注册类型分	公立	11930	2.30	507140	97.70	519070
	非公立	22424	4.77	447250	95.23	469674
	合计	34354	3.47	954390	96.53	988744
按主办单位分	政府办	9701	7.22	124753	92.78	134454
	社会办	7731	1.65	460467	98.35	468198
	个人办	16922	4.38	369170	95.62	386092
	合计	34354	3.47	954390	96.53	988744

表 6-6　　　2019 年不同所有制的医院和基层医疗机构床位数及其占比

		医院		基层医疗卫生机构		合计（张）
		床位数（张）	占比（%）	床位数（张）	占比（%）	
按登记注册类型分	公立	4975633	75.88	1581726	24.12	6557359
	非公立	1890913	97.45	49406	2.55	1940319
	合计	6866546	80.80	1631132	19.20	8497678

续表

		医院		基层医疗卫生机构		合计（张）
		床位数（张）	占比（%）	床位数（张）	占比（%）	
按主办单位分	政府办	4654099	75.20	1534779	24.80	6188878
	社会办	969716	94.44	57113	5.56	1026829
	个人办	1242731	96.94	39240	3.06	1281971
	合计	6866546	80.80	1631132	19.20	8497678
按管理类别分	非营利	5817149	78.22	1619526	21.78	7436675
	营利	1049397	98.91	11606	1.09	1061003
	合计	6866546	80.80	1631132	19.20	8497678

（二）基本医疗服务提供人员

在人员层面，我国基本医疗服务提供者包括基层医疗机构和医院的各类医务人员，例如医生（包括全科医生）、护士、药师等，并且逐步形成了服务团队。基层医疗卫生机构中的跨专业团队包括医护、健康教育人员、康复医生等；在纵向医疗机构之间，组建了以基层卫生机构为主体、上级医院医生参与的跨机构团队（高凤娟等，2017）。根据表6-7，在医院和基层医疗机构中，卫生技术人员主要集中在医院，占比68.95%，基层医疗机构仅占31.05%。根据表6-8，在一级、二级、三级医院中，卫生技术人员占比三级医院（51.75%）最多，二级医院（40.53%）次之，一级医院（7.72%）最低。

表6-7 2019年医院和基层医疗机构的人员数及占比

		医院		基层医疗卫生机构		合计（人）
		人员数（人）	占比（%）	人员数（人）	占比（%）	
卫生技术人员	执业（助理）医师	2174264	60.21	1436619	39.79	3610883
	注册护士	3237987	77.13	960374	22.87	4198361
	药师（士）	307570	66.92	152020	33.08	459590
	技师（士）	344461	75.27	113154	24.73	457615
	其他	423215	62.05	258832	37.95	682047
	小计	6487497	68.95	2920999	31.05	9408496

续表

	医院		基层医疗卫生机构		合计（人）
	人员数（人）	占比（%）	人员数（人）	占比（%）	
其他技术人员	320600	74.22	111334	25.78	431934
管理人员	373120	79.17	98157	20.83	471277
工勤技能人员	600954	76.19	187779	23.81	788733
合计	7782171	65.16	4160571	34.84	11942742

表6-8　　　　　　　　2019年不同级别医院的人员数及占比

		三级医院		二级医院		一级医院		合计（人）
		人员数（人）	占比（%）	人员数（人）	占比（%）	人员数（人）	占比（%）	
卫生技术人员	执业（助理）医师	1044797	52.10	791228	39.45	169470	8.45	2005495
	注册护士	1596650	53.28	1193831	39.84	206326	6.88	2996807
	药师（士）	134746	47.57	121810	43.00	26716	9.43	283272
	技师（士）	149992	47.47	136600	43.23	29410	9.31	316002
	其他	171701	44.68	182448	47.48	30100	7.83	384249
	小计	3097886	51.75	2425917	40.53	462022	7.72	5985825
其他技术人员		151838	52.57	113353	39.24	23658	8.19	288849
管理人员		160479	49.60	123967	38.31	39106	12.09	323552
工勤技能人员		236254	45.38	232691	44.70	51635	9.92	520580
合计		3646457	51.22	2895928	40.68	576421	8.10	7118806

　　全科医生在提供基本卫生服务的过程中是不可或缺的角色。根据表6-9，可见我国东部、中部、西部每万人口全科医生数分别为3.28人、2.17人、2.05人，基本实现了国家在2020年达到每万人口全科医生数为2—3个的目标（路孝琴等，2020），但要达到2030年目标（每万人口全科医生数为5人），全科医生培养任务依然十分艰巨，尤其是中西部地区。

　　我国当前以"5+3"模式培养全科医生，即本科学习5年临床医学和 3 年全科医生规范化培训。2019 年我国全科医生共有 36.5 万人，但只有 42.3% 的人取得合格证书（见表 6-9）。2012 年起，我国招收培养全科医学硕士研究生，到 2018 年仅 800 余人毕业（中华人民共和国教育部，2018），因此高素质全科医生依然短缺。

表 6-9　　　　　2019 年各地区全科医生数及每万人口全科医生数

地区	全科医生数			每万人口全科医生数（人）
	合计（人）	注册为全科医学专业的人数（人）	取得全科医生培训合格证书的人数（人）	
东部	192116	123658	68458	3.28
中部	94847	49127	45720	2.17
西部	78119	37837	40282	2.05
总计	365082	210622	154460	2.61

根据表 6-10，乡镇卫生院与社区卫生服务中心的本科及以上人员（分别为 17.4%、37.0%）少于医院（45.3%），尤其是乡镇卫生院；乡镇卫生院与社区卫生服务中心的副高及以上人员（分别为 2.7%、5.5%）少于医院（10.1%），尤其是乡镇卫生院。

表 6-10　　　　　2019 年不同机构卫生技术人员的年龄、
工作年限、学历、职务等构成　　　　单位：%

	医院	社区卫生服务中心	乡镇卫生院
总计	100.0	100.0	100.0
按年龄分			
25 岁以下	6.3	4.0	6.0
25—34 岁	44.0	31.4	33.4
35—44 岁	25.3	32.0	29.1
45—54 岁	15.5	22.6	23.2
55—59 岁	4.9	5.1	4.9
60 岁及以上	4.0	4.8	3.4
按工作年限分			

续表

	医院	社区卫生服务中心	乡镇卫生院
5 年以下	20.5	14.1	18.8
5—9 年	26.9	19.6	21.1
10—19 年	25.2	27.3	21.6
20—29 年	14.9	23.4	25.3
30 年及以上	12.5	15.6	13.3
按学历分			
研究生	8.1	1.5	0.1
大学本科	37.2	35.5	17.3
大专	38.0	40.6	43.4
中专	16.0	20.6	36.6
高中及以下	0.7	1.7	2.7
按专业技术资格分			
正高	2.6	0.6	0.2
副高	7.5	4.9	2.5
中级	20.6	25.3	13.7
师级/助理	30.2	31.8	30.5
士级	30.6	27.2	43.1
不详	8.5	10.1	10.0
按聘任技术职务分			
正高	2.5	0.6	0.1
副高	7.5	4.9	2.3
中级	20.7	25.8	14.1
师级/助理	30.7	34.6	32.2
士级	29.5	26.8	40.3
待聘	9.1	7.3	10.9

三 我国基本医疗服务提供内容

（一）功能定位

1. 基层医疗机构功能定位

基层卫生机构在向居民提供基本卫生服务中发挥重要作用，在城市具体指社区卫生服务机构，在农村指乡镇卫生院和村卫生室。国家通过有关政策，明确了它们的功能定位：①社区卫生服务机构：主要提供常见病和多发病的诊断、治疗和护理（中华人民共和国国家卫生健康委员会，2006）。②村卫生室：提供疾病初诊、常见病和多发病的基本诊疗及康复指导（中华人民共和国国家卫生健康委员会，2014）。③乡镇卫生院：提供常见病和多发病的门诊、住院诊疗和转诊服务（中华人民共和国国家卫生健康委员会，2011）。

2. 不同级别医院功能定位

国家通过相关政策阐明了城市二、三级医院和县级医院功能定位，①三级医院：对急危重症和疑难复杂疾病的诊疗。②二级医院：接收三级医院转诊的患者，包括急性病恢复期、术后恢复期与危重症稳定期。③县级医院：区域内常见病和多发病的诊疗，急危重症患者的抢救和疑难复杂疾病的向上转诊（医政医管局，2015）。

（二）服务情况

1. 基层医疗机构服务情况

根据表6-11，在医院和基层医疗机构中，在基层医疗卫生机构中诊疗人次占比（54.11%）较高，健康检查人数占比（48.38%）较低；入院人数、出院人数占比较低，均为16.86%；实际开放总床日数占比基层医疗卫生机构较低，为18.82%。

表6-11　　　　　医院和基层医疗机构服务情况

	指标	医院		基层医疗卫生机构		合计
		值	占比（%）	值	占比（%）	
门诊服务情况	诊疗人次数（人次）	3842404807	45.89	4530870578	54.11	8373275385
	观察室留观病例数（例）	27036637	64.27	15030717	35.73	42067354
	健康检查人数（人）	207605698	51.62	194552794	48.38	402158492
	急诊病死率（%）	0.08	—	0.01	—	—
	观察室病死率（%）	0.06	—	0.03	—	—
	医师日均担负诊疗人次（人次）	7.1	—	9.7	—	—

续表

	指标	医院		基层医疗卫生机构		合计
		值	占比（%）	值	占比（%）	
住院服务情况	入院人数（人）	211830536	83.14	42951400	16.86	254781936
	出院人数（人）	211081679	83.14	42798204	16.86	253879883
	住院病人手术人次（人次）	65866727	—	—	—	—
	病死率（%）	0.45	—	0.06	—	—
	每床出院人数（人）	30.80	—	26.30	—	—
	每百门急诊入院人数（人）	5.64	—	2.20	—	—
	医师日均担负住院床日（日）	2.50	—	0.70	—	—
床位利用情况	实际开放总床日数（日）	2383122157	81.18	552453787	18.82	2935575944
	平均开放病床（张）	6529102		1513572		
	实际占用总床日数（日）	1991119033	86.49	311042105	13.51	2302161138
	出院者占用总床日数（日）	1926523474	87.01	287648878	12.99	2214172352
	病床周转次数（次）	32.33	—	28.28	—	—
	病床工作日（日）	305	—	205.5	—	—
	病床使用率（%）	83.55	—	56.30	—	—
	平均住院日（日）	9.10	—	6.72	—	—

2. 不同级别医院服务情况

根据表6-12，在一级、二级、三级医院中，入院人次占比三级医院（52.38%）最高，二级医院（41.87%）次之，一级医院（5.75%）很少；诊疗人次数占比三级医院（56.67%）最高，二级医院（37.01%）次之，一级医院（6.33%）很少。

表6-12　　　　2019年不同等级医院医疗服务情况

指标	三级医院		二级医院		一级医院		合计
	值	占比（%）	值	占比（%）	值	占比（%）	
入院人数（万人）	10482.7	52.38	8380.1	41.87	1151	5.75	20013.8
诊疗人次数（万人）	205701.2	56.67	134342.5	37.01	22965.2	6.33	363008.9

续表

指标	三级医院		二级医院		一级医院		合计
	值	占比（%）	值	占比（%）	值	占比（%）	
病床使用率（%）	97.5	—	81.6	—	54.7	—	—
平均住院日（%）	9.2	—	8.8	—	9.2	—	—

三级医院在区域医疗服务体系中处于龙头地位，在危急、复杂疾病的诊疗中发挥关键作用。以江苏省为例，2019 年江苏省 118 家三级医院绩效考核相关指标见表 6-13。其中，三级医院 CMI 值，即病例组合指数均值为 0.91，且 75% 的机构 CMI 值≤1。CMI 值代表医院诊疗病例技术难度和收治疑难重症方面的能力（CMI = 1，平均难度水平；CMI>1，高于平均难度水平；CMI<1；低于平均难度水平）（王琨、倪庆宾，2019）。此外，三级医院出院患者四级手术比例均值为 13.68%，与极大值 70.95% 相比差距较大。因此，CMI 值与出院患者四级手术比例这两个指标表明，三级医院提供危急、复杂疾病的诊疗服务能力有待加强。在基本药物相关指标方面，住院患者对基本药物的使用率较高，均值 95.12%，门诊患者对基本药物的处方占比较低，均值 55.20%。对口支援医院进修人员并返回原医院人员占比、医联体内医院进修人员并返回原医院人员占比、其他医院进修人员并返回原医院人员占比这三个指标的均值均小于 50%，由此可见，下级医院人员流失问题仍较为严峻。

表 6-13　　2019 年江苏省 118 家三级医院 CMI 等绩效考核指标

指标	均值	标准差	极小值	极大值	百分位数		
					25	50	75
CMI 值[a]	0.91	0.15	0.56	1.40	0.83	0.92	1.00
出院患者四级手术比例（%）[b]	13.68	10.43	0.00	70.95	7.11	12.22	17.79
门诊患者基本药物处方占比（%）	55.20	16.47	11.38	100.00	44.79	55.62	65.85
住院患者基本药物使用率（%）	95.12	7.43	50.20	100.00	94.63	97.23	98.99
基本药物采购品种数占比（%）	40.07	8.64	20.78	71.04	35.05	38.13	43.69

续表

指标	均值	标准差	极小值	极大值	百分位数		
					25	50	75
对口支援医院进修人员并返回原医院人员占比（%）	19.20	26.12	0.00	100.00	0.53	7.31	30.05
医联体内医院进修人员并返回原医院人员占比（%）	30.52	28.52	0.00	100.00	7.97	22.02	46.15
其他医院进修人员并返回原医院人员占比（%）	42.39	33.48	0.00	100.00	12.41	37.19	73.27

注：a.118家医院中有10家医院CMI值缺失；b.118家医院中有15家医院出院患者四级手术比例缺失。

二级医院接收转诊的患者类型包括：急性病恢复期、术后恢复期和危重症稳定期。以江苏省为例，2019年江苏省67家二级医院绩效考核相关指标如表6-14所示。

表6-14　　2019年江苏省67家二级医院出院患者手术占比等绩效考核指标

指标	均值	标准差	极小值	极大值	百分位数		
					25	50	75
出院患者手术占比（%）	22.52	14.19	0.00	98.32	14.79	20.56	28.97
出院患者微创手术占比（%）	16.82	12.80	0.00	46.08	5.31	14.20	26.54
出院患者三级手术占比（%）	34.83	16.19	0.00	100.00	26.71	35.02	43.13
手术患者并发症发生率（%）[a]	0.84	1.78	0.00	11.63	0.06	0.33	0.68
基本药物采购金额占比（%）	33.98	13.70	15.38	94.24	24.75	30.00	40.46

注：a.67家医院中有1家医院手术患者并发症发生率缺失。

四　我国基本医疗服务提供方式

（一）基层医疗机构提供方式

基层医疗机构通过家庭医生签约服务、分级诊疗制度、医疗联合体、医防融合等提供基本卫生服务。

（1）家庭医生签约服务

家庭医生包括：注册的全科医生、乡镇卫生院和乡村医生；符合条件的公立医院医师，中级以上职称的临退休医生（中华人民共和国国家卫生健康委员会，2019）。国家引导建立签约医生团队，由二级以上医院医生与基层卫生机构医务人员组成（中华人民共和国教育部，2015）。例如，厦门"三师共管"模式中的服务团队，由专科医师、全科医师和健康管理师组成，为居民提供整合性的健康保健服务。北京市西城区德胜社区卫生服务中心打造"纵向全科医生团队、设立专病护士"家庭医生式服务模式，由三级医院专科医生和基层卫生服务机构的全科医生、护士、护士助理、药师等组成纵向全科医生团队。

（2）分级诊疗制度

《中华人民共和国基本医疗卫生与健康促进法》指出："推进基本医疗服务实行分级诊疗制度。"基于家庭医生的分级诊疗模式，例如上述的"三师共管"模式和纵向全科医生团队模式，这些模式整合了不同级别医疗机构，使它们在基本医疗服务提供方面开展分工协作。

（3）医疗联合体

基层医疗机构通过以下多种医疗联合体模式与上级医院展开合作，包括城市医疗集团、县域医疗共同体、专科联盟、远程医疗协作网等，有利于促进医疗资源的合理利用，提升基层卫生机构的服务质量和水平。

（4）医防融合

以慢病管理为切入点推进防治结合，探索基层卫生机构整合基本医疗与公共卫生的服务模式。

（5）基层医疗机构内服务

包括门诊服务、住院服务。

（6）上门服务

通过上门形式提供家庭护理、家庭病床等服务。

（7）医疗咨询热线服务

开通热线电话提供基本医疗服务。

（二）医院提供方式

1. 服务提供方式概述

医院通过院内服务、院外服务、互联网+服务等多种方式提供基本医疗服务。

（1）院内服务：包括门急诊服务、住院服务。

（2）院外服务：为支持基层医疗机构提供基本医疗服务，医院通过以下不同形式开展院外服务：①医院医生加入基层医疗机构服务团队：如"三师共管"模式、纵向全科医生团队，将上级医院医生与基层医疗机构服务团队进行整合，协作开展基本医疗服务。②基于医疗联合体，医院医生下沉到基层医疗机构：模式有城市医疗集团、县域医疗共同体、跨区域专科联盟以及远程医疗协作网，充分利用上级医院的医疗资源优势，更好地开展基本医疗服务。

（3）互联网+服务：医院通过"互联网+医疗"，"互联网+护理"开展基本医疗服务。

在传统的医疗服务模式遇到发展的瓶颈时，信息技术的飞速发展为卫生领域催生出了"互联网+医疗"的服务模式。2015年"两会"期间，政府工作报告中正式提出"互联网+"行动计划，自此互联网医疗成为我国医疗健康行业的一个新的发展方向。国家陆续出台了《关于促进和规范健康医疗大数据应用发展的指导意见》《关于促进"互联网+医疗健康"发展的意见》《互联网诊疗管理办法（试行）》《互联网医院管理办法（试行）》《远程医疗服务管理规范（试行）》等多个政策文件，从准入条件、服务规范、监督管理等多方面构建起互联网医疗发展的规则保障，以促进互联网医疗的发展。

互联网医疗主张把传统医疗的生命信息采集、监测、诊断治疗和咨询，通过可穿戴智能医疗设备、大数据分析与移动互联网相连，使所有与疾病相关的信息不再被限定在医院里和纸面上，而是可以自由流动、上传、分享，帮助跨国家、跨城市医生实现会诊。服务内容包含以互联网为载体和技术手段的健康教育、医疗信息查询、电子健康档案、疾病风险评估、在线疾病咨询、电子处方、远程会诊、远程治疗和康复等多种形式的健康医疗服务（尹梓萱等，2017）。其平台建设分为医生助手平台、医药电商平台、挂号问诊平台（互联网医院和在线问诊平台）、健康管理平台和医疗知识平台五大版图，其中以挂号问诊平台用户流量最大。

本书认为，"互联网+"医疗服务中的诊疗业务本质上是基本医疗服务在线上的延伸，即"互联网+"基本医疗服务模式，通过互联网载体与技术手段,将线下医疗机构提供的部分常见病、慢性病复诊和家庭医生的签约服务内容转移至线上,为居民提供更多公平、可及、成本效果好的医疗服务,并且,在线上诊疗服务内容逐渐纳入基本医疗保险的过程中,使得"互联网+"医疗服务更加充分地体现出基本医疗服务的政策实操特征。其内涵主要表现在两方面:一是服务提供内容,针对部分常见病咨询、慢性病复诊、慢病管理、家庭医生的签约服务的内容,提供基本疾病预防、诊断、治疗、护理和康复等基本医疗服务内容。二是服务价格与支付手段,互联网医疗价格按照线上线下公平的原则进行设置,并配套医保支付政策,将线上部分服务提供内容纳入基本医疗保险覆盖范围。

"互联网+"基本医疗服务模式在促进分诊、优化服务流程、充分发挥优质医疗卫生资源能力以及疫情防控中发挥了重要作用。一方面,"互联网"问诊可根据病情的轻重缓急及难易程度提供不同的治疗建议,为简单常见病患者在线开方,为需要到线下进一步检查的患者推荐医生与医疗机构,优化了服务提供流程,既能节省患者的时间经济成本,还能将常见病、慢性病的病人下沉到基层机构或者进行线上诊疗,实现实体医疗机构的分流作用,促进医疗资源的合理利用。另一方面"互联网+"基本医疗服务突破了时间和地域的限制,提高了医疗资源在线上的可及性与可获得性,更加有效地发挥有限的优质医疗资源作用;并且,通过远程医疗、远程医学教育的方式提高基层医疗服务能力,推进家庭医生签约服务和医联体建设,推进分级诊疗制度建设。同时,线上咨询与诊疗的方式缓解了医院就诊压力与居民焦虑,并且减少了线下人员的聚集,降低了医生、患者感染的风险,是疫情防控的重要手段。

2. 互联网医疗服务提供基本情况

(1)互联网医院建设数量。根据《2021中国互联网医院发展报告》(以下简称"报告")数据统计结果显示,截至2020年底我国累计已建成1004家互联网医院。依据国家卫健委最新统计数据,截至2021年上半年,全国中国已设置审批1600余家互联网医院,初步形成线上线下一体化医疗服务模式,如表6-15所示。

表 6-15   互联网医院建设数量

年份	2014	2015	2016	2017	2018	2019	2020
已建成数量（家）	2	4	26	60	26	197	689
增长率（%）		100.0	550.0	130.8	−56.7	657.7	249.7

（2）互联网医院类型。报告数据显示，我国互联网医院发起方多元化发展，以三级以上公立医院为主，有 697 家（占比 69.4%），三级以上医疗机构建设互联网医院 820 家（占比 81.7%）；建设机构涵盖综合医院、中医院、专科医院等多重类型，以综合医院为主（占69.1%）；互联网医院建设包含 H 型（医院独立建设）、H+I 型（医院与企业联合开办）和 I 型（企业依托实体医疗机构独立设置）三种类型，其中以 H 型为主（占 61.0%），如表 6-16 所示。

表 6-16   互联网医院建设情况

类型		数量（家）	百分比（%）
互联网医院建设发起方	公立医院	697	69.4
	民营医院	63	6.2
	企业	227	22.6
	其他机构	17	1.7
互联网医院建设发起方等级	三级及以上	820	81.7
	二级及以上	138	13.7
	一级及未定级	46	4.6
互联网医院医院类别	综合医院	694	69.1
	中医院	129	12.8
	专科医院	117	11.7
	妇幼医院	45	4.5
	中西医结合	17	1.7
	康复医院	2	0.2
互联网医院发展模式	H 型	612	61.0
	H+I 型	204	20.3
	I 型	188	18.7

（3）互联网+医疗服务提供内容与流程。互联网+医疗服务贯穿患者诊前、诊中和诊后，形成一站式就医全流程服务。通过预约挂号、智能分诊导诊功能实现诊前预约，以在线复诊、远程会诊、处方开具、线上支付等实现诊中服务，在诊疗后，通过药事服务、药品配送、慢病管理等环节，形成线上医疗服务的闭环。服务内容可以根据是否涉及医疗诊断，分为核心医疗业务、非核心医疗业务与便民服务三类。其中核心医疗业务包括：常见病、慢性病在线复诊、远程会诊、慢病管理、远程门诊、"互联网+"家庭医生签约服务等；非核心医疗业务包括：医学咨询、健康科普、随访管理、远程检测、医学教育等；便民业务包括：预约挂号、在线缴费、报告查询、药品配送、院内导航等。

在服务提供流程方面，患者可以通过微信互联网医院或 App 等程序进入线上诊疗界面，选择相应的科室与医生，选择问诊形式（图文问诊或视频问诊）进行线上诊疗，描述病情和上传病例信息，以获得医生诊疗建议与诊断。在线上直接开具电子病历和处方，经过在线处方审核后，外配给定点药店，患者可选择药品配送到家或就近到线下药店取药。

（4）服务提供价格。2019 年 8 月国家医疗保障局发布了《关于完善"互联网+"医疗服务价格和医保支付政策的指导意见》，提出从项目管理、价格机制、医保支付政策方面完善"互联网+"医疗服务价格和医保支付政策，按照线上线下公平的原则配套线上服务项目的医保支付政策，完善协议管理、结算流程等指标。

其中设定"互联网+"医疗服务价格项目的基本原则为：属于卫生行业主管部门准许以"互联网+"方式开展、临床路径清晰、技术规范明确的服务；面向患者提供直接服务；服务过程应以互联网等媒介远程完成；服务应可以实现线下相同项目的功能；服务应对诊断、治疗疾病具有实质性效果。不得以变换表述方式、拆分服务内涵、增加非医疗步骤等方式或名义增设项目。

我国目前已开展的"互联网+"医疗服务价格项目范围主要有互联网诊察、远程会诊、远程诊断和远程监测四大类（许航等，2020；陈永成等，2020），如表 6-17 所示。根据各省份互联网医疗服务价格定价发现，各省份对医疗服务项目的范围尚未形成统一标准，收费价格不一。国家出台的《关于做好公立医疗机构"互联网+医疗服务"项目技术规范及财务管理工作的通知》明确了 10 项"互联网+医疗服务"项目和不同主体在提供服务过程中的利益分配关系。

表 6-17 互联网医疗服务项目科目

互联网诊察	远程会诊	远程诊断	远程监测	其他
互联网复诊	远程会诊	远程心电监测	远程影像诊断	普通医师建床费
互联网心理咨询	远程单学科会诊	远程起搏器监测	远程超声诊断	普通医师出诊费
	远程双学科会诊	远程除颤器监测	远程心电诊断	家庭病床建床费
	远程多学科会诊	远程胎心监测	远程病理诊断	家庭病床巡诊费
	远程病理会诊	远程睡眠呼吸监测过筛试验	切片数字转换及上传	远程教学
	同步/非同步远程病理会诊		远程检验诊断	
	互联网（远程）影像学会诊		非同步远程病理诊断	
	切片数字转换及上传			
	远程中医辨证论治会诊			

（5）服务提供医保报销。国家制定了一系列政策对线上诊疗医保支付进行规范。如定点医疗机构提供的，与医保支付范围内的线下医疗服务内容相同，且执行相应公立医疗机构收费价格的"互联网+"医疗服务，经相应备案程序后纳入医保支付范围并按规定支付。属于全新内容的"互联网+"并执行政府调节价格的基本医疗服务，由各省级医疗保障部门按照规定，综合考虑临床价值、价格水平、医保支付能力等因素，确定是否纳入医保支付范围。

在医保结算方面，政策指出参保人在定点的互联网诊疗的医疗机构就诊所发生的复诊医疗费和药品费用，可以按照线下的政策来支付，医保的经办机构和提供互联网诊疗的实体医疗机构进行结算。本书对当前各省份对互联网医疗纳入医保的情况进行了汇总，如表 6-19 所示。

表6-18　部分省份互联网医疗服务提供价格

单位：元

类别	项目名称	江苏三类	江苏二类	浙江	海南一类价	海南二类价	海南三类价	湖南三级医院	湖南二级医院	湖南一级医院	江西三级	江西二级	四川三甲医院	四川三乙医院	四川二甲医院	四川二乙医院	云南一类价	云南二类价	云南三类价	青海三级	青海二级	青海一级
互联网医疗复诊	互联网医疗复诊				12	12	12	按照相应等级医院普通门诊诊查费标准执行			16	11	30	26	22	18	15	12	9	7	6	4
互联网医院门诊	普通门诊	12	10		200	190	180	200	170				169	144								
	副主任医师	22	15		250	238	226	300	255				303	258								
	主任医师	35	25																			
	特殊津贴专家	50	40																			
远程会诊	远程单学科会诊	200	200														220	168	116	300	240	210
	单学科远程会诊（副主任医师）			180																		

续表

省份 项目名称	江苏 三类	江苏 二类	浙江	海南 一类价	海南 二类价	海南 三类价	湖南 三级医院	湖南 二级医院	江西 三级	江西 二级	四川 三甲医院	四川 三乙医院	四川 二甲医院	四川 二乙医院	云南 一类价	云南 二类价	云南 三类价	青海 三级	青海 二级	青海 一级
远程会诊 单学科远程会诊（主任医师）			200												260	208	156			
远程会诊 远程多学科会诊	600	480	200	400	380	360														
远程会诊 远程病理会诊			400	400	380	360	260				263	224								
远程会诊 同步远程病理会诊	600	480	600												420	336	252	300	240	210
远程会诊 非同步远程病理会诊	400	320													280	224	168	200	160	140

续表

项目名称	江苏 三类	江苏 二类	浙江	海南 一类价	海南 二类价	海南 三类价	湖南 三级医院	湖南 二级医院	江西 三级	江西 二级	四川 三甲医院	四川 三乙医院	四川 二甲医院	四川 二乙医院	云南 一类价	云南 二类价	云南 三类价	青海 三级	青海 二级	青海 一级
远程胎心监测				50	46	40					29	25	21	18	授权医疗机构制定试行价格					
远程心电监测				50	46	40	80				6	6	5	5				100	80	70
远程起搏器监测				50	46	40					70	65	59	53				65	52	45
远程除颤器监测				50	46	40												65	52	45
家庭自动腹膜透析远程监测											74	68	62	56						
远程多参数监测											6									

续表

省份 / 项目名称	江苏		浙江	海南			湖南		江西		四川				云南			青海		
	三类	二类		一类价	二类价	三类价	三级医院	二级医院	三级	二级	三甲医院	三乙医院	二甲医院	二乙医院	一类价	二类价	三类价	三级	二级	一级
远程影像诊断(CR、DR)	50		50	50	46	40														
远程影像诊断(CT、MRI)	50		100	50	46	40														
远程诊断 远程超声诊断	50			50	46	40														
远程诊断 远程心电诊断	50			35	25	15														
远程诊断 远程病理诊断	300	240		300	270	240														
远程睡眠呼吸监测过筛试验																				
切片数字转换及上传	40	40																		
其他 互联网心理咨询																				

181

表 6-19　　　　截至 2021 年 4 月各省份互联网医疗纳入医保情况

是否纳入医保	省级行政区
纳入	北京、上海、广东、山东、四川、重庆、河南、河北、湖北、贵州、宁夏、陕西、内蒙古
部分纳入	天津、山西、辽宁、浙江、安徽、江西、湖北、湖南、福建、海南、广西、新疆
临时纳入	吉林、黑龙江、江苏
未纳入	云南、甘肃、青海、西藏

同时，国家鼓励各地依托全国统一的医保信息平台实现处方流转，通过建设全国统一标准的医保电子处方中心，实现定点医疗机构处方信息、医保结算信息与药品零售消费信息互联互通，实时共享，全国范围内定点医药机构的处方流转及标准互认。

五　样本医院互联网医疗服务提供调查

（一）实体医院互联网医院运行情况

1. 互联网诊疗数据统计

江苏省某省级综合医院 2020 年 1 月至 2022 年 2 月互联网挂号人次、就诊人次、线上处方、咨询人次数据显示，互联网挂号人次数量均为最高，线上处方人次最低。其中在 2020 年 2—4 月、2021 年 8—9 月产生了两次互联网诊疗服务的高峰，与新冠疫情紧密相关。

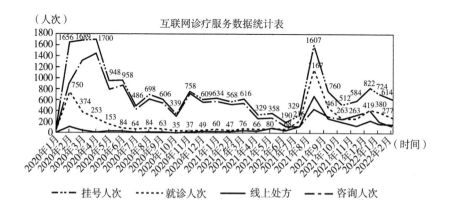

图 6-1　2020 年 1 月至 2022 年 2 月互联网诊疗数据

2. 互联网诊疗科室分布

2020 年 1 月至 2022 年 2 月问诊数据结果显示，线上问诊共有 6874 次就诊访问量。根据线上科室诊疗访问情况得分排名（见表 6-20），其中就诊次数排名前 3 位的为生殖医学中心、皮肤科、风湿免疫科，如表 6-20 所示。

表 6-20　　　　　2020 年 1 月至 2022 年 2 月互联网诊疗科室排名

排名	科室	频率（次）	百分比（%）	排名	科室	频率（次）	百分比（%）
1	生殖医学中心	1836	26.71	11	泌尿外科	163	2.37
2	皮肤科	823	11.97	12	心理科	158	2.30
3	风湿免疫科	609	8.86	13	肿瘤科	146	2.12
4	心血管内科	576	8.38	14	妇女保健科	118	1.72
5	内分泌科	539	7.84	15	呼吸与危重症医学科	86	1.25
6	消化内科	495	7.20	16	高血压专病	78	1.13
7	神经内科	284	4.13	17	妇科	69	1.00
8	肾内科	204	2.97	18	产科	57	0.83
9	骨科	198	2.88	19	血液科	43	0.63
10	产前诊断	178	2.59	20	营养科	38	0.55

3. 互联网医疗服务支出

（1）挂号价格。2020 年 1 月至 2022 年 2 月挂号价格结果数据显示，互联网医疗服务挂号价格有 2 元、12 元、22 元、35 元和 50 元 5 种价格，其中以 12 元（占 46.90%）、22 元（占 22.36%）、35 元（占 30.47%）为主，分别对应普通门诊、副主任医师、主任医师，如表 6-21 所示。

表 6-21　　　　2020 年 1 月至 2022 年 2 月互联网医疗服务挂号价格

价格（元）	医生类别	频率（次）	百分比（%）
2	—	17	0.25
12	普通门诊	3217	46.90

续表

价格（元）	医生类别	频率（次）	百分比（%）
22	副主任医师	1534	22.36
35	主任医师	2090	30.47
50	特殊津贴专家	2	0.03

（2）药品与检查项目费用。2020年1月至2022年2月药品与检查项目费用结果显示，分别有1530和222人次使用了线上购买药品和检查治疗项目，药品费用支出平均约为419.42元，检查项目治疗费用支出平均约为753.38元，如表6-22所示。

表6-22　　　　　2020年1月至2022年2月互联网医疗
服务药品和检查项目治疗费用

	使用人数	平均值	中位数	标准偏差	最小值	最小值
药品费用支出	1530	419.42	216.10	646.25	1.38	9180.00
检查项目治疗费用	222	753.38	349.43	1692.01	0.30	20023.38

根据线上购药所依据的疾病诊断进行汇总排序（前30位），排名前5位的分别是高血压（152次）、糖尿病（59次）、痤疮（50次）、冠心病（45次）、脑梗塞（33次），疾病多为常见病、慢性病、肠道疾病与皮肤病，如表6-23所示。

表6-23　　　　　2020年1月至2022年2月线上购药
依据的疾病诊断（前30位）

排名	诊断	次数（次）	排名	诊断	次数（次）
1	高血压	152	16	克罗恩病	16
2	糖尿病	59	17	胃炎	16
3	痤疮	50	18	系统性红斑狼疮	16
4	冠心病	45	19	胃幽门螺杆菌感染	15
5	脑梗塞	33	20	溃疡性结肠炎	14
6	湿疹	29	21	便秘	13
7	慢性胃炎	28	22	过敏性皮炎	13

续表

排名	诊断	次数（次）	排名	诊断	次数（次）
8	皮炎	25	23	甲真菌病	12
9	干燥综合征（Sjogren 综合征）	24	24	皮肤改变	12
10	帕金森病	24	25	前列腺增生	12
11	类风湿性关节炎	21	26	心房颤动	12
12	高脂血症	20	27	焦虑状态	11
13	感冒	18	28	脂溢性皮炎	11
14	胃肠功能紊乱	18	29	反流性食管炎	10
15	荨麻疹	17	30	认知功能障碍	10

根据线上购药的药品名称进行汇总排序（前 30 位），其中有 17 种药品属于基本药物目录内容，如表 6-24 所示。

表 6-24　2020 年 1 月至 2022 年 2 月购买药品种类汇总（前 30 位）

排名	药品名称	次数（次）	排名	药品名称	次数（次）
1	阿司匹林*	60	16	盐酸二甲双胍片*	36
2	缬沙坦氨氯地平片*	55	17	硝苯地平控释片*	35
3	琥珀酸美托洛尔缓释片	54	18	依托考昔片	35
4	阿托伐他汀钙片*	48	19	甲钴胺片*	33
5	硫酸羟氯喹*	48	20	地奈德乳膏	32
6	硫酸氢氯吡格雷片*	47	21	硅油乳膏	32
7	左甲状腺素钠片*	46	22	夫西地酸乳膏	30
8	依折麦布片	45	23	苯磺酸氨氯地平片*	28
9	阿法骨化醇片*	44	24	复方谷氨酰胺肠溶胶囊	28
10	熊去氧胆酸胶囊*	43	25	来氟米特片*	27
11	骨化三醇软胶囊	42	26	碳酸钙 D3 片	27
12	瑞舒伐他汀钙片*	42	27	氯霉素洗剂*	26
13	富马酸卢帕他定片	37	28	多磺酸粘多糖乳膏	23
14	艾普拉唑肠溶片	36	29	复方甘草酸苷片	23
15	硫酸羟氯喹片*	36	30	枸橼酸莫沙必利片*	23

注：*为基本药物目录内容。

（二）调查对象与方法

1. 调查对象

本次调查对象为江苏地区参与互联网医疗平台提供服务的医务人员和接受过互联网医疗服务的患者。本书利用课题组开发的调查问卷，通过"问卷网"进行在线调查。为了限制样本为参与和使用过互联网医疗的医生与患者，前置"是否使用过互联网医疗平台"问题筛选人群后进行问卷填写。调查问卷填写对象是从江苏地区各城市中随机抽取的。调查于 2021 年 4 月 14 日至 5 月 5 日进行。共获得有效医生问卷 393 份、患者问卷 449 份。

2. 统计学方法

采用 Epidata3.1 和 SPSS23.0 统计软件进行数据录入与分析计数资料以相对数表示，组间比较采用 χ^2 检验。以 $P<0.05$ 为差异有统计学意义。

（三）医生互联网医疗服务提供情况

1. 医生基本情况

根据调查显示，医生 393 人中，男性 191 人（48.6%），女性 202 人（51.4%）；年龄平均值为 36.16 ± 5.74 岁，年龄 31 岁以下 62 人（15.8%），31—35 岁 148 人（37.7%），36—40 岁 96 人（24.4%），41 岁以上 87 人（22.2%）；以本科和硕士居多，其中本科 119 人（30.3%），硕士 203 人（51.7%），博士 66 人（16.8%）；调查以苏南的医生居多，其中苏南 216 人（55.0%），苏中 112 人（28.5%），苏北 65 人（16.5%），其他基本情况如表 6-25 所示。

表6-25　　2020 年 1 月至 2022 年 2 月互联网医疗医生基本情况

变量	分类	频数（人）	百分比（%）
性别	男	191	48.6
	女	202	51.4
年龄	31 岁以下	62	15.8
	31—35 岁	148	37.7
	36—40 岁	96	24.4
	41 岁以上	87	22.2

续表

变量	分类	频数（人）	百分比（%）
文化程度	博士	66	16.8
	硕士	203	51.7
	本科	119	30.3
	大专及以下	5	1.3
职称	无职称	5	1.3
	初级职称	77	19.6
	中级职称	199	50.6
	副高职称	84	21.4
	正高职称	28	7.1
科室	内科	136	34.6
	外科	108	27.5
	妇产科	75	19.1
	儿科	45	11.5
	其他	29	7.4
地区	苏南	216	55.0
	苏中	112	28.5
	苏北	65	16.5

2. 互联医疗提供情况分析

在调查的393名医生中，372人（94.7%）参与过本院互联网诊疗平台，207人（52.7%）参与过企业互联网诊疗平台，其中以好大夫在线93人（23.7%）、平安好医生76人（19.3%）、丁香医生69人（17.6%）居多，如表6-26所示。

表6-26　　2020年1月至2022年2月从事互联网医疗的类型

类型	频数（人）	百分比（%）	排序
本院互联网诊疗平台	372	94.7	1
企业互联网医疗平台	207	52.7	2
好大夫在线	93	23.7	3
平安好医生	76	19.3	4
丁香医生	69	17.6	5

续表

类型	频数（人）	百分比（%）	排序
微医	44	11.2	6
阿里健康	38	9.7	7
春雨医生	23	5.9	8
医渡云	2	0.5	9

3. 医生对本院互联网服务提供满意度影响因素分析

（1）不同特征医生本院互联网诊疗服务提供满意率比较。根据调查，选择性别、年龄、地区、职称等9个自变量进行影响因素分析，结果显示不同性别、本院互联网服务定价与劳动付出相比、能否通过本院互联网诊疗平台塑造个人品牌和本院对互联网医疗支持程度对本院互联网诊疗平台满意度差异有统计学意义（P<0.05），如表6-27所示。

表6-27　　2020年1月至2022年2月不同特征医生本院互联网
诊疗服务提供满意率比较

变量	分类	例数（人）	对本院互联网诊疗平台满意度（%）	χ^2	P值
性别	男	191	110（57.6）	3.974	0.046
	女	202	136（67.3）		
年龄	31岁以下	62	42（67.7）	2.285	0.515
	31—35岁	148	96（64.9）		
	36—40岁	96	55（57.3）		
	41岁以上	87	53（60.9）		
文化程度	博士	66	38（57.6）	4.231	0.238
	硕士	203	125（61.6）		
	本科	119	78（65.5）		
	大专及以下	5	5（100.0）		
职称	无职称	5	5（100.0）	5.567	0.234
	初级职称	77	46（59.7）		
	中级职称	199	131（65.8）		
	副高职称	84	48（57.1）		
	正高职称	28	16（57.1）		

续表

变量	分类	例数（人）	对本院互联网诊疗平台满意度（%）	χ^2	P 值
科室	内科	136	82（60.3）	4.062	0.398
	外科	108	66（61.1）		
	妇产科	75	48（64.0）		
	儿科	45	27（60.0）		
	其他	29	23（79.3）		
地区	苏南	216	127（58.8）	2.966	0.227
	苏中	112	75（67.0）		
	苏北	65	44（67.7）		
本院互联网服务定价与劳动付出相比	偏低	72	33（45.8）	10.657	0.005
	差不多	283	187（66.1）		
	偏高	38	26（68.4）		
能否通过本院互联网诊疗平台塑造个人品牌	不能	27	10（37.0）	26.339	<0.001
	一般	117	57（48.7）		
	能	249	179（71.9）		
本院对互联网医疗支持程度	不支持	18	4（22.2）	30.178	<0.001
	一般	121	60（49.6）		
	支持	254	182（71.7）		

（2）二分类 Logistic 回归变量赋值情况。将医生是否对本院互联网平台满意设为因变量，将选择性别、年龄、地区、职称等 9 个作为自变量纳入回归方程，多分类变量采取哑变量的形式进行回归分析，回归方程以第一个类别作为参照，具体赋值情况如表 6-28 所示。

表 6-28　　　　　　　　　变量赋值表

变量	编码	赋值
Y	是否对本院互联网服务提供满意	不满意 = 0，满意 = 1
X1	性别	男 = 1，女 = 2
X2	年龄	35 岁及以下 = 1，35 岁以上 = 2
X3	文化程度	本科及以下 = 1，硕博学历 = 2

续表

变量	编码	赋值
X4	职称	初级职称＝1，中级职称＝2，高级职称＝3
X5	科室	内科＝1，外科＝2，妇科＝3，儿科＝4
X6	地区	苏南＝1，苏中＝2，苏北＝3
X7	能否通过本院互联网诊疗平台塑造个人品牌	不能＝1，一般＝2，能＝3
X8	本院对互联网医疗支持程度	不支持＝1，一般＝2，支持＝3
X9	互联网定价与劳动付出相比	偏低＝1，差不多＝2，偏高＝3

（3）本院互联网服务提供满意度影响因素的 Logistic 回归分析。以医生是否对本院互联网诊疗服务满意为因变量（不满意＝0，满意＝1），选择性别、年龄、地区、职称等 9 个因素为自变量，进行多因素 Logistic 回归分析。结果显示，苏北地区医生对本院互联网服务提供满意度高于苏南地区；医院对互联网诊疗服务支持的满意度高于医院对互联网诊疗服务不支持的（P<0.05，见表 6-29）。

表 6-29　本院互联网服务提供满意度影响因素的 Logistic 回归分析

自变量	B	SE	Wald	P 值	OR （95%CI）
性别（以男为对照）					
女	0.275	0.262	1.101	0.294	1.316（0.788，2.198）
年龄（以 35 岁以上为对照）					
35 岁以下	−0.001	0.347	0.000	0.998	0.999（0.506，1.974）
文化程度（以本科及以下为对照）					
硕博学历	−0.059	0.269	0.048	0.826	0.943（0.557，1.596）
职称（以初级职称为对照）					
中级职称	0.218	0.337	0.421	0.517	1.244（0.643，2.407）
高级职称	−0.097	0.497	0.038	0.846	0.908（0.343，2.406）
目前所在的科室（以内科为对照）					
外科	0.404	0.307	1.729	0.188	1.498（0.820，2.737）
妇科	0.016	0.360	0.002	0.965	1.016（0.502，2.057）
儿科	0.222	0.402	0.304	0.581	1.248（0.568，2.743）
地区（以苏南为对照）					

续表

自变量	B	SE	Wald	P 值	OR（95%CI）
苏中	0.476	0.277	2.950	0.086	1.609（0.935，2.768）
苏北	0.739	0.345	4.575	0.032	2.093（1.064，4.119）
能否通过本院互联网诊疗平台塑造个人品牌（以不能为对照）					
一般	0.000	0.536	0.000	1.000	1.000（0.350，2.857）
能	0.860	0.535	2.583	0.108	2.364（0.828，6.752）
本院对互联网医疗支持程度（以不支持为对照）					
一般	0.846	0.657	1.655	0.198	2.330（0.642，8.450）
支持	1.561	0.649	5.793	0.016	4.764（1.336，16.982）
互联网定价与劳动付出相比（以偏低为对照）					
差不多	0.537	0.323	2.769	0.096	1.710（0.909，3.218）
偏高	0.694	0.482	2.076	0.150	2.002（0.779，5.149）

（四）患者互联网医疗服务利用情况

1. 患者基本情况

研究调查的449人中，其中女性人数309人（占68.8%）；年龄在26—35岁的青年人群占比最高，达47.2%，年龄为26—45岁的中青年人数、已婚人数、大专及本科人数占比均高于75%；46.8%的被调查者月收入在5000—10000元；在医保类型中，94.0%的人有基本医疗保险，居住在苏南地区的被调查者占比最高，为44.3%。被调查者的基本情况如表6-30所示。

表 6-30　　　　　　　　　被调查者的基本情况

变量	分类	频数（人）	百分比（%）
性别	男	140	31.2
	女	309	68.8

续表

变量	分类	频数（人）	百分比（%）
年龄	25 岁及以下	61	13.6
	26—35 岁	212	47.2
	36—45 岁	144	32.1
	46 岁及以上	32	7.1
婚姻	已婚	353	78.6
	其他	96	21.4
文化程度	高中及以下	74	16.5
	大专及本科	346	77.1
	硕士及以上	29	6.5
月收入	5000 元以下	132	29.4
	5000—10000 元	210	46.8
	10000 元以上	107	23.8
基本医疗保险	有	422	94.0
	无	27	6.0
居住地	苏南	282	62.8
	苏中	102	22.7
	苏北	65	14.5

2. 互联网医疗利用情况分析

在被调查的 449 名患者中，使用互联网医疗服务频率较多和一般的人数相当，分别为 168 人（37.4%），179 人（39.9%）。其中 374 人在实体医疗机构互联网医院就诊过（占 83.3%）、311 人（69.3%）选择过企业互联网医疗平台（如好大夫、微医、丁香园等）、245 人（54.6%）使用过外卖购药服务。在选择就诊科室时，排名前两位分别是内科和外科，分别为 325 人（占 72.4%）和 277 人（占 61.7%）。对使用互联网医疗服务的原因调查结果显示，"操作方便"是大家的首要选择原因，占比达到 53.0%（238 人）；次要原因是"等待时间少"，占比为 41.0%（184 人）选择；第三位原因是患者认为在互联网医疗平台上"看小病，寻求医疗建议"，有 135 人（30.1%）。患者使用互联网医疗服务的基本情况及原因如表 6-31 所示。

表 6-31　　　　　患者使用互联网医疗服务的基本情况及原因

项目		频数（人）	百分比（%）	排名
使用频率	较多	168	37.4	—
	一般	179	39.9	
	较少	102	22.7	
选择的平台	实体医疗机构的互联网医院	374	83.3	1
	企业互联网医疗平台（好大夫、微医、丁香园等）	311	69.3	2
	外卖购药	245	54.6	3
就诊科室	内科	325	72.4	1
	外科	277	61.7	2
	妇产科	140	31.2	3
	儿科	112	24.9	4
	肿瘤科	34	7.6	5
	其他	21	4.7	6
使用原因	操作方便	238	53.0	1
	等待时间少	184	41.0	2
	看小病，寻求医疗建议	135	30.1	3
	先了解情况后线下就诊	116	25.8	4
	接受医生线上的连续性服务	101	22.5	5
	买药方便	95	21.2	6
	有大专家号	88	19.6	7
	复诊方便	85	18.9	8
	收费合理	61	13.6	9
	医生推荐	61	13.6	10
	亲友推荐	45	10.0	11
	其他	3	0.7	12

3. 患者对互联网医疗服务满意度影响因素分析

（1）不同特征患者对实体医院互联网医疗服务提供满意度比较。将患者基本特征 7 个变量、使用情况与体验 6 个变量，结果显示性别、年龄、使用企业互联网医疗平台、使用频率以及就诊时长、问题解决程度、投诉或举报渠道、信息、隐私及支付安全保护满意度共 8 个因素对患者使用实体医院互联网医疗平台总体满意度的差异有统计学意义（P<0.05），如表 6-32 所示。

表 6-32　　　患者对实体医院互联网医疗服务满意比较

变量	分类	本院互联网医疗平台满意度（%）	χ^2	P 值
性别	男	92（65.7）	6.325	0.012
	女	238（77.0）		
年龄	25 岁及以下	38（62.3）	10.970	0.012
	26—35 岁	150（70.8）		
	36—45 岁	119（82.6）		
	46 岁及以上	23（71.9）		
婚姻状况	已婚	265（75.1）	2.100	0.147
	其他	65（67.7）		
文化程度	高中及以下	59（79.7）	1.976	0.372
	大专及本科	249（72.0）		
	硕士及以上	22（75.9）		
月收入	5000 元以下	98（74.2）	0.088	0.957
	5000—10000 元	153（72.9）		
	10000 元以上	79（73.8）		
基本医疗保险	有	308（73.0）	0.940	0.332
	无	22（81.5）		
居住地	苏南	202（71.6）	1.534	0.464
	苏中	77（75.5）		
	苏北	51（78.5）		
线上诊疗方式	实体医疗机构互联网医院	274（73.3）	0.063	0.801
	企业互联网医疗平台	240（77.2）	7.011	0.008
	外卖购药	182（74.3）	0.172	0.678
使用频率	较多	138（82.1）	10.340	0.006
	一般	123（68.7）		
	较少	69（67.6）		

续表

变量	分类	本院互联网医疗平台满意度（%）	χ^2	P 值
就诊时长	不满意	58（47.2）	60.349	<0.001
	满意	272（83.4）		
问题解决程度	不满意	83（54.2）	44.143	<0.001
	满意	247（83.4）		
投诉或举报渠道	不满意	77（52.4）	50.026	<0.001
	满意	253（83.8）		
信息、隐私及支付安全保护	不满意	78（53.8）	42.684	<0.001
	满意	252（82.9）		

（2）二分类 Logistic 回归变量赋值情况。以患者实体医院互联网医疗利用总体满意度为因变量，将患者性别、年龄、婚姻状况等 12 个变量作为自变量纳入回归方程，多分类变量采取哑变量的形式进行回归分析，以变量第一个类别作为参照，具体赋值情况如表 6-33 所示。

表 6-33　　　　　　　　　　变量赋值表

变量	编码	赋值
Y	互联网医疗利用总体满意度	不满意＝0，满意＝1
X1	性别	男＝1，女＝2
X2	年龄	25 岁及以下＝1，26—35 岁＝2，36—45 岁＝3，46 岁及以上＝4
X3	婚姻状况	其他＝1，已婚＝2
X4	文化程度	高中及以下＝1，大专及本科＝2，硕士及以上＝3
X5	月收入	5000 元＝1，5000—10000 元＝2，10000 元以上＝3
X6	基本医疗保险	无＝1，有＝2
X7	居住地	苏南＝1，苏中＝2，苏北＝3
X8	利用频率	较多＝1，一般＝2，较少＝3
X9	就诊时长满意度	不满意＝1，满意＝2
X10	问题解决程度满意度	不满意＝1，满意＝2
X11	投诉或举报渠道满意度	不满意＝1，满意＝2
X12	信息、隐私及支付安全保护满意度	不满意＝1，满意＝2

（3）患者服务体验影响因素的二分类 Logistic 回归。以患者实体医院互联网医疗使用总体满意度为因变量（不满意＝0，满意＝1），选择患者性别、年龄、婚姻状况等 12 个因素设为自变量，进行 Logistic 回归。结果显示，女性、年龄 36—45 岁、就诊时长、问题解决程度、投诉或举报渠道、信息、隐私及支付安全保护满意度 6 个变量对满意度的影响具有显著性（P<0.05），即女性相较于男性、年龄在 36—45 岁相较于 25 岁及以下以及 4 项服务体验感到满意的患者总体满意度高，如表 6-34 所示。

表 6-34　　　　　　患者服务体验影响因素的 Logistic 回归

自变量	OR	B	SE	Wald	P 值	OR（95%CI）
性别（以男为对照）						
女	2.689	0.989	0.283	3.500	<0.001	(0.435, 1.543)
年龄（以 25 岁及以下为对照）						
26—35 岁	1.518	0.417	0.461	0.900	0.366	(−0.487, 1.322)
36—45 岁	4.616	1.530	0.529	2.890	0.004	(0.492, 2.567)
46 岁及以上	2.883	1.059	0.765	1.380	0.166	(−0.441, 2.558)
婚姻状况（以其他为对照）						
已婚	0.531	−0.633	0.414	−1.530	0.126	(−1.444, 0.178)
文化程度（以高中及以下为对照）						
大专及本科	0.536	−0.624	0.393	−1.590	0.112	(−1.394, 0.146)
硕士及以上	1.456	0.376	0.717	0.520	0.600	(−1.030, 1.781)
月收入（以 5000 元以下为对照）						
5000—10000 元	0.870	−0.139	0.322	−0.430	0.666	(−0.770, 0.492)
10000 元以上	1.087	0.083	0.389	0.210	0.830	(−0.679, 0.845)
基本医疗保险（以无为对照）						
有	0.750	−0.288	0.568	−0.510	0.612	(−1.401, 0.825)
地区（以苏南为对照）						
苏中	0.842	−0.172	0.354	−0.480	0.628	(−0.866, 0.523)
苏北	0.874	−0.135	0.449	−0.300	0.763	(−1.015, 0.744)
使用的频率（以较多为对照）						
一般	0.822	−0.195	0.319	−0.610	0.540	(−0.821, 0.430)
较少	0.829	−0.188	0.358	−0.530	0.599	(−0.890, 0.514)
就诊时长（以不满意为对照）						
满意	3.934	1.370	0.282	4.850	<0.001	(0.816, 1.923)

续表

自变量	OR	B	SE	Wald	P 值	OR（95%CI）
问题解决程度（以不满意为对照）						
满意	2.476	0.907	0.309	2.940	0.003	（0.301，1.512）
投诉或举报渠道 （以不满意为对照）						
满意	1.851	0.616	0.307	2.010	0.045	（0.014，1.217）
信息、隐私及支付安全保护 （以不满意为对照）						
满意	2.085	0.735	0.262	2.810	0.005	（0.221，1.248）
常数	0.118	-2.133	1.009	-2.110	0.035	（-4.112，-0.155）

综上分析，"互联网+"医疗为基本医疗服务提供开辟了新模式。当前实体医院互联网医疗运行情况显示，线上诊疗数量与全国疫情情况紧密相关，疫情发生时线上诊疗量呈现出明显的增长趋势，可以认为实体医院互联网医疗为疫情期间保证患者需求、缓解医院服务压力、减少聚集、降低交叉感染方面发挥积极作用。上述样本数据显示，高血压、糖尿病、冠心病与脑梗塞4类慢性病在该院的互联网医疗中占前5位，线上诊疗为慢性病就诊提供了便捷的途径。线上购药结果显示超半数药品属于基本药物目录内容，体现了互联网医疗就诊疾病多为常见病、多发病的特征。

根据调查显示，医生对本医院互联网诊疗使用的满意度为62.6%，低于企业互联网诊疗平台的满意度（71.0%）。这主要是由于企业互联网诊疗平台作为第三方机构平台，由专业的机构和人员进行系统开发设计，在界面简洁、就医流程人性化、使用便捷程度方面都优于本医院互联网诊疗平台的设计。相较于本医院互联网诊疗平台，医生认为企业互联网医疗平台有工作时间自由（49.3%）、就医流程人性化（48.3%）和使用过程便捷流畅（44.0%）的优点。有74.9%的医生认为能通过企业互联网医院塑造个人品牌，高于医生对本院个人品牌塑造认可度（63.4%），可以认为企业互联网诊疗平台在塑造个人品牌方面也具有优势。但在药量种类和数量提供与隐私保护方面，企业互联网诊疗平台满意度低于实体医院互联网平台。医院诊疗平台的隐私保护、药量种类位于互联网服务满意度的前两名，本医院诊疗平台的待遇激励和企业诊疗平台的药量种类满意度较低。

医生对本医院互联网医疗满意度的影响因素回归结果显示，本院互联网医疗满意度受医院对互联网诊疗支持程度的影响，医院对互联网医疗服务开展的支持态度将提高医生线上服务的满意度，可能由于医院的支持将从制度规范、激励机制等为医生提供更加有效的工作支撑环境，提高医生的积极性。

患者互联网医疗使用的特征分析显示，年龄为 26—45 岁的中青年人数、大专及本科人数占比均高于 75%，46.8% 的被调查者月收入在5000—10000 元。这表明在使用过互联网医疗的患者中呈现更年轻、高学历和高收入的人群特征。中老年群体是慢性病患病的高发群体，对医院长期复诊和取药有着较高的需要，但由于往返的时间与费用的消耗以及中老年群体行动不便等原因，产生了极大的不便利，而互联网医疗线上复诊、药品快递到家的服务打破时间和空间（地域）限制，缓解了此类问题。

患者互联网医疗服务体验满意度结果显示，患者总体满意度在较高水平，其中问题解决程度满意度最低，反映当前线上诊疗的效果与对医疗问题的解决仍有较大提升空间。就诊时长、问题解决程度、投诉和举报渠道以及信息隐私安全等的满意程度对总体满意度存在正向影响，因此实体医疗机构互联网医院平台建设应关注与患者服务体验各个环节，强化服务流程、质量与内容。

有关建议调查显示，患者对就诊信息与隐私安全较为关注，如39.6% 的人表示互联网就医时很关心"就诊信息和隐私安全"，31.6%的认为"就诊信息、隐私及支付安全的有力保障"会激励他们使用互联网医疗服务，57.4% 的人建议互联网医疗"加强对线上诊疗的监督管理，保护医患的隐私"。同时投诉和举报率会伴随着线上就医"问题解决程度"和"信息、隐私及支付安全保护"的不满情绪的产生而升高，当线上就医能较大程度解决患者的问题以及有效保证患者就医的信息、隐私和支付安全时，投诉和举报率会大幅降低，就医体验的满意度大幅提升。因此信息与隐私安全将是推进互联网医疗发展的重要保障，互联网医疗应充分关注对隐私安全、线上诊疗的监督管理，确保就诊质量与信息安全。

六 我国基本医疗服务提供补偿与激励

当前我国基层医疗卫生机构的服务补偿通常取决于医疗机构的行政级别。财政补偿方式包括差额补偿法、价格补贴法以及定额补贴法等（李维玉、林显强，2017）。

大型医院的医疗收入占其收入的大部分，政府财政占比较小，而基层医疗机构主要依靠政府的财政补贴维持运营。如表 6-35 所示，2015—2019 年，我国基层医疗机构的财政拨款收入占总收入比重高于医院。

表 6-35   2015—2019 年医院和基层医疗机构财政拨款收入占总收入比重

年份	医院			基层医疗卫生机构		
	总收入（万元）	财政拨款收入（万元）	财政拨款收入占总收入比重（%）	总收入（万元）	财政拨款收入（万元）	财政拨款收入占总收入比重（%）
2015	228788642	18776496	8.21	43488537	13973640	32.13
2016	257843221	21384621	8.29	48293753	15768012	32.65
2017	286598900	23695348	8.27	54839695	17844180	32.54
2018	318898782	26965976	8.46	61246366	19773518	32.29
2019	359675961	30823940	8.57	69938541	21503732	30.75

表 6-36 显示了 2019 年全国基本医保收支情况，参保总人数已达 13.54 亿人，基本医保收入为 24421 亿元。医保支出占收入的 85.39%，其中城乡医保支出占收入的 95.52%。

表 6-36   2019 年全国基本医保收支情况

指标	参保人数（亿人）	收入（亿元）	支出（亿元）	支出占收入比重（%）	基金累计结存（亿元）	其中统筹基金（亿元）
职工医保	3.29	10005	7939	79.35	—	14128
城乡医保	10.25	8575	8191	95.52	5143	
合计	13.54	24421	20854	85.39	27697	19270

表 6-37   2018 年各地区城乡居民和职工基本医疗保险情况

地区	参保人数（万人）			职工基本医保收支			
	城乡居民基本医保	职工基本医保	合计	基金收入（亿元）	基金支出（亿元）	基金支出占基金收入比重（%）	累计结存（亿元）
东部	35071	18677	53747	8321	6573	78.99	11982
中部	35781	6765	42545	2461	2005	81.47	3097
西部	31927	6239	38166	2755	2129	77.28	3671
合计	102779	31681	134458	13537	10707	79.09	18750

七 我国基本医疗服务提供问题

基于上述分析，可以发现在我国基本医疗服务提供中存在以下问题。

（一）基本医疗服务提供者分布不均

一方面，基本医疗服务提供者在机构层面分布不均。我国基本医疗服务提供者包括医院和基层医疗机构，其中，基层医疗机构数量占比（96.53%）较高；但卫生技术人员主要集中在医院，占比 68.95%，基层医疗机构仅占 31.05%。在一级、二级、三级医院中，一级医院占比（47.53%）最高，二级医院（40.87%）次之，三级医院（11.60%）最少；但是，卫生技术人员占比三级医院（51.75%）最多，二级医院（40.53%）次之，一级医院（7.72%）最低。基本医疗服务提供者以基层医疗机构为主，但卫生技术人员仍主要集中在医院，尤其是二级、三级医院。

另一方面，基本医疗服务提供者在地区层面分布不均。以全科医生为例，2019 年，我国东部、中部、西部每万人口全科医生数分别为3.28 人、2.17 人、2.05 人，基本实现了国家 2020 年每万人口的全科医生数量为 2—3 人的目标，但要实现 2030 年达到每万人口有 5 名全科医生的目标，全科医生培养任务依然艰巨，尤其是中西部。

（二）基本医疗服务提供者质量有待提升

一方面，基层医疗卫生机构的人员素质相较于医院仍有较大差距。例如乡镇卫生院、社区卫生服务中心医务人员本科及以上占比（分别为 17.4%、37.0%）少于医院（45.3%），尤其是乡镇卫生院；乡镇卫生院、社区卫生服务中心医务人员的职称在副高及以上的占比（分别为 2.7%、5.5%）少于医院（10.1%），尤其是乡镇卫生院。

另一方面，我国在基本医疗卫生服务中发挥重要作用的高素质全科医生依然短缺。2019 年，我国全科医生已有 36.5 万人，但取得培训合格证书的人数仅占 42.3%。2012 年起，我国开始招收培养全科医学硕士研究生，但到 2018 年，仅 800 名左右的研究生毕业。可见，高素质的全科医生依然短缺。

（三）大医院的功能定位与实际服务提供之间仍存在差距

三级医院在区域医疗服务体系中处于龙头地位，在提供基本卫生服务以及对危急、复杂疾病的诊疗等方面发挥关键作用。以江苏省为例，2019 年江苏省 118 家三级医院 CMI 值（病例组合指数）均值为 0.91，且 75% 的机构 CMI 值未超过 1；三级医院出院患者四级手术比例均值为 13.68%，与极大值 70.95% 相比差距较大。CMI 值与出院患者四级手术比例这两个指标表明，三级医院需要提高在危急、复杂疾病诊疗等方面的服务能力和水平。

（四）基层医院人员流失问题依然严峻

2019 年，江苏省 118 家三级医院对口支援医院进修人员并返回原医院人员占比、医联体内医院进修人员并返回原医院人员占比、其他医院进修人员并返回原医院人员占比这三个指标的均值均小于 50%，由此可见，基层医院人员流失问题仍较为严峻。

（五）基本医疗服务供给能力不足

由于基层医疗机构人员数量、人员素质相较于医院仍有较大差距、下级医院人员流失等问题，基层医疗机构与下级医院的基本医疗服务提供能力较弱，尤其在农村地区（杨珊，2021），以及中西部地区。因此，各地也在积极探索不同的基本医疗服务提供模式，如"三师共管"模式、"纵向全科医生团队"模式、医疗联合体等，以期有效提升基层服务能力，更好地满足居民对基本医疗服务的需求。

（六）互联网医疗制度规范不完善

一是服务项目和范围不明确。缺乏对于多发病和常见病的互联网医疗权威目录，并且对诊疗间隔时长、疾病情况没有明确要求，各个医疗机构在执行时标准也不一致（安健等，2020）。二是实体医疗机构线上服务定价标准偏低。调查结果显示，部分医生反映实体医院线上诊疗服务定价难以体现医疗服务实际工作量，难以调动起医生的工作积极性。同时，在当前互联网诊疗收费较低的背景下，易出现互联网医院运营收支不平衡现象（吴丹麦等，2021）。三是线上诊疗尚未实现医保支付。当前国家层面已出台互联网医院纳入医保的相关配套措施，报销领域主要为"常见病""慢性病"和"复诊服务"，尚未扩大至网上购药等范围。在医保控费要求下，各地医保对线上医保支付仍持谨慎态度。在实操层面，移动支付如何对接医保，在认证、支付的流程中仍存在较大的不便利性。四是由于医院 HIS 信息系统的区域性，无法实现不同网络之间的信息共享与大数据挖掘，尚未实现真正意义上的患者信息互联互通，阻碍了互联网医疗的发展（周莉等，2019）。五是国家尚未制定针对健康隐私信息的制度规范，对侵犯隐私的惩罚机制没有具体规定，因此电子化健康医疗数据安全、用户安全使用平台服务缺乏有效的制度保障，仍存在重大挑战（周忠良，2021）。

（七）医患在互联网医疗方面的积极性还需提高

一是医生在实体医院线上平台诊疗的绩效考核机制尚不明确，调查结果显示医生对线上平台医疗服务价格存在不满意，以及线上诊疗与线下就诊的经济补贴、绩效制度等尚未实现衔接，加上医生在医疗机构的线下诊疗工作量繁重，影响医务人员提供互联网医疗的积极性。二是线上诊疗平台操作上仍存在复杂性，部分年龄较大的专家教授，线上诊疗需经过较长时间的学习与使用才能实现转变。还有部分医生对线上诊疗的医疗质量、医疗安全有顾虑和担心，因而不愿意从事线上诊疗。三是中老年患者在互联网使用中学习能力欠缺，存在线上诊疗操作使用不便利的问题，影响使用的感受和效率。四是患者传统就医习惯难以改变。患者长期当面诊疗习惯的转变是需要一定的时间消化和动态实践过程，同时对线上诊疗信任不足、诊疗质量担忧等问题，也影响患者对互联网医疗模式看法。

第二节　基本医疗服务提供的国际经验

基本医疗卫生服务包括基本公共卫生服务和基本医疗服务，本书前述内容已将基本医疗服务定义为：政府从职责上应该提供一定保障的、作为公共物品或准公共物品来为全体居民提供的能解决绝大部分人群主要健康问题，基本医疗保险能支付得起的医疗服务。它具有公平、必需、公益、可及、成本效果好等特点。在操作层面，基本医疗服务可包括以下两个方面：①纳入基本医疗保险覆盖范围的服务。②基层医疗机构提供的与其功能任务相适应的医疗服务。依据前述概念界定，本节在国际经验的总结和提炼过程中将基本医疗服务提供界定为各国医疗卫生机构提供的主要医疗服务。

本节从基本医疗服务的法律保障、代表性基本医疗服务提供模式、基本医疗服务提供的治理主体与协同治理方面总结基本医疗服务提供的国际经验，从而解读不同国家和地区基本医疗服务提供模式的差异，比较不同基本医疗服务模式治理过程中的问题、模式创新和解决路径，为构建适应我国国情特征的基本医疗服务模式治理体系提供参考。

一 基本医疗服务提供的法律保障

世界范围内，医疗卫生服务提供体系治理的全国性法律框架通过多种法律得到了确立。

（一）德国

在德国，《法定健康保险法》规定了疾病诊疗、预防保健、精神卫生、处方药、口腔服务、康复等基层医疗卫生服务包以满足大部分人的健康需要（于梦根等，2019）。在所有初级卫生保健医生中，68%的德国初级卫生保健医生单独执业，只有在获得基层医生转诊同意后，社保患者方可进入综合医院接受治疗（Altenstetter & Christa，2003）。

（二）加拿大

《加拿大卫生法》是免费为全民提供医疗服务的法律依据，还制定了卫生服务的统一标准（GP，2013）。健康团队通常由医生、护士以及其他的健康专业人士共同组成，针对居民进行健康风险分层，稳健的电子病历系统是服务能够顺利开展的关键。

加拿大的医疗服务体系包括初级医疗保健和二级医疗服务，采取严格转诊的形式。为了医疗服务的整合提供，加拿大一些省区建立了初级保健网络（Primary Care Networks），将医院、长期照料机构、康复和社区医疗卫生服务机构合并构建成一个以地域为基础的医疗卫生服务整体网络，促进初级医疗与其他医疗服务（如医院、长期照护等）之间的整合，提高了服务提供者间的互动协作、改善了服务质量和居民健康结局（Letourneau，2009）。

（三）英国

在英国，《国家健康法》规定国家为居民免费提供健康体检、筛查等预防性服务。英国国家卫生服务体系（National Health System）由初级卫生保健、二级和三级医疗机构构成，全科医生（General Practitioner）发挥守门作用，通过严格的转诊制度促进服务网络的互联互通。2003年，英国通过建立整合型医疗保健网络（Integrated Care Network），有效地降低了患者的住院次数和平均住院日，通过发挥"内部市场机制"促进服务提供者的良性竞争。但是，在改革的进程中，内部市场改革的效果正在减弱，逐渐转向依靠绩效管理和内部监管的途径。2012年成立的临床委托小组（Clinical Commissioning Groups）指的是一组来自不同区域的全科医生，共同为患者和人群提供最佳服务，包括：①眼科、泌尿外科、呼吸内科、妇科、糖尿病照护、皮肤科、风湿科、普通老年医学等门诊服务。②全科医生提供的初级保健服务。③全科医生提供的局部改善计划。④紧急护理中心和非工作时间的初级保健服务。⑤因跌倒和非卧床护理或从疗养院紧急入院。⑥心理健康服务。⑦学习障碍服务。⑧中间护理服务和被评估为有 NHS 持续医疗保健需求的人提供的服务。⑨临终关怀。⑩志愿服务和社区服务。⑪健康访问、家庭护士合作、药物滥用和性健康服务。⑫患者和公众参与。⑬复杂病例管理以及药物管理。

（四）美国

美国作为典型的市场化医疗服务体系，商业医疗保险在其服务体系中占据了重要的比例，以美国医院协会统计数据为例，2019年，全美共有6090家医院，其中社区医院5141家，包括：2946家民营非营利性医院，1233家民营医院，962家州或地方政府所有的医院。还包括了208家联邦医院，625家非联邦所有精神病医院，116家监狱医院、大学医务室、长期照护医院（平均住院日不低于30天）等其他类型的医院，在所有社区医院中，3453家医院隶属于特定的卫生系统（Health System）中，占比达到67.2%（AHA，2021）。美国的整合型医疗服务提供体系（Integrated Delivery System），通过整合不同层级的医务人员为居民提供协调和连续的卫生服务，其中典型代表包括了凯撒医疗集团，它通过网络预约形式来管理会员，协调初级、中级医疗以及住院治疗。

（五）日本

在日本，《健康促进法》于2002年颁布，它强调健康既是人民的权利，也是人民的义务。同时，健康相关事务基本上都有法律支持和保障，比如《老年人福祉法》《预防接种法》等。厚生劳动省负责制定和管理医疗体系，中央社会保险医疗委员会（Chuikyo）每两年修订一次国民健康保险和医疗费表（自2021年开始，每年一次），规定了对医疗机构服务供给的经济激励措施（Shiroiwa et al.，2017）。日本新药管理的参与主体包括了中央社会保险委员会、厚生劳动省、企业、相关领域专家等。新药每年有四次机会进入国民健康保险目录，仿制药进入目录的频率自2008年改为每年两次，通过多方制度安排，形成了一套适应国情且与国际接轨的定价体系，居民可以不论疾病严重程度或保险情况自由地前往任何医疗机构，并不需要转诊和预约，在没有转诊的情况下，如果前往高级别医疗卫生机构需要额外付费（Sakamoto et al.，2018）。为了加强初级保健和二级保健的协调，厚生劳动省提高了补偿费用以激励初级保健和二级保健要素间的合作。针对小于200张床位的医疗机构，通过提高服务价格，促进此类机构的服务提供（MHLW，2018）。在日本，42%的诊所为私立诊所，医院提供了30%的基本医疗卫生门诊服务，所有医院均为非营利性（MHLW，2016）。虽然日本有着经合组织国家中一流的医疗卫生服务体系，但基层医疗卫生服务体系的发展仍旧不充分，日本需要建立全科医生守门人制度，将基层医疗卫生、预防和公共卫生整合以服务不断加剧的老龄化社会，医疗服务体系中没有强制转诊制度等现状与我国当前的服务体系比较相似，筹资体系治理结构的整合将价格、采购、支付等职能跨部门协同，体现了事后付费走向战略购买的转变，与2018年我国国家医保局定位具有类似之处，其社会文化背景与我国也较为类似。

二 代表性基本医疗服务提供模式

以下主要介绍了团队管理模式中的多学科协作团队管理模式、慢性病管理模式中的协调式照护模式和管理性出院模式、"互联网+医疗"

模式。其关键在于明确服务人群，以基层为中心的路径构建，多层级多学科服务提供者间的有效协同，通过医保支付和绩效管理促进服务的有效供给（吕兰婷、刘芳，2017）。"互联网+医疗"模式作为基本医疗服务提供的新模式和新业态，该模式的服务范围不断拓展，服务项目和服务支付保险多样。

（一）多学科协作团队管理模式

多学科协作团队管理模式通过多学科综合团队来管理慢性病患者的需求（中华人民共和国中央人民政府，2015）。澳大利亚为此模式的典型，特点为：①需方：具有慢性病高风险且能受益于慢病管理的人群。②供方：协同服务团队除了全科医生和护士，还包括健康工作者、营养师等。③支付与激励：将慢病管理纳入医疗保险报销计划，同时在慢病照护中制定了按绩效付费项目。

（二）协调照护模式

协调式管理是指慢病管理中医疗服务和社会照护领域的协调，由指定的个人协调多方共同制定诊疗方案并落实。例如德国的"慢性病管理项目"，注重在医疗服务体系中进行整体设计并通过医疗服务包整合提供，特点为：①需方：具有并发症或存在长期医疗服务需求的人群。②供方：一般由全科医生担任的协调医师。③支付与激励：对患者、医疗服务提供方、地方社会医疗保险基金会均有激励。

（三）管理性出院模式

管理性出院重点是对出院后病人的持续管理，与基层卫生机构和社区进行协调，确保病人出院后仍能获得高质量的康复、疗养等服务。以法国为例，特点为：①需方：患有慢性病且可能会再次入院的住院患者。②供方：由出院管理者协调全科医生、专科护士等共同参与。③支付与激励：采用此管理模式的慢性病患者可获得额外的管理服务并免除自付费用。此外，全科医生可以获得额外补贴。

（四）"互联网+医疗"模式

面对居民健康需要的提升，满足居民基本医疗服务需求提供模式的创新。随着信息技术的发展，各国居民就医方式和服务提供模式发生了重要的变化。以互联网医疗为例，传统的"面对面诊疗"已经无法充分满足居民的健康需要，迫切需要更多基于互联网的医疗服务供给。"互联网+医疗"成为提供基本卫生服务的重要手段。在全国范围内"互联网医院""远程医疗"等多种模式得到了各级政府和医院的重视，但实际开展过程中遇到了诸多问题：一是数据化建设过程中的割裂影响了数据共享，同时基层医疗机构信息化水平不高，居民健康信息与诊疗信息零散化，影响了区域服务网络的构建。二是由于数据标准存在差异，导致数据整合存在困难。三是数据管理安全和第三方移动医疗平台监管也提高了数据的管理难度。四是远程医疗服务医保支付制度和监管体系尚不明确，线上就诊法律风险应对措施不足（黄妮，2020）。

作为基本医疗服务提供的新模式和新业态，如何通过制度设计和配套措施保障"互联网+"视角下基本医疗服务提供的有效发展成为基本医疗服务模式协同治理的重要问题。目前，互联网应用在医疗领域的创新成果包括，可穿戴设备、远程医疗、医院的工作流程优化等方面。以美国的远程医疗服务为例，在2020年3月的使用量相对于2019年同期水平提高了40倍，其优势在于具有消除歧视（精神卫生疾病、药物滥用等人群）、提高服务可及性、降低服务不公平性等。世界范围内"互联网+"医疗服务项目主要包括慢性病、危重症、康复、精神卫生及疫情防控背景下的服务拓展，具体服务项目包括了健康体检、心理咨询、药物使用、福利、康复、健康监测等健康咨询类，会诊、居家透析、危重症等诊疗类服务。服务支付保险多样化，主要从服务时间、强度、场景和专科类型进行服务价格确定，支付方式包括按项目付费、按月支付、捆绑支付等。以美国为例，服务模式主要包括实时视频会议、远程监护、储发—转发和移动健康四类。比如，通过远程医学信息传输辅助疾病诊断和诊疗，通过实时传感起搏器对患者进行健康水平监测，持续健康管理。

三 基本医疗服务提供的协同治理

20世纪后期，各国国家内部治理结构随着全球政治的重要变化也发生了巨大的调整，公民对政府公共服务领域和范围的期望日益增加，各国政府普遍面临财政资源有限而公共需要无限的难题（王家峰，2015），多中心治理得到了更加广泛的关注。美国政治经济学家奥斯特罗姆按照共用或排他与否将公共产品进行了分类，打破了政府既是公共服务责任方，又是提供者的传统理念，提出在优化公共产品服务供给方面，各个治理主体在多方面的互补性可有效解决单一主体治理无法解决的问题。这一观点挑战了公共服务管理"政府失灵"就应当私有化或政府调控的传统，提出了自主治理的可能性。整体制度环境的差别也导致了对于行政机制、市场机制和社群机制的单一强调均无法实现资源的最优化配置和产出的最大化，对各国基本医疗服务治理提出了更高的要求。

国际经验表明，基本医疗服务提供者不仅数量众多，而且类型繁杂，主要包括：不同所有制性质的各级各类医院、基层医疗卫生机构、家庭医生、全科医生、护士以及社会工作者等。其中，基层医疗服务提供主体的服务范围主要涉及常见病、多发病、疑难疾病的诊疗，服务对象也包括了患者、健康人群。由于社会经济发展水平的不同，各国基本医疗卫生服务供给范围和保障程度均有不同，区域间服务供给主体（基层机构、个体诊所等）构成有所差异。部分国家限制公立医院的门诊服务，门诊服务的基本医疗卫生服务主要由基层机构完成。部分国家形成的"以普通门诊服务为主要提供者"的服务格局与我国"大医院为中心"的服务提供体系差异明显，侧面反映了我国当前基层医疗服务体系的相对弱势（Yip & Hsiao，2008）。我国的二级医院、三级医院也提供了大量"本应"由基层机构提供的基本医疗卫生服务，一定程度上引发了患者"整体性趋高就医"这一现象。医疗服务的筹资对象包括医疗保险、政府、不同支付能力的多种人群；主流的医疗保险筹资方式包括：全民公费医疗、全民健康保险、社会医疗保险和商业医疗保险等。医疗保险可以有效调节服务提供、利用行为，并合理配置医疗资源，是促进整合型医疗卫生服务体系构建的关键（朱晓丽等，2018）。随着收购、兼并、系统整合等组织制度模式和治理结构的转变，基本医疗服务供给体系的治理结构也随之复杂，使得不同层次医疗卫生机构服务供给的交叉不断增多。

既往研究指出，协同治理是指各个主体在一个开放系统中不断互动，采取一定的行为方式优化治理机制，通过制度化与常态化的跨领域机制建设、信息资源共享等方式，实现不同组织间为共同目标而进行制度化合作（唐贤兴、马婷，2019）。20 世纪 90 年代，德国在公共医疗保险基金的改革中，通过法律保障大部分基本医疗服务，通过竞争确定基金收费与少数特殊服务的格局。由上级政府、政府职能部门、内部监管、社会组织等构成监管体系。上述特征导致了治理主体的功能定位识别和动作协同，充满了复杂性（何子英等，2017）。以国家主导为主的卫生服务体系为例，英国福利供给模式目前是"国家与公民社会共同合作"的公共治理模式（丰华琴，2010）。既有研究已经表明社会资本办医表现出了提高卫生服务可及性、质量和效率的潜质。但是，私立部门并不像既往研究指出的效率更高、更可承受或者医疗上更加有效，相对比公立服务体系的优势在于减少等待和人文关怀表现更好。因此，公立与私营医疗机构应优先考虑分工与合作。一旦公立与私营医疗机构之间竞争过多，说明政府未按照市场经济调整两者的相应职能。2008年，英国中央政府就对NHS实施了跨部门、协同治理安排，结果表明该治理结构能够有效促进各部门非正式关系的建立，但需要进一步的政府资金、支持性政府环境和充分的时间促进协同治理模式的成功实施。部分英联邦国家，如加拿大也开始在基本医疗服务提供过程中引入市场治理和社群治理，通过内部市场机制的运用，减少了行政治理的主导作用，政府从医疗卫生机构的举办者和管理者逐渐转型为掌舵者和监管者（Saltman and Duran，2015）。以加拿大魁北克省的癌症服务网络治理经验为例，协同治理有助于促进快速且稳健的决策，有助于促进癌症服务的整合，但该模式的附加价值需要进一步评估（Tremblay et al.，2019）。美国一项针对医疗市场的观察研究表明，原有市场中的政府角色定位（服务提供者、监管者，等等）影响了是否采取协作治理的必要性，政府也倾向于多元治理保护公共产品的提供（Mountford & Geiger，2018）。美国的另一项调查结果表明，协作治理委员会的成员身份增强了员工的赋权意识，并促进了自我成长和组织发展（Erickson et al.，2003）。行政治理的基本特点是"命令与控制"，一定程度上会导致"行政化"的治理格局；市场治理的基本特征是"选择与竞争"，是市场各个主体之间的交易和竞争；社群治理的特点则是"认诺与遵从"，多个主体通过对特定价值观或规范认同、承诺或遵守来进行多方活动的协调。因此，三种治理机制之间、与整体制度环境和政策供给之间的嵌入需要更高层面的协同治理。政府—市场—社会三方协同治理不仅仅将三者作为不同类型的独立行动者，揭示了基于行政机制、市场机制和社群机制的行政治理、市场治理和社群治理之间如果不能实现充分的相互嵌入，则会发生所谓的"失灵"。以日本的药品价格的全过程管理为例，药品定价、医保准入、价格目录调整和退出机制的管理，关键在于理顺政府治理机制和市场治理机制之间的关系。其中，社群机制的作用在于信息优势、政策倡议、行业治理等，听取行业诉求为依据界定利益和调试行动，弥补上级政府信息弱势、制度安排和政策供给激励不足等问题。而良好的社群治理有助于提高创新政策过程中社群治理的行政嵌入性。

随着 2014 年"五年展望"和 2017 年"五年展望的下一步"的持续规划，英国通过适应疾病谱变化的诊疗照护模式，将医院资源逐渐向基层倾斜，对基本医疗服务的合同质量、结果框架、支付方式等方面进行完善，激励基层服务提供者提高服务质量（吕兰婷、刘文凤，2020）。1985 年，日本成立了医疗技术评估协会以应对持续经济低迷引发的卫生服务危机，最初倾向于美国卫生服务政策与研究机构和英国国家卫生与临床优化研究所学习。2004 年，日本整合了药物安全研究组织、药品与医疗器械评估中心、日本医疗设备发展协会形成了药品和医疗器械机构，对规范基本医疗服务提供的协同治理提供了制度基础（房良等，2019）。2002 年，泰国的"30 铢"法案提出时的综合医疗卫生服务包括了基础服务、放疗、手术、意外事故和急救服务，但不包括换肾手术，起因是担心该服务会对系统造成负担。但通过意见领袖的呼吁和病人权利意识的唤醒，最终该项服务被纳入到医疗保险方案中。因此，完整的评估体系是衡量医疗服务协同治理水平和促进内部要素行动规范的重要方式，促进多元主体目标的共同实现。2007 年，泰国卫生技术评估中心正式成立，2009 年国家的基本药物清单将药物成本效益作为标准之一后，卫生技术评估中心不断为全民健康保险提供决策支持（程文迪等，2020）。

多国经验表明，①政府行政机构的跨部门整合、政府—市场—社会等多主体协同治理等方式促进了基本医疗服务的提供和模式的优化。②技术、药品准入、定价和支付报销的循证决策推动了服务提供的价值导向，提供了多主体协同治理沟通的基础。③社会组织公开透明的广泛参与，形成了公共利益最大化决策的基础，避免了既往单一行政决策、市场决策的不足，提高了财政投入和医保政策的效能。但是，协作安排中的选择性和排斥可能会对参与者之间的关系纽带和联系产生负面影响，这对将协作治理作为追求卫生目标的政策策略的应用提出了挑战，特别是我国监管部门长期面临的纵向激励不足、横向协调困难的大背景下，基本医疗服务模式治理结构的构建挑战重重。因此，需要形成以公众利益和社会公平为导向，以跨部门行动为主要形式，基本医疗服务提供模式的协同治理必须与其嵌入的制度、结构和社会经济文化背景相适应（Capitalism，1997）。如最新的机构改革组建了国家卫生健康委员会和国家医疗保障局，对基本医疗服务提供、医疗制度保障、药品与医疗服务价格等不同领域跨部门行动建立了制度基础，一定程度上也包括良性竞争的市场机制和公开透明的社会参与机制。

第三节　基本医疗服务提供模式优化

结合本章节对国内基本医疗服务提供问题的剖析和提炼，借鉴国际基本医疗服务提供经验，为优化国内基本医疗服务提供模式提供参考，形成了多层次、跨区域、多服务项目融合的、连续性、整合型基本医疗服务提供模式。

一　基本医疗服务提供系统模型

图6-2为优化的基本医疗服务提供系统模型。该模型涵盖宏观、中观、微观三个层面，包括基本医疗服务的提供者（提供机构、提供人员）、提供内容、提供方式。

（一）宏观层面——整合型的基本医疗服务体系

随着"以促进健康为中心"的"大健康"理念的提出（薄云鹊等，2020），基于《基本医疗卫生与健康促进法》及相关政策，应逐步形成由多主体组成涵盖不同层级的、跨区域的、多服务项目融合的基本医疗服务体系。

当前，我国二级和三级医院负载过重，相对薄弱的基层医疗卫生服务体系无法应对当下巨大的居民健康需要和医疗服务需求，对构建多主体协同治理的基本医疗服务提供体系形成了巨大的挑战。一方面，此过程涉及多方服务主体，除了整合系统内相同和不同层次的医疗机构，还

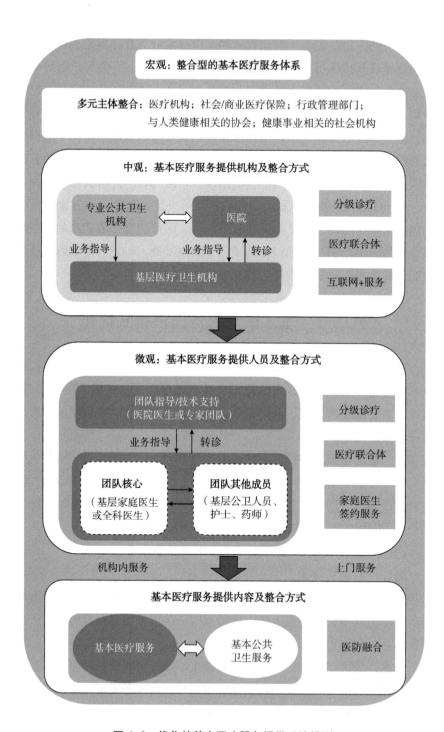

图6-2 优化的基本医疗服务提供系统模型

涉及医疗保险、行政管理部门及各类社会组织机构。另一方面，政策制定者必须关注基本医疗服务提供治理结构与复杂的社会和经济环境间的嵌入。当前的服务提供体系对筹资的可持续性造成了巨大的压力，各类医疗卫生服务必须连成一体才能满足居民的医疗保健需求、提高整体的社会经济效益。在医疗需求持续增长的条件下，最基础、关键和紧迫的是改善基层机构服务能力不足的问题。面对上述情况，各方应对当前服务提供体系进行协同治理，发挥多方优势，通过治理结构的制度化和技术创新等手段，构建基层机构、公立医院基本医疗、公共卫生、健康教育和促进一体化的整合型服务体系，通过多元协同治理等方式，结合社会经济、科学技术的创新，促进服务模式的完善和创新，将理念转换成制度，不断实现公共利益的优化满足。

（二）中观层面——基本医疗服务提供机构

在中观层面，基层医疗卫生机构、医院是提供基本医疗服务的主体，专业公共卫生机构参与促进医防融合。

根据《基本医疗卫生与健康促进法》，各机构功能定位明晰：①基层医疗卫生机构：主要为居民提供预防、保健、健康教育、疾病管理等基本卫生服务。②医院：主要提供疾病诊治，特别是危急和复杂疾病的诊疗，突发事件的医疗处置、救援以及健康教育等医疗卫生服务。③专业公共卫生机构：主要提供疾病预防控制和健康教育、妇幼保健、精神卫生等公共卫生服务。

医院和基层医疗机构之间的整合方式包括：分级诊疗、医疗联合体、"互联网+服务"等方式。针对经济欠发达地区/农村地区和薄弱专科，"互联网+服务"和专科联盟（如儿科医疗联合体）可以实现跨区域的机构整合。

（三）微观层面——基本医疗服务提供人员

在中观层面，应形成整合型的基本医疗服务团队开展服务。

基本医疗服务的主要提供方为基层医疗卫生机构、医院的服务人员。整合型的基本医疗服务团队成员包括：①团队指导：医院的医生或专家团队，他们为基层医疗机构的团队成员提供指导和技术支持。②团队核心：基层医疗机构的家庭医生/全科医生，他们在守护居民健康与控制医疗费用等方面发挥重要作用。③团队其他成员：基层医疗机构的公共卫生人员、护士、药师等，他们可以积极配合家庭医生或全科医生，尤其是公共卫生人员的加入，能够更好地实现基本医疗服务与基本公共卫生服务的整合。

服务团队成员之间的整合方式有：分级诊疗、医疗联合体、家庭医生签约服务等。如医院的医生或专家团队可以通过加入基层家庭医生服务团队、基于医疗联合体下沉到基层医疗机构等方式，提供基本医疗服务。

二 基本医疗服务提供内容

（一）基本医疗服务覆盖人群要有公平性

在基本医疗服务提供方面，着重推进针对全人群基本的医疗卫生服务（林士惠、雷海潮，2013）；同时，要考虑服务提供的公平性。《中华人民共和国基本医疗卫生与健康促进法》第十五条从基本医疗卫生服务的内涵特征方面强调提供基本卫生服务的公平性；第三十九条从医疗机构实行分类管理方面强调保障基本医疗服务公平可及。在公平性方面，一些薄弱学科尤其值得关注，如儿科、精神医疗服务；儿科、精神医疗服务公平性较差的重要原因是其医疗资源公平性不足。在儿科医疗资源方面，以湖北省为例，有研究指出湖北省儿科人力资源总量不足，且儿科卫生资源在地理分布上不公平（彭馨晔、曾理，2020）。在精神医疗资源方面，以北京为例，有研究指出北京市在精神卫生服务方面的资源配置水平与其社会经济地位的不匹配，在区域间卫生资源配置不均衡，并且公平性较差（徐秋月等，2021）。因此，构建医疗联合体可以整合优质的儿科、精神等方面的医疗卫生资源，实现基层儿科、精神等在医疗卫生资源数量与质量等方面的改良；此外通过"互联网+"的卫生服务模式，有助于提升卫生保健服务的可及性，缓解因空间限制所带来的卫生资源不足、分布不均等问题（杨同卫，2006；冯林华，2019）。

（二）基本医疗服务项目要有整合性

随着社会的不断发展，人们的医疗服务需求已经从"生理治疗需求"上升到对"精神—心理—人文关怀"等需求，随着人口老龄化与医疗体制改革，患者的医疗消费需求更加多样化。因此，基本医疗服务提供模式也需要不断变革。在整合型的基本医疗服务体系中，基层医疗卫生机构、医院及其服务人员（如家庭医生/全科医生、公卫人员、药师、护士等）是基本医疗服务的提供主体，同时专业公共卫生机构推动医防融合，满足居民的基本健康需求。医院与基层医疗卫生机构的服务人员可以通过机构内的门诊服务与住院服务、上门服务等多种形式提供基本医疗服务。

三 基本医疗服务提供方式

在宏观层面，应采用政府和市场合作的方式来提供基本医疗服务。我国的医疗服务供给经历了从计划经济时期的政府严格的计划调控到党的十一届三中全会后引入市场化改革（王萍，2007），医疗服务体系的改革过程也是政府与市场关系变革的过程。计划经济时期，我国的基本卫生服务具有福利性，但是居民的卫生需求和提供的服务水平均较低；而党的十一届三中全会以后，市场化改革的引入使得我国医院与医疗水平飞速发展，但也给医疗服务提供带来了诸多问题，如重治疗轻预防、资源配置不合理、供方的不合理行为等。因此，在提供基本医疗卫生服务时，如何更好地把握政府与市场之间的关系、促进政府与市场之间的合作至关重要。《基本医疗卫生与健康促进法》指出"基本医疗服务主要由政府举办的医疗卫生机构提供，鼓励社会力量举办的医疗卫生机构提供基本医疗服务"；同时，"支持和规范社会力量举办的医疗卫生机构与政府举办的医疗卫生机构开展多种类型的医疗业务、学科建设、人才培养等合作"。根据《2020中国卫生健康统计年鉴》，2019年，我国政府办与社会办医院数量分别为9701家、7731家，政府办与社会办基层医疗机构数量分别为460467家、124753家。可见，在基本医疗服务提供中，以政府办医疗机构为主，但社会力量也发挥了重要作用。因此，要充分把握政府在基本医疗服务提供中的主导地位；同时，鼓励支持社会力量办医，从而满足人民日益增长的基本医疗卫生服务需求。

在"互联网+"医疗服务提供方面，建议：①完善互联网医疗配套政策与制度规范。如完善互联网医院线上诊疗管理规范，对实体医院互联网医疗服务定价、医保支付方式根据医疗机构等级、专家级别以及实际运营情况和诊疗科目进行调整，明确定价与利益分配机制，推动互联网+医疗医保支付的对接，推动互联网医疗可持续运营发展。强化互联网医疗服务提供全过程监管。从诊前医生准入资质查验、患者复诊身份认证；诊中就诊操作规范、诊疗质量控制；诊后患者满意度、差错发生率等建立监督考核机制，完善线上诊疗质量控制体系并进行持续监督管理（王露等，2019）。推进各省互联网医疗平台与该省省级互联网医疗健康服务与监管系统平台的对接。实现全省互联网医疗服务的全程留痕、可查询、可追溯，为居民提供医疗投诉举报通道，保障居民规范、安全的网上就医权利。②推进医生线上诊疗绩效激励制度建设。具体包括完善医生绩效评价机制，将线上诊疗工作量融入科室、医生个人等绩效考核评价中，鼓励"多劳多得"给予医生绩效补贴。探索互联网诊疗体系内其他收费项目，将术后随访、慢病管理等内容纳入医生随访业务内容，并通过收费机制，激励医生在线服务提供。③围绕患者需求，优化线上服务提供。如简化就诊操作流程。调研结果显示当前互联网诊疗存在系统操作繁琐、流程复杂等问题，因此应当优化服务界面与就诊选择流程，加强使用操作宣传，提高患者的可操作性。提高互联网诊疗的互动性。借助移动应用、云计算、物联监测终端技术，通过辅助设备、可穿戴智能设备，加强医生对患者的健康监测，强化医患之间的互动性。④强化数据互通与安全管理。加强线上诊疗多部门互联。对互联网线上诊疗流程进行再造，使临床、医技、门诊科室等形成一条线服务，线上线下相互打通，实现对患者疾病周期全过程管理，进而提升患者就医体验。将患者过往历史就诊记录与线上就诊平台实现互联互通，使得医生在线上就诊时能够得到患者更全面的病史信息，促进医疗服务质量的提升，并且推进医院与基层医院数据互通，实现复诊与健康管理在基层的有效衔接。建立完善互联网医疗信息安全保障体系，及时发现与修复信息安全隐患，确保数据信息的全程留痕与安全保障（唐凯等，2020）。⑤实体医疗机构互联网医院建设应符合各级医疗机构的功能定位，将互联网+基本医疗服务提供模式融入到分级诊疗的政策大方向中。同时，强调线下实体医院的特色业务在线上互联网医院的延伸。不同等级、不同专科、不同地域的互联网医院应根据各自实体医院的不同定位而具有差异性，将线下的特色医疗服务延伸至线上，人们借助互联网突破时间和空间的限制，在家就能接受到不同的线上特色专科服务（杜明超，2022）。

在中、微观层面，需要基本医疗服务提供者之间的合作。通过分级诊疗、医疗联合体、"互联网+服务"、家庭医生签约服务、医防融合等基本医疗服务提供方式，将基本医疗服务的提供机构、提供人员、提供内容更好地整合在一起，形成整合型的基本医疗服务体系。

第四节　小结

伴随着经济、社会、人口年龄结构等的巨大变化，居民对于基本医疗服务产生了新的需求，不断实现基本医疗服务提供的优化至关重要。基本医疗服务提供也体现了国家经验水平与医疗卫生服务体系治理水平。

本章从基本医疗服务提供者（提供机构与人员）、提供内容、提供方式、提供补偿与激励方面，充分了解我国基本医疗服务提供现状，发现我国基本医疗服务提供中仍然存在以下问题：①基本医疗服务提供者在机构与地区层面分布不均。②基本医疗服务提供者质量有待提升。③大医院的功能定位与实际服务提供之间仍存在差距。④基层医院人员流失问题依然严峻。⑤基本医疗服务供给能力不足。⑥互联网医疗制度规范不完善。⑦医患在互联网医疗方面的积极性还需提高。

通过对基本医疗服务提供的国际经验的梳理，我们发现以下有益经验：①基本医疗服务提供的法律保障：各国通过全国性的法律框架对基本医疗服务提供进行了保障，如德国的《法定健康保险法》、加拿大的《加拿大卫生法》、英国的《国家健康法》、日本的《健康促进法》等。②创新的基本医疗服务提供模式：在"互联网+"医疗服务方面，美国形成了实时视频会议、远程监护、储发—转发和移动健康等服务模式。③基本医疗服务提供的多治理主体的协同治理：如政府行政机构的跨部门整合、政府—市场—社会等多利益主体协商等方式促进基本医疗服务提供模式的优化。

通过对国内基本医疗服务提供问题的剖析和提炼，借鉴国际基本医疗服务提供经验，本章优化了国内基本医疗服务提供模式，形成了多层次、跨区域、多服务项目融合的、连续性、整合型的基本医疗服务提供模式。该模式涵盖宏观（整合型的基本医疗服务体系）、中观（基本医疗服务提供机构）、微观（基本医疗服务提供人员）三个层面。在《基本医疗卫生与健康促进法》及相关政策框架下，通过多种基本医疗服务提供方式（政府与市场之间的合作、分级诊疗、医疗联合体、互联网医疗服务、家庭医生签约服务、医防融合等），促进不同类型、不同层级医疗机构之间，以及各基本医疗服务的提供者之间的协作，形成基本医疗服务与基本公共卫生服务的有机整合，从而公平地提供面向全人群的、整合性基本医疗服务。

第七章

基本医疗服务战略购买研究

推进基本医疗服务战略购买是从"疾病治疗"向"健康管理"为中心转变，实现群众全过程全生命周期健康保障的重要举措，体现健康预期的服务范畴和促进人群健康的优先需要。本章首先归纳现行基本医疗服务主要购买方式的优缺点，进而分析我国基本医疗服务的购买现状，而后通过对国内典型案例研究和医保战略购买的国际经验总结，提出以价值为导向的基本医疗服务战略购买框架与方案。

第一节　基本医疗服务主要购买方式及其优缺点

一　基本医疗保险

目前医疗保障部门作为卫生服务的最大购买方，正在积极转变购买思想和战略，引导医疗服务高效提供。为推动医保治理创新，帮助群众更好地购买医疗服务，从新医改以来，中央和地方各级财政投入了大量资金，用于支持建立基本医疗保险和各种补充医疗保险（邓操，2016）。相对于经常性补助、财政专项补助和采购三个从供方角度的购买方式来说，基本医疗保险通过对患者进行费用报销，是从需方角度进行的购买，其优点主要包括：①在生产方之间引入竞争机制，提高了卫生资源的使用效率。②避免了仅靠个别消费者去约束提供者行为，而是通过第三方购买者的集体性约束力量。③通过互助共济，提升了卫生服务的购买力和服务利用的公平性。其缺点主要有：①监管难度大，较难控制供方产生的诱导需求行为，一定程度上会导致医疗卫生费用的不合理增加。②由于组织和管理费用高昂，政府建立的管理机构需要独立于卫生行政部门，还需要有较强的管理能力和技术做支撑。

（一）医保支付方式的主要种类及其优缺点

1. 按项目付费

按服务项目付费，指医保机构按照医疗服务项目的收费标准，根据参保者接受的医疗服务项目向医疗机构支付费用（高庆波，2008）。作为典型的后付制，提供卫生服务的数量与价格决定了医疗卫生机构的最终收入。

按项目付费的主要优点是：①操作便捷，医保机构、医疗机构和参保人之间关系简单，便于推广使用。②医生可以针对参保患者的个人情况拟定治疗方案，充分满足患者需求、提高诊疗服务质量的同时医疗机构也能获得高额利润，从而调动医务人员积极性。③服务提供方不会拒诊、推诿患者。其主要缺点包括：①受利益驱动，医生可能会过度医疗，增加患者负担。②由于项目复杂，包括诊断、治疗、化验等，合理定价困难。

2. 按人头付费

按人头付费即医疗保险机构通过合同规定一定的期限和收费标准，再按照就诊人数向卫生服务提供者支付医疗卫生费用（桂莉、王兴鹏，2012）。在期限内，供方提供合同规定的一切服务，参保患者中就诊人数越多，相应的医疗卫生机构的收入就越多。

其优点主要包括：①由于医疗机构的收入仅与参保人数相关，有利于避免在卫生服务过程中，医生的过度诊治与诱导医疗行为，进而有效降低医疗成本（张月，2020）。②医保费用审核与结算流程简单，经办机构管理成本低。③促使卫生服务提供方进行预防工作，从根本上降低医疗费用。其缺点是：①每人头的支付标准难以确定。②可能导致提供方在卫生服务过程中减少服务提供的数量或降低服务提供的质量。③供方存在风险选择行为，更倾向于接收轻症的患者（张朝阳等，2017）。

3. 总额付费

是指保险机构根据与医院协商确定的年度预算总额进行支付（殷淑琴，2009）。优点是：①费用结算流程简洁、经办机构管理成本低。②为获得更多收益，服务提供方会主动控制费用。缺点：①难以制定科学合理的预算总额。②医疗机构降低服务质量或是推诿拒收参保患者。③医疗服务技术更新受限。

目前我国的总额付费已逐渐从机构层面的总额预算转到医联体、区域层面的总额预算，它能在控制总额的前提下，增强各机构提供服务的主动性。

4. 按服务单元付费

是指医保机构按照预先规定的服务单元给医疗机构相应费用。优点主要包括：①对于同一医疗机构所有病人每单元的支付费用都是相同的，与实际医疗费用没有关系，有利于促使医生降低医疗成本，控制卫生费用（陈燕凌，2006）。②易于操作，管理成本低。缺点：①医疗机构会采取延长患者住院时间、分解服务人次的方式增加收入。②医生也许会通过减少患者必要的检查项目等手段控制成本，导致难以保证所提供的医疗服务质量。

5. 按病种付费

按病种付费是将病种作为计算单位，先将疾病进行分级再制定按病种付费的标准额，医保机构根据标准额给医疗服务提供方支付医疗费用（罗靓，2019）。按病种付费的主要优点包括：①能控制患者的医疗费用，促使医院在提供服务过程中降低医疗成本。②以病种为基础的服务能让诊疗更透明，增强参保患者信任度。③有利于提高医院的诊疗水平。④不存在风险选择行为。⑤基层医疗卫生机构较高的支付标准能引导参保患者到基层就诊。缺点：①确定各病种支付标准的过程复杂、所需资料多，管理成本高。②服务提供方会以诊断升级、降低入院标准等方式增加收入。③为节省成本，阻碍新技术的发展。

6. 按绩效付费

按绩效付费模式（pay for performance，PFP）是指对医疗服务的提供方采取经济激励等手段，促使特定目标策略的实现，如健康管理、疾病防控等（张晓燕等，2014）。按绩效付费一般与其他的支付方式一起实施，改变以往只依据服务量而支付的方式。我国正在大力推进医保按疾病诊断相关分组（DRG）支付，而按绩效支付则是针对按 DRG 支付的进一步补充与完善（王婷婷等，2020）。其优点主要包括：①有利于使支付方与提供方同时实现参与约束和激励相容约束。②更加关注医疗服务质量。③部分按绩效付费的医疗项目也将卫生资源的利用情况纳入考核指标体系，从而降低医疗费用（贾洪波、王清河，2016）。缺点：①服务提供机构更多关注纳入按绩效付费的疾病，而忽略其他未纳入但仍然会对患者造成痛苦的其他疾病。②医疗机构倾向于选择病情较轻、自我管理条件较好的患者，以实现激励目标。

（二）我国医保支付方式改革及主要政策文件

1. 传统医疗服务的医保支付方式改革

我国的医保支付方式随着社会医疗保险制度的建立、改革和完善而不断发展。在传统医疗保障时期，以按项目付费为主，导致医疗费用上涨，造成卫生资源的浪费。我国的医保支付方式的改革开始于 20 世纪 90 年代初，江苏省镇江市在 1995 年先将支付方式由"按项目付费"转变为"按服务单元付费"，一定程度上起到了费用控制的作用，但第二年开始各个医院就采取分解处方、重复挂号等方式应对支付方式的改变，随后江苏省镇江市在 1998 年实行医保总额控制。1999 年，《关于加强城镇职工基本医疗保险费用结算管理的意见》（劳社部发〔1999〕23 号）出台，指出各地可采用总额预付、服务项目和服务单元等支付方式。在该阶段，许多城市相继开始探索医保支付方式改革，如上海市于 2000 年开展总额预付支付方式试点改革；2003 年北京市成立了"诊断相关组与预付研究项目组"，探索医保按疾病诊断相关分组进行付费。江苏省淮安市在 2003 年提出了按病种分值付费的本土付费方式。2004 年在 7 个省份开展按病种收费管理的试点工作。同时，我国的新农合支付方式改革也在全国展开了试点工作，山西省镇安县探索了单病种付费，2005 年云南省禄丰县探索门诊总额付费等方式，以上探索为我国后期的医保支付方式改革积累了宝贵经验，但当时大部分地区仍是以按项目付费为主要方式。

从踏入新医改进程以来，各部门相继出台了一系列政策文件旨在推动医保支付方式改革，我国的医保支付方式也逐步向预付制、多种付费方式转变，并在探索 DRG、按病种分值付费（DIP）等更为科学的付费方式上大步前进，在医联体内打包支付、按绩效付费等新领域不断尝试。

2. "互联网+"医疗服务的医保支付探索

早在 2018 年以前，四川省、浙江省在互联网医疗上就进行了医保支付的探索，随着国家层面相关文件的密集出台，互联网医疗的医保支付进入全面探索阶段。2020年，新冠疫情的暴发推动更多地区将互联网诊疗服务纳入了医保支付范围，部分医院能直接实现在线结算，"互联网+"医疗服务的医保支付到了实操阶段。

表7-1　　　　　新医改以来医保支付方式涉及的主要文件

年份	文件名称	医疗保险支付方式相关内容
2009	关于深化医药卫生体制改革的意见（中发〔2009〕6号）	积极探索实行按人头付费、按病种付费、总额预付等方式
2011	关于进一步推进医疗保险付费方式改革的意见（人社部发〔2011〕63号）	门诊医疗费用的支付探索实行以按人头付费为主的付费方式。住院及门诊大病医疗费用的支付，探索实行以按病种付费为主的付费方式
2012	关于推进新型农村合作医疗支付方式改革工作的指导意见（卫农卫发〔2012〕28号）	将新农合的支付方式由单纯的按项目付费向混合支付方式转变。在乡（镇）、村两级医疗卫生机构要积极推行以门诊费用总额预付为主的支付方式改革
2015	关于推进分级诊疗制度建设的指导意见（国办发〔2015〕70号）	探索基层医疗卫生机构慢性病患者按人头打包付费
2016	"健康中国2030"规划纲要	积极推进按病种付费、按人头付费，积极探索按疾病诊断相关分组付费（DRGs）、按服务绩效付费
2016	关于印发"十三五"深化医药卫生体制改革规划的通知（国发〔2016〕78号）	全面推行复合型付费方式，鼓励实行按疾病诊断相关分组付费（DRGs）方式
2017	关于进一步深化基本医疗保险支付方式改革的指导意见（国办发〔2017〕55号）	积极探索将按人头付费与慢性病管理相结合；对不宜打包付费的复杂病例和门诊费用，可按项目付费。探索对纵向合作的医疗联合体等分工协作模式实行医保总额付费
2020	关于深化医疗保障制度改革的意见（中发〔2020〕5号）	大力推进大数据应用，推行以按病种付费为主的多元复合式医保支付方式
2020	关于印发区域点数法总额预算和按病种分值付费试点工作方案的通知（医保办发〔2020〕45号）	用1—2年的时间，将统筹地区医保总额预算与点数法相结合，实现住院以按病种分值付费为主的多元复合支付方式

资料来源：笔者根据公开资料整理。

表7-2　　　　　近年互联网医疗医保支付方式涉及的部分文件

年份	文件名称	互联网医疗医保支付方式相关内容
2019	关于完善"互联网+"医疗服务价格和医保支付政策的指导意见（医保发〔2019〕47号）	属于全新内容的"互联网+"并执行政府调节价格的基本医疗服务，由各省级医疗保障部门按照规定确定是否纳入医保支付范围

年份	文件名称	互联网医疗医保支付方式相关内容
2020	关于推进新冠疫情防控期间开展"互联网+"医保服务的指导意见	经批准设置互联网医院或开展互联网诊疗活动的定点医疗机构，按照自愿原则，与统筹地区医保经办机构签订补充协议后，其为参保人员提供的常见病、慢性病"互联网+"复诊服务可纳入医保基金支付范围
2020	关于积极推进"互联网+"医疗服务医保支付工作的指导意见（医保发〔2020〕45号）	参保人在本统筹地区"互联网+"医疗服务定点医疗机构复诊并开具处方发生的诊察费和药品费，可以按照统筹地区医保规定支付
2020	关于深入推进"互联网+医疗健康""五个一"服务行动的通知（国卫规划发〔2020〕22号）	落实"长期处方"的医保报销政策，对符合规定的"互联网+"医疗服务在线处方药费等实现在线医保结算

资料来源：笔者根据公开资料整理。

二 经常性补助

也称基本支出补助，包括财政部门拨入的符合规定的离退休人员经费、带有事业编制的在职人员经费和公用经费等补助，此外还包括对基层医疗卫生机构的经常性收支差额补助（曲晶等，2015），是对医疗机构的常态化、持续性的投入。其优点主要包括：①获得财政补助的医疗机构为患者提供的是低价或免费的服务，从而患者就医费用将间接降低。②不需要直接管理个体分散的需方，且资金拨付方式较为简单，能节约大量的管理成本。缺点主要包括：①资金使用效率低下（郑大喜，2016）。②医疗服务提供方在利益有保障的情况下，可能不会主动提高医疗服务质量以吸引更多患者就医。③增加财政压力。

三 财政专项补助

财政专项补助的项目涉及以下几个方面：医疗设备的购置、重点临床专科建设、药品加成取消的补助等。由于补助针对具体项目进行，相对于经常性补助来说具有较明显的偶然性和波动性。其优点主要包括：①为医院分担了一部分发展所产生的资金压力，控制医院的逐利动机，继而降低患者的就医费用。②有利于医院床位扩建、医疗设备购置等方面支出的管理，从而避免医院间的竞争所产生的资源浪费（许岩、俞卫，2014）。③购买方式灵活，可以根据实际需要实现对医疗服务的精准购买，提升资金使用效率。其缺点主要包括：①加大财政压力。

②由于部分专项资金拨付不及时，甚至会集中在年底拨付，导致医院会突击花钱，存在医院挪用专项资金的风险（湛志伟，2012）。③确定具体补助内容和补助标准较难（蒋永穆、刘熙，2016）。

四 其他购买方式

采购是指政府将竞争机制引入医疗服务购买中，将部分医疗服务由政府直接提供的方式，通过公开招标、竞争性谈判、委托等方式交给社会力量和事业单位提供，政府针对提供的卫生服务的数量、质量等方面进行监管和考核。其优点主要包括：①采购时已明确约定服务项目，在成果验收时有保障，易于购买目标的实现。②只要是符合条件的机构都可以参与，保证非政府办医疗机构能充分参与竞争。其缺点主要包括：①我国目前医疗服务购买市场尚不成熟，此购买方式适用范围不广。②可能存在低价竞标、道德风险等问题。③可能降低医疗服务的公益属性。

综上，不论是建立基本医疗保险制度、对医疗机构进行经常性和专项补助，还是以采购的方式购买医疗服务，其最终目的都是提升我国医疗服务可及性，降低患者就医负担。在现行医保经办机构购买能力不足、对医疗卫生机构投入不够的前提下，有必要对各方式精准定位、扬长避短，通过综合利用多种购买方式，实现对医疗服务的战略购买。如对医疗卫生机构的补助重点要放在山区、偏远地区或经济发展落后等地区，当地医疗卫生机构仅通过提供医疗服务及出售药品而取得足够的收入来实现正常运转较为困难，因此政府在其开办成本方面应足额补偿（顾昕，2009）；而对于大医院，应是在完善治理机制的基础上，适当增加财政投入。医疗保险则要重点关注弱势人群，增强其抵御疾病风险的能力。

第二节 我国基本医疗服务购买现状

一 购买力度

（一）基本医疗保险

1. 职工基本医疗保险

（1）总体收支情况。近十年，城镇职工医保基金收支水平总体呈上升趋势，收入由 2010 年的 3955.4 亿元增加到 2020 年的 15732.0 亿

元，其中 2011 年增幅最大，为 40.04%。支出由 2010 年的 3271.6 亿元
增加到 2020 年的 12867.0 亿元。近三年，职工的医保统筹基金在资金
结余方面，累计结余均高于 12 个月的平均支付水平，个人账户累计结
余占全部结余的比例在 35% 以上，截至 2020 年，在统筹基金方面累计
结存 15327.0 亿元，在个人账户方面累计结存 10096.0 亿元。

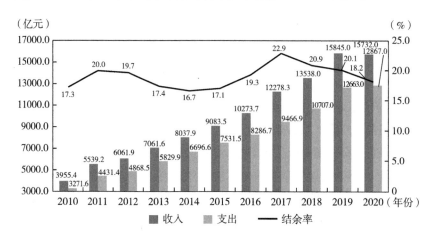

图 7-1　2010—2020 年职工医保收支情况

资料来源：《中国卫生健康统计年鉴》《2020 年全国医疗保障事业发展统计公报》，结余
率经计算得出。

（2）人均筹资与报销情况。职工医保参保人数逐年上升，2020 年
达到 34455 万人。人均筹资水平占全国居民人均可支配收入的比重由
2013 年的 14.05% 上升到 2020 年的 14.18%，占城镇居民人均可支配收
入的比重由 2010 年的 8.72% 上升到 2020 年的 10.42%。到 2020 年，职
工医保人均筹资水平为 4566 元，人均报销费用为 3734 元，具体情况如
表 7-3 所示。

2. 城乡居民基本医疗保险

（1）总体收支情况。2013 年提出将城镇居民医保与新农合统一整
合为城乡居民医保，参保对象、基本收支情况以及享受待遇等方面都会
受到影响。本书中，除特别指出，在 2018 年及以前的城乡居民基本医疗
保险的数据都不包括当年未整合的新农合。从图 7-2 可知，总体上城乡
居民医保每年收支水平低于职工医保，但仍呈逐年上升趋势，到 2020 年

表 7-3　　　　　　　　　　职工医保筹资负担情况

年份	参保人数（万人）	人均筹资水平（元）	人均报销费用（元）	全国居民人均可支配收入（元）	人均筹资水平占全国居民可支配收入的比重（%）	城镇居民人均可支配收入（元）	人均筹资水平占城镇居民可支配收入的比重（%）
2010	23735	1666	1378	—	—	19109	8.72
2011	25226	2196	1757	—	—	21810	10.07
2012	26467	2290	1839	—	—	24565	9.32
2013	27443	2573	2124	18311	14.05	26467	9.72
2014	28296	2841	2367	20167	14.09	28844	9.85
2015	28893	3144	2607	21966	14.31	31195	10.08
2016	29532	3479	2806	23821	14.60	33616	10.35
2017	30323	4049	3122	25974	15.59	36396	11.13
2018	31681	4273	3380	28228	15.14	39251	10.89
2019	32925	4812	3846	30733	15.66	42359	11.36
2020	34455	4566	3734	32189	14.18	43834	10.42

资料来源：《中国卫生健康统计年鉴》《2020 年全国医疗保障事业发展统计公报》《2020年国民经济和社会发展统计公报》，其中人均筹资水平、人均报销费用、人均筹资水平占全国居民可支配收入的比重、人均筹资水平占城镇居民可支配收入的比重经计算得出。

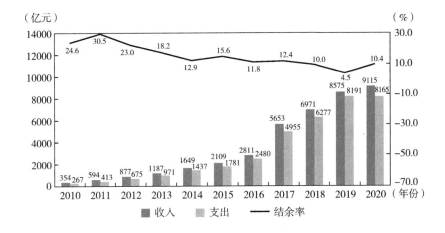

图 7-2　2010—2020 年居民医保收支情况

资料来源：《2019 年全国医疗保障事业发展统计公报》《2020 年全国医疗保障事业发展统计公报》，其中 2020 年结余率经计算得出。

城乡居民基本医疗保险基金的收入为 9115 亿元，同比增长 6.3%；支出为 8165 亿元，同比下降 0.3%，累计结存 6077 亿元，尚处于合理水平（可使用 6—9 个月）（王昭茜、仇雨临，2020）。

（2）人均筹资与报销情况。到 2020 年，参加城乡居民基本医疗保险的人数为 101676 万人，较上年减少 807 万人，降幅达 0.8%。整体来看，居民医保人均筹资水平和人均报销费用有所上升，但仍处于较低水平。人均筹资水平占全国居民可支配收入的比重维持在 2%—3%；人均报销费用从 2010 年的 137 元上升到 2020 年的 803 元，与城镇居民医保差距较大，但差距已由 2010 年的 10 倍缩小到 2020 年的 4.65 倍。

表 7-4　　　　　　　　　　　居民医保筹资负担情况

年份	参保人数（万人）	人均筹资水平（元）	人均报销费用（元）	全国居民人均可支配收入（元）	人均筹资水平占全国居民可支配收入的比重（%）
2010	19528	181	137	——	——
2011	22066	269	187	——	——
2012	27122	323	249	——	——
2013	29629	401	328	18311	2.19
2014	31451	524	457	20167	2.60
2015	37689	560	473	21966	2.55
2016	44860	627	553	23821	2.63
2017	87359	647	567	25974	2.49
2018	89736	777	699	28228	2.75
2019	102483	837	799	30733	2.72
2020	101676	896	803	32189	2.79

资料来源：《中国卫生健康统计年鉴》《2020 年全国医疗保障事业发展统计公报》《2020 年国民经济和社会发展统计公报》，其中人均筹资水平、人均报销费用、人均筹资水平占全国居民可支配收入的比重经计算得出。

3. 新型农村合作医疗

（1）总体筹资及支出情况。2015 年以前新农合筹资与支出水平呈逐年上升趋势，2013 年以后增长速度较缓，到 2015 年其收支到达巅峰，总筹资为 3286.6 亿元，总支出为 2933.4 亿元。2016 年绝大多数地区的新农合和城镇居民医疗保险都整合为城乡居民医疗保险，此后其筹资及支出水平急剧下降，到 2018 年底，新农合基本上退出了历史舞台。

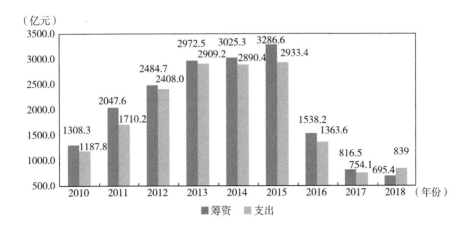

图 7-3　2010—2018 年新农合筹资与支出情况

资料来源：《中国卫生健康统计年鉴》。

（2）人均筹资与报销情况。不同于职工医保和城乡居民医保，从 2010 年开始，新农合参保人数就呈逐年下降趋势，2015 年以前参合人数的下降主要是由于城镇化进程推进导致农村人口数量下降引起的，2016 年以后则主要是因为基本医疗保险制度整合。但人均筹资水平和人均报销费用却在逐年上升，到 2018 年人均筹资 655 元，人均报销 645 元，人均筹资水平占农村居民可支配收入的比重稳定在 4% 左右。

表 7-5　　　　　　　　　　　新农合筹资负担情况

年份	参保人数（人）	人均筹资水平（元）	人均报销费用（元）	农村人均可支配收入（元）	人均筹资水平占可支配收入的比重（元）
2010	83600	157	142	—	—
2011	83200	246	206	—	—
2012	80500	309	299	—	—
2013	80200	371	363	9430	3.93
2014	73600	411	393	10489	3.92

续表

年份	参保人数 （人）	人均筹资 水平（元）	人均报销 费用（元）	农村人均 可支配收入 （元）	人均筹资水平 占可支配收入的 比重（元）
2015	67000	490	438	11422	4.29
2016	27500	559	496	12363	4.52
2017	13300	613	567	13432	4.57
2018	13000	655	645	14617	4.48

资料来源：《中国卫生健康统计年鉴》，其中人均报销费用、人均筹资水平占可支配收入的比重经计算得出。

4. 基本医保筹资总额占卫生总费用比重

我国当前基本医疗保险所覆盖的人群在不断增加，同时在筹资和支付水平方面也在不断改善。三大基本医保筹资总额占卫生总费用的比重从 2001 年的不足 10% 增长到 2019 年的 37.09%。且从 2017 年开始，此比重趋于稳定，其中职工医保筹资总额占比保持在 23% 左右，城乡居民医保和新农合医保的比重之和维持在 13% 左右，如图 7-4 所示。

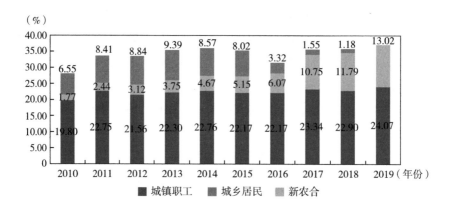

图 7-4　2010—2019 年三大基本医保筹资总额占卫生总费用比重

资料来源：根据《中国卫生健康统计年鉴》相关数据整理计算得出。

（二）财政补助

财政补助是指医疗卫生机构获得的财政性的事业经费（陈昭蓉，

2017），它在一定程度上反映了政府的服务购买力度。从新医改开始，政府对医疗卫生机构的投入持续增加，各级机构实现了财政补助收入、补助收入占总收入的比例双上升。其中医院财政补助收入从 2010 年的 7941926 万元增长到 2019 年的 30823940 万元，年均增长率为 16.26%；财政补助收入占总收入的比重从 7.72% 上升到 8.57%。尤其是在强基层的政策指引下，我国对基层医疗卫生机构的投入增速明显，基层医疗机构财政补助收入从 4107879 万元增长到 21503732 万元，年均增长率为 20.19%；财政补助收入占总收入的比重从 18.20% 上升到 30.75%；此外，其与医院财政补助收入的差距由 2010 年的 1∶1.93 降低到 2019 年的 1∶1.43，但从总量来看，对于医院的财政补助额度仍远大于基层医疗卫生机构。

表 7-6　　　　　　　　　医院与基层医院收入情况

年份	财政拨款/补助收入（万元）		总收入（万元）		财政拨款/补助收入占总收入的比重（%）	
	医院	基层医疗卫生机构	医院	基层医疗卫生机构	医院	基层医疗卫生机构
2010	7941926	4107879	102841585	22572798	7.72	18.20
2011	10127705	6855081	124513803	26383956	8.13	25.98
2012	11636210	9015444	152875017	31384949	7.61	28.73
2013	13100250	10491951	177493750	35325472	7.38	29.70
2014	14578311	11319592	204584677	38296307	7.13	29.56
2015	18776496	13973640	228788642	43488537	8.21	32.13
2016	21384621	15768012	257843221	48293753	8.29	32.65
2017	23695348	17844180	286598900	54839695	8.27	32.54
2018	26965976	19773518	318898782	61246366	8.46	32.29
2019	30823940	21503732	359675961	69938541	8.57	30.75

注：根据"关于印发《政府会计制度——行政事业单位会计科目和报表》的通知"，从 2019 年 1 月 1 日起公立医院将不再执行《医院会计制度》，转为执行《政府会计制度》，为此《中国卫生健康统计年鉴（2020）》中将财政补助收入替换为财政拨款收入。

资料来源：《中国卫生健康统计年鉴》。

二　各种购买方式所占比重

（一）政府对供方和需方的补助情况

根据《中国卫生健康统计年鉴》显示，2010—2019 年我国卫生总费用由 19980.39 亿元上升到 65841.39 亿元，其中政府卫生支出占比维持在 27.36%—30.45%。政府卫生支出包括医疗卫生服务、医疗保障补助、卫生和医疗保障行政管理、人口与计划生育事务性支出等（国家卫生健康委员会，2020）。根据 2010 版《来源法卫生费用核算指导手册》，医疗卫生服务支出指政府对各类医疗卫生机构提供医疗卫生服务的财政补助，它反映了政府对供方的补助力度，医疗保障支出是指政府财政对医疗保障项目、医保基金补助以及残疾人康复等方面的补助，反映了政府对需方的补助力度。

从表 7-7 可以看出，我国政府卫生支出逐步呈现出了"补需方"的趋势，即财政持续地对医疗保障进行投入。2011—2019 年，政府在卫生支出中，医疗保障支出比重大于在医疗卫生服务方面的比重。

表 7-7　　　　政府卫生支出中用于补供方和补需方的支出情况

单位：亿元（%）

年份	医疗卫生服务支出	医疗保障支出	其他	合计
2010	2565.60（44.76）	2331.12（40.66）	835.77（14.58）	5732.49（100）
2011	3125.16（41.87）	3360.78（45.02）	978.24（13.11）	7464.18（100）
2012	3506.70（41.59）	3789.14（44.94）	1136.14（13.47）	8431.98（100）
2013	3838.93（40.22）	4428.82（46.39）	1278.06（13.39）	9545.81（100）
2014	4288.70（40.54）	4958.53（46.87）	1332.00（12.59）	10579.23（100）
2015	5191.25（41.61）	5822.99（46.68）	1461.04（11.71）	12475.28（100）
2016	5867.38（42.18）	6497.20（46.71）	1545.73（11.11）	13910.31（100）
2017	6550.45（43.08）	7007.51（46.08）	1647.91（10.84）	15205.87（100）
2018	6908.05（42.12）	7795.57（47.54）	1695.51（10.34）	16399.13（100）
2019	7986.42（44.33）	8459.16（46.95）	1571.37（8.72）	18016.95（100）

资料来源：《中国卫生健康统计年鉴》。

（二）基本医疗保险中各种支付方式发展情况

随着各项政策文件的呼吁及现实医保基金监管压力，我国在医保支付方面从单一付费转变为复合式付费，我国的医保角色也从制度建立初的事后付费者向战略购买方转变，特别是 2018 年国家医保局的成立使医保支付方式改革得到有效推进。2018 年，湖北省将按病种收费范围扩大到所有二级以上公立医院（《湖北日报》，2018）；深圳与佛山按疾病诊断相关分组付费开展试点，广东省其余 19 个市则实施按病种分值付费，病种数平均超过 4000 种；2018 年起，辽宁省沈阳市在 9 家医院实施 DRG 付费试点工作，到 2019 年增加至 25 个试点医院（中国医疗保险，2021）。广西也于 2019 年在全省（区）推进 DRG 付费改革，到 2021 年，在实际付费试点地区的住院费用结算时，使用 DRG 付费的覆盖率为 95.15%，而按项目付费只占到 3.01%。

2020 年，我国在医保支付方式方面的改革还在不断推进，在 DRGs 试点方面，虽然各个试点地区的实施进度具有一定的差异，但相较于去年已经有了显著的进展。从整体来看，在 30 个开展试点工作的地区中，有 29 个城市的实施进度能够满足国家部署的基本要求，并且有 7 个城市在开展试点前就已经开始实际付费。在 2020 年《国家医疗保障局办公室关于印发区域点数法总额预算和按病种分值付费试点工作方案的通知》的出台，进一步促进了 DIP 的推行。目前已在广州等 71 个城市开展试点，自此我国将同时施行 DRG 和 DIP。

但由于健康问题的多样性、医疗行为的复杂性，并非所有的疾病都能实行按病种付费，例如厦门针对 8 个日均医疗费用稳定，同时住院周期较长的病种，采用按床日分值付费（如精神病、癌症晚期治疗、脑血管意外康复等）。此外支付方式改革逐步从住院费用扩展到其他领域，在门诊支付方式上，部分城市实行了总额预付或 DRG 付费的政策（蔡海艳等，2021）；在日间手术上，大部分试点地区采用按病种付费方式，但除山西省和广东中山市外，病种数量未超过 100 种，且试点医院以三级医院为主（张潘等，2021）；在医联体（医共体）支付上，包括天津、山西等地区在内的 14 个省份对医共体（医联体）施行医保总额预付制，在门诊费用支付方面推行按人头付费方式试点，其中对疑难杂症的疾病仍然按项目付费（李芬等，2020）。

近年，我国医保在保障患者权益的同时，管理精细化、科学化和规范化程度进一步提升，各地普遍采用了总额预付原则下多种支付方式相结合的多元复合支付方式。中国正在积极推行 DRG 和 DIP 付费方式，因为在其他国家的实践中已被证明能够起到有效控制医保费用的作用。以 DRG 为主的多元医保付费方式的确立，推动了我国医疗保障迈向价值医疗。此外，部分地区开始实施按绩效付费的支付方式，也促使医保机构从购买疾病向购买健康转变。但我国目前的 DRG 与 DIP 支付方式改革尚处于试点阶段，发展尚未成熟，加上医疗服务的复杂性，当前我国的医保付费方式依然以按服务项目付费为主，我国的医保要实现战略性购买还有很长的路要走。

第三节 典型案例分析

一 浙江金华：DRGs 点数法付费方式改革

2016 年金华市在 7 家医院实行了"病组点数法"付费，基于全市 115 万余例数据，于 2018 年开展对疾病分组方式的调整，最终形成 634 个疾病分组，从而实现了全市住院病例的全覆盖。在金华市 DRG 医保支付改革进行得如火如荼的同时，浙江全省基金收支情况不容乐观，急切需要改革支付方式，提高医保基金使用绩效，使医保基金平稳可持续发展。为此浙江省先后出台《浙江省省级公立医院医疗服务价格改革方案》《关于推进全省县域医共体基本医疗保险支付方式改革的意见》两个政策文件，旨在以金华市的付费方式改革为基础，推动浙江在全省范围内实现住院按 DRG 点数法付费。

（一）金华市"病组点数法"试点

1. 主要做法

（1）编制年度预算总额。年度预算总额＝上年度住院医保基金支出额×(1+基金支出增长率)，其中增长率的制定是根据 GDP、人头增长、CPI、省医疗费用增长控制指标等因素来确定的。年度总预算没有细分到每个医疗单位，而是作为全市所有试点卫生机构的总预算。

（2）确定疾病病组。首先，根据美国、北京 MS-DRGs 和各专家组的经验，再结合实际情况，初步制定了分组方案，然后通过与医院多轮沟通协商，最终形成了 595 个疾病组。其次，共收集了全市 18 个月内的 21 万个样本病例的住院医保结算数据和病历数据，并分别按照

ICD9-CM-3 编码和 ICD-10 编码将这 21 万个样本病例分为手术组和非手术组。最后统计这两个组的每个样本病例的病种。

（3）确定病组点数。首先，确定每个病组的平均住院费用，再计算得到整个市所有疾病的平均住院费用，由此得到每个疾病组的基准点

数，基准点数 $= \dfrac{\text{该病组平均住院费用}}{\text{市区平均住院费用}}$。此外考虑到各医院的医疗成本差异，引入"（成本）差异系数"对病组点数进行调整。

（4）年终费用清算。医保管理机构根据年初预算与全市医院总基准点数，计算各点数对应的医保资金，再计算出各医疗机构分配的医保资金总额，剩余的医保资金可由医院保留，超出部分由医院自行承担。

（5）智能监控。智能监控系统自 2015 年起在全市推行，包括事前信息查阅、事中诊断审核、事后智能审核等各方面，并探索了医疗质量评价，为推行病组点数法提供技术支撑。

2. 实施成效

（1）控费能力提升。首先，实现了有效的成本控制。与原来的支付方式相比，7 家试点医院共节约了 3800 多万元；432 个病组的费用减少或保持不变，154 个病组的费用因人工成本而增加、病组难度增加等原因上升，处于合理、可解释范围内。其次，医保基金实际支出增长率低于预算增长率，试点医疗机构可按规定分摊剩余基金 311 万元，进一步增加了医疗机构的主动控费意识。

（2）群众就医保障获得感提升。一是患者负担降低，实现了均次住院费用和患者自付费用增长率双降低。二是分解住院等不良现象得到有效抑制，脑中风、肾衰竭等疾病住院人次人头比和重复住院率等指标降低。

（3）医保精准治理能力提升。一是实现了对医疗服务机构的精准监管，经过检查和审查，确认了近 13 万份违法违规文件，并对相应的医院进行了处罚。二是合理确定了基金支出增速、病组支付标准等。2016 确定的医保年度基金支出增长率与实际增长率差距较小；通过医院间和病组间的横纵向比较，精确地确定了病组成本合理定价范围和成本结构变化的合理性。

3. 需改进和优化的方面

（1）基金预算跟实际报销额存在较大差距。基金预算跟实际报销的差距是金华市面临的主要矛盾。原因之一是大病保险的推出，因为大病保险资金不纳入医保 DRG 支付的总基金池，这就使实际报销费用可能超过总基金池，而且该保险没有明确病种，超过标准线即可报销，特别是转出县域的，可能会刺激需求，导致浪费部分医疗资源及基金的实质支付能力不足等。

（2）分组仍需完善。目前由于我国各医院间水平参差不齐，住院病人电子信息记录系统不完善，科室之间主要诊断不清，造成分组相互交叉的情况，使得 DRGs 的疾病分组覆盖面不全，最终影响费用的结算（朱李婷等，2019）。加上各地实际情况的不同，DRGs 的病组分组不能一概而论，因此后续各地在探索此种付费方式时，相关部门应进行监督和修订，并随着各地样本数据的更新不断完善。

（3）个人的自付比例较高。根据相应学者的调查结果显示，金华市 2016—2017 年的医保基金支付比例为 65.5%，个人自费比例为 34.5%，个人的自费比例较高，人民群众的医疗负担较重，可负担能力较低（李乐乐，2019）。因此后续还要不断深化医保支付方式改革，合理确定医保资金与个人间费用分担比例。

（二）全省域推行住院 DRGs 点数法付费

1. 主要做法

（1）体制创新，医保支付方式改革主动融入医共体建设。在推进改革的过程中，浙江省紧抓省委、省政府全力推进县级医共体建设契机，积极融入医保支付方式改革，并将其作为主要配套政策，这一举措得到省委省政府的高度重视。在《关于推进全省县域医共体基本医疗保险支付方式改革的意见》出台后，各级各部门积极引导、协同配合，为浙江省医保支付方式改革工作的顺利推进提供了制度和组织保障。

（2）协商确定医保预算总额。预算总额包括统筹区参保人员在当地及异地住院的医疗保险基金额，主要依据"统筹地区上年度医疗保险基金决算总额"和"医疗保险基金支出增长率"两项指标。各统筹地区医疗保险行政部门会同财政、卫生健康等部门，组织医疗保险经办机构、医共体及其他医疗机构，综合考虑下一年度收入预算、调整的重大政策和卫生服务等各因素，通过谈判协商确定医保基金支出增长幅度，原则上不超过 10%。对因政策变化、疾病突发等客观因素导致医疗保险基金支出发生重大变化的，应合理调整预算总额。调整额度由各统筹地区医保部门与财政、卫生等部门协商确定。职工医保和城乡居民医保的住院医保资金纳入总额预算，统一核算。

（3）三级协同推行住院医疗服务 DRGs 点数法付费。

（4）省级制定 DRGs 标准。统一执行国家颁布的疾病分类、诊断治疗项目、病案首页等标准。同时，建立临床专家评审制度，充分征求了医院和临床专家意见后，医保和卫生健康部门联合颁布了浙江省 DRG 分组标准并实行动态调整（杨烨，2020），作为医保支付和绩效管理的依据。最终参照 CHS—DRG 细分组（1.0 版）的分组结果，进一步细化了《国家医疗保障 DRG（CHS—DRG）分组方案》376 组核心 DRG（ADRG），制定了由 998 组的 ZJ—DRG 细分组（浙江省医疗保障局，2020）。

地市级计算 DRGs 点数。具体病例的点数按以下方式计算：基准点数以历史发生的合理费用为主要依据，计算方法为：DRG 中的病例数符合大数法则要求的阈值或病例数超过 5 个且 CV<1 的为稳定 DRG，组内例类≤5 例的 DRG 为非稳定 DRG；稳定 DRG 基准点数 $= \dfrac{\text{该 DRG 住院均次费用}}{\text{全部 DRG 住院均次费用}} \times$ 100，非稳定 DRG 基准点数 $= \dfrac{\text{该 DRG 中位费用}}{\text{全部 DRG 住院均次费用}} \times 100$，床日基准点数 $= \dfrac{\text{该床日付费标准}}{\text{全部 DRG 住院均次费用}} \times 100$。

（5）差异系数。医疗保险经办机构应根据医院等级、人头人次比、CMI 值等因素综合确定差异系数，其中医院等级权重不低于 60%。医院等级以省级卫生健康部门的等级评审文件为依据。

（6）DRG 点数计算方法。住院过程完整病 DRG 点数＝DRG 基准点数×DRG 差异系数，住院过程不完整的例点数＝对应的 DRG 基准点数×DRG 差异系数×（该病例实际发生医疗费用÷对应的 DRG 住院均次费用）。

对因病治疗，但费用过高或不能归入现有 DRG 的病例，定点医疗机构向医保经办机构提出特病单议，经办机构组织专家评估，调整相应点数；参保人员在出院后 15 日内再次以同一 DRG 住院，且无合理理由的，前次住院获得的点数减半。

统筹区确定 DRGs 点值。根据点值计算情况进行月度预付、年度结算。①月度预付：每月月底前，医保经办机构完成上月各定点医疗机构住院费用预拨。2020 年起开始预拨，预拨额度为各定点医疗机构 DRG 支付额的 95%；跨省异地住院申拨费用，经审核后，按月将费用全额预拨给统筹区定点医疗机构。年初对各定点医疗机构设定年度住院费用预拨限额。②年度结算：每年 4 月底前，医保经办机构根据统筹区 DRGs 点值和年度总点数完成对各定点医疗机构上年度住院费用清算工作。

2. 配套措施

（1）建立联合监督管理机制：各级部门按照各自职责，加强组织领导和监督管理工作。医保部门牵头制定相关的支持政策，监督指导改革支付方式工作的推进。卫生部门负责考核办法的完善，优化医疗机构的绩效评估。财政部门将改革成效视为建设县域医共体的奖励资金补贴分配的重要内容。

（2）完善定点医疗和医保医师协议合同管理：将 DRG 的管理效果、医保绩效考核和分配纳入协议合同管理范围，明确双方的权利和义务。对分解住院、提升诊断等级、提高自费比例、推诿病患等行为，应按照服务协议进行处理；对于情节严重者，应按照《社会保险法》等进行处罚，并通报情况、约谈负责人、追究相关责任。

（3）建立社会风险评估和实施预警机制：一是规定个人政策范围外费用比例原则上控制在 15% 以内，二是通过医保实时监控系统对医疗机构运行中异常费用实时提醒约谈，以此避免医保基金的不合理损失和向患者转移等问题出现。

（4）建立考核奖罚点数管理机制：在进行年度清算时，将考核奖罚点数计入该医疗机构的年度总点数中（浙江省医疗保障局，2019）。

二　江苏省淮安市：以病种分值付费为主的多元复合支付方式

在城镇职工基本医疗保险启动的早期阶段，淮安市医疗保险支付方式是按病种结算的，但出现了医疗费用增长过快，保险基金"收不抵支"等情况。在这种情况下，2003 年，经过认真测算、专家论证和政府决策，在与医疗机构反复沟通协商后，淮安市开始探索实施以按病种分值结算的医保支付改革。截至 2021 年初，淮安市已制定出 1837 个病种、2501 个病种分值，将定点医疗机构按等级分为 5 类制定出结算基础系数并与年终决算挂钩。

（一）主要做法

1. 确定病种及其分值

第一步按"国际疾病分类标准（ICD-10）"，收集各定点医院前三年实际发生的病种及费用的统计数据，第二步挑选出每年实际发生数在 10 例以上的病种，从而得出覆盖该市病例数 90% 以上的病种，第三步根据病种实际平均费用初步确定病种分值，第四步经专家纠偏后确定修正分值，第五步综合医院反馈意见后确定并公布最终病种分值（郭潇雅，2018）。对于其他特殊情况的分值确定如下：对未在病种分值统计范围内的病种、恶性肿瘤使用免疫支持治疗的以及疾病治疗未满一个疗程的，按 6 分/日的日分值进行结算。同时，为更好地服务结算，在前期分值统计整理的基础上，经各医院领导、专科专家、医保科三轮意见反馈，淮安市每 3 到 5 年会对原病种分值进行调整。

2. 确定结算系数

（1）确定定点医疗机构结算基础系数。淮安市将市直定点医疗机构结算基础系数分为五个档次：三级甲等综合医院 1.0、三级其他医院 0.8、二级甲等综合医院 0.7、二级其他医院 0.6、一级及未定级医疗机构 0.5。扶持特色专科，按照三甲综合医院系数对特色专科医院医保费用进行结算。

（2）根据绩效考核评价，动态调整系数，并与年终决算挂钩。通过对医院进行 DRG 绩效、分级管理、协议履行、病案数据、重点工作等内容进行考核，动态调整。

（3）基层病种统一系数进行结算，助力分级诊疗。将糖尿病、高血压等 16 个适合基层收治的住院病种分值结算系数统一定为 0.5。

3. 费用结算

（1）合理编制预算总量。每年初，依照参保人数和缴费基数及其他因素，再参照以往资金情况，确定当年统筹基金总量，在提取综合调节金及其他费用后，剩下的作为机构年度统筹基金可分配总量，并分月控制使用。

（2）按月预付。为缓解定点医疗机构资金周转压力，提高医保基金结算效率，医保机构向医疗机构按月预付费用。同时，考虑到疾病类型与季节相关，这可能导致每月基金的平衡分配不合理，保险中心规定，为了解决资金问题，病种分值结算只作为对定点医疗机构的月基金偿付的预结算。下年初，将对上年度的总体情况进行回顾与二次结算，以拉平月度间的差异。

（3）多元化支付方式。对"骨科疾病手术""脑血管意外"两种疾病的急性期（手术期）后在定点医疗机构康复科进行连续康复治疗的，按照日分值进行结算；收治的长期住院病种，按床日费用结算。

（4）预算调整。每年7月对可分配统筹基金进行重新测算并调整（国务院深化医药卫生体制改革领导小组，2016），从而使基金分配更加符合实际。

（5）年终决算。年终以各定点医疗机构基础系数、绩效考核情况确定年度病种分值结算系数，再根据当年统筹基金收入和门诊特定项目、驻外及转外人员医疗费用的超支或剩余情况等，与各医疗机构进行年终决算。

（二）实施成效

1. 控费效果明显，医保资金结余合理

实行的第二年，次均住院费用、次均住院天数均有所下降。在实施按病种分值结算法的17年以来，次均卫生费用年均增幅控制在2.54%左右，远低于全国和江苏省的同期数据，医保统筹基金当期结余率始终维持在2%—3%的合理水平（王樱，2020）。

2. 减轻患者就医负担

在医保基金尚有结余的情况下，淮安市便积极探索减轻患者负担，数据显示，改革实施后，患者个人自付费用年均增速为3.12%，低于同期城镇居民人均可支配收入的增速。另外，淮安多次提高医保统筹基金支付比例，从2012年起，该市大病保险实行上不封顶政策，取消最高支付限额。

3. 规范医疗行为，强化医院内部管理

改革提供了公平有序的医疗环境，专家及各位医生专注于提高各自

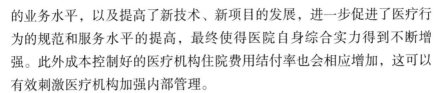

的业务水平，以及提高了新技术、新项目的发展，进一步促进了医疗行为的规范和服务水平的提高，最终使得医院自身综合实力得到不断增强。此外成本控制好的医疗机构住院费用结付率也会相应增加，这可以有效刺激医疗机构加强内部管理。

三 深圳市罗湖区：医保总额管理

作为中国四大超一线城市之一，深圳市庞大的经济体量却面临医疗资源短缺、基层医疗机构水平不高等问题，为此深圳市必须要加快改革步伐。2014年底，卫健委将改革试点定在深圳市罗湖区。2015年，罗湖医院集团挂牌成立，目前罗湖医院集团由5家区属医院、23家院办院管社康中心以及1个研究院共同组成（Wang et al.，2018）。此外，集团还将各家医院的医疗资源重新整合成医院健康管理中心、影像远程诊断中心等6个综合平台，以及人力、财务管理中心等6个管理服务中心，罗湖医疗集团的成立为罗湖医保支付模式的改革提供了载体。同时，在医保支付改革方面，深圳市在2011年前后就基本实现了"超支不管，结余归医疗机构"的政策，这也为罗湖的打包支付模式奠定了基础。2016年深圳市以罗湖区为试点，开始探索"总额管理，结余奖励"医保支付方式改革。

（一）主要做法

1. 总额管理，结余奖励

与传统的总额预付方式不同，该方式是在不改变现行医疗保险费用结算模式基础上，以集团的签约参保人为对象（签约时间满1年以上且签约状态正常），将上一年度基本医保大病统筹基金和地方补充基金支付总额，加上约定年度全市医保支出平均增长比率值，打包给罗湖医院集团。年终清算时若有结余，则将用于对医务人员的激励和居民预防保健等。

2. 重视预防保健

在此付费模式下，集团如果想要实现利益最大化，就要签约居民健康最大化，少生病，少花钱，并且提高签约量就需要不断提高医疗服务质量来吸引居民签约。因此罗湖医院集团除了为居民提供基本的医疗服务外，还免费提供一系列预防保健、慢性病管理和疾病筛查等各类服务（宫芳芳等，2017）。

3. 保障患者权益

罗湖严格遵循以人为本的原则，最大限度保障患者权益。一是保障居民签约选择权，改革方案设定了单项选择机制，签约权掌握在居民手中，医疗机构没有权力拒绝，最大限度减少其风险选择行为。二是保障患者就医选择权，它没有限制参保人一定要在社区首诊，患者可以根据病情需要到任何医疗机构就医，并且产生的医疗费用予以报销。为了让患者更好地了解相关信息，深圳还建立医疗机构效率和费用信息公开机制，定期公开费用、患者负担水平等指标，接受社会监督，并为参保人就医选择提供参考（深圳市人民政府办公厅，2018）。

（二）实施成效

1. 居民健康水平提升，住院费用降低

据悉，改革实施后，该地区居民的健康水平有了很大提高，当地的传染病发病率、慢性病住院人数、肺部感染住院人数等指标均呈下降趋势。同时改革的实施还能有效降低住院费用，数据显示，2015—2018年集团内部住院均次费用均低于集团外住院均次费用。

2. 促进分级诊疗实施

一是各级医院功能定位逐渐明晰。社康中心基本诊疗量从 2015 年开始持续增长，医院三四级手术和 CD 型病例数显著增加，功能定位逐渐转向提供危急重症、疑难杂病的诊疗服务以及科学研究和教育服务转变（宫芳芳等，2018）。二是集团内部选择基层就诊的人数占比逐年提高，社康中心诊疗量占集团总诊疗量比值由 2014 年的 21.01%上升至2018 年的 47.91%（宫芳芳、孙喜琢，2019）。

3. 家庭医生服务覆盖面扩大、使用率提高

罗湖始终坚持健康导向，设计了多种类型的签约服务包以满足居民多样化健康需求。截至 2018 年，辖区内超半数常住人口签约了集团内家庭医生。同时，功能社康站入驻多个地点，实现覆盖全社会、全人群、全生命周期的健康服务。

（三）需改进和优化的方面

1. 医疗保险打包付费未含门诊费用

目前罗湖区医保打包付费仅包含住院费用。对于门诊费用，一档参保人的门诊费用按服务项目结算，二档、三档费用虽然按在绑定的社康

中心的人数定额包干，但此包干额未与住院包干额相关联。因此后续还需扩大医保打包付费的覆盖范围，探索将门诊费用纳入总额预算。

2. 财政补助方式存在局限

目前，政府采取"以事定费"的补助方式与以健康为中心的改革目标不协调，"以事定费"即按照医疗机构诊疗人次及住院床日数为基准补贴。在这种补助方式下，为增加医疗收入，服务提供方可能诱导患者多看病或是延长住院时间，间接增加患者负担，对健康结果的关注不够。

3. 总额预付标准的设定仍需完善

在罗湖总额预付政策中，因上年度基金实际支出额是本年度医保总额管理的基础，即使考虑了当年全市医保基金支出增长率，仍可能会导致医生选择超支行为，进而增加了下一年的测算基数，特别是在上一年超支的情况下，可能鼓励其收治更多住院患者的行为（朱晓丽等，2020）。

四 杭州市树兰医院：肝移植手术按绩效付费

我国是肝癌高发国家，对于肝病终末期患者而言，肝移植手术是唯一延续生命的方法，但肝移植手术费用昂贵，平均在 35—50 万元，昂贵的手术费用让很多贫困家庭畏葸不前。据报道，在杭州树兰医院，约有 1/5 的患者仅因费用问题而无法进行肝脏移植手术。为此，2017 年树兰医院医保部门联合肝移植中心，向浙江省人社厅率先提出了将肝移植术纳入社会保障的申请（浙江省医保局，2020）。鉴于我国是肝病大国，近年来浙江省医疗保障体系不断完善，保障能力不断提高，肝移植术日趋成熟，为减轻患者及其家庭的医疗费用负担，浙江省最终决定以"肝移植术"作为一个试点项目，探索以绩效评价为核心的支付方式改革，激励医疗机构合理确定手术适应症和控制费用。

（一）主要做法

1. 保障对象

根据政府发布的相关文件，规定保障对象为参加浙江省基本医保的浙江省户籍患者，或在接受肝移植术前连续缴满 1 年浙江省基本医保的患者（浙江省医保局，2020）。

2. 试点医院与期限

此次支付改革试点期限为 5 年，试点医院包括浙江大学医学院附属第一医院、浙江大学医学院附属第二医院、树兰（杭州）医院、宁波市医疗中心李惠利东部医院 4 家省内医疗机构。

3. 支付待遇与方式

（1）支付待遇。将肝移植术按"乙类"项目纳入基医保支付范围，具体的适应症包括：终末期肝病、未肝外转移的肝细胞癌且无大血管受侵，累计肿瘤直径小于 8cm、未肝外转移的肝细胞癌且无大血管受侵，累计肿瘤直径大于 8cm。

（2）支付方式。患者接受肝移植手术住院期间发生的医疗费用，其中 30% 由患者自己承担，出院时结清，剩下的 70% 由医保机构和医疗机构根据患者术后的存活年限来进行结算。若患者存活时间超过 5 年，省级医保服务中心会综合考虑患者生存情况、医疗质量、费用负担等因素对医疗机构进行绩效评价，并予以相应激励。此外浙江省还从疾病的自身特点出发，将患者分为 18 周岁及以下、18 周岁以上，并制定不同的支付标准。

除浙江省外，上海市医保局于 2021 年 4 月印发《关于部分诊疗项目试行按绩效支付的通知》开始对 7 种微小核糖核酸检测、人工智能辅助治疗技术、肿瘤消融治疗技术（冷冻）三大项目试行按绩效付费，旨在减轻患者负担，探索以绩效评价为核心的支付方式改革试点（上海市医疗保障局，2021）。

（二）需改进和优化的方面

目前肝移植术按绩效付费的考核指标单一，仅依据各年龄组患者的生存时间长短来确定结算比例。比较之下，美国的 HVPB 项目制定了详细的评价指标，涉及多个领域，能更全面地评估医疗质量变化（王思敏等，2019）。因此，我国后续各地区在探索按绩效付费时，应从多角度出发，设置更详尽合理的考核指标，从而更加科学地评估治疗效果。

五 天津市：糖尿病、丙肝和肾透析按人头付费

糖尿病患者不仅不了解糖尿病的相关知识，也不愿意遵从医嘱坚持健康的生活行为方式，或是在有困难和问题时得不到及时正确指导的情

况经常存在，导致其血糖控制效果不佳。为了让宝贵的医保资金和个人有限的医疗费用有效地起到防治糖尿病及其并发症的作用，2014年初，天津市人力社保局将三潭医院作为试点医院，试运行"糖尿病门特按人头付费"的新政策，同年6月将试点范围扩大到天津市16所基层医疗机构，2018年该政策在全市推广。与此同时，2017年天津市又开展了两项疾病的按人头付费试点工作，即基本医疗保险肾透析和丙肝门诊特定疾病，并于2020年扩大试点范围。2020年中旬，医保局提出要深入实施改革，全面推行以按病种、按人头付费为主的多元复合式医保支付方式的改革，继续推进糖尿病、丙型肝炎、肾透析（腹膜透析）按人头付费试点。

（一）主要做法

1. 实施范围

（1）糖尿病。天津全市开展家庭医生签约服务的定点医疗机构，以及按规定开展糖尿病门特送药服务的定点零售药店，全部纳入按人头付费范围；实施公立医院改革的二级医院，可向经办机构申请糖尿病按人头付费。对于人员选择，经鉴定机构鉴诊并办理门特登记的基本医保参保人员，均可从按人头从付费的机构中选择一家签订定点就医协议。

（2）肾透析。本市腹膜透析的基本医保参保人员，经有资质的定点医疗机构诊断并进行肾透析门特登记，即可与试点医院签订定点医疗协议。

（3）丙肝。先期选择了诊治丙肝患者数量较多的两医院进行试点，连续参保缴费满3年（含）或有本市户籍的参保人员，经试点医院确诊后，可从试点医院中选择一家进行定点就医，纳入按人头付费范围（天津市人力资源和社会保障局，2017）。

2. 服务提供

对于糖尿病、肾透析签约服务，天津市做了以下规定。

（1）协议签订。机构与参保患者签订的定点就医协议，应当明确服务方式、内容、期限和双方的权利、责任义务及其他有关事项。鼓励试点机构采取适当措施，积极引导患者签约，签约协议期一般不少于一年。机构须结合自身能力，合理确定签约数量，如果实际签约量已经达到其服务能力的，可以以书面形式向经办机构进行说明，那么当年将不再新增签约量，除此之外，试点医院不得以任何理由拒绝患者的签约请求。

（2）诊疗服务。机构应当遵循就医协议约定，为签约患者建立健康电子档案并且维护和管理好档案，为签约患者提供合理的诊疗方案和健康教育；为肾透析患者提供肾透析诊疗方案以及专家咨询、透析液免费配送等服务，开通挂号、配药、缴费的"绿色通道"。鼓励相应机构建立内部激励约束机制，提高医务人员为签约患者提供服务的积极性。

（3）报销范围。在"三目"范围内，相应机构可以向签约患者提供相应的医疗服务，不受门特支付范围的限定。试点机构可以拒绝患者提出使用门特医保支付范围以外的服务项目的要求；机构主动向签约患者提供的，可纳入按人头付费结算。

（4）对于糖尿病的合作共享。此外天津市还建议开展糖尿病门特按人头付费的机构积极参与多种形式的医疗联合体建设，加强与其他定点医疗机构的合作，充分发挥医疗联合体内部分工协作机制和资源共享优势，通过转诊、会诊、巡诊等方式，为签约患者提供品质更优的医疗服务。并支持这些机构加强与定点零售药店的合作，使得信息共享和处方流转，为签约患者提供就近购药或送药上门的便捷服务，并确保药店的药品销售价格不高于同期公立医院的价格。

对于丙肝门特的按人头付费，天津市规定如下。

（1）试点医院要按照卫生计生行政部门要求，制定丙肝诊断标准和临床路径，指定副主任以上医师作为丙肝诊断医师，并向医保经办机构报送相关信息。

（2）试点医院应当通过医保信息系统，及时为符合规定的参保患者办理登记手续。自登记之日起，参保患者在整个治疗过程，所发生的符合规定临床路径的门诊医疗费用，全部可以纳入丙肝按人头付费范围。

（3）试点医院也可以与定点零售药店合作，共享信息和处方流动，为患者提供方便的配药服务。与之相反的就诊行为所产生的医疗费用，将不纳入医保支付范围。

（4）试点医院应考虑参保患者实际病情，提供合理有效的治疗方案以及专家咨询、跟踪随访、健康教育等服务，保障服务质量，规范诊疗行为，控制服务成本，减轻患者负担。

3. 费用管理

（1）人头预算。签约患者发生的门特医疗费用按规定据实结算，不纳入指标核算范围。医保经办机构应根据全市签约数量，在年度医保基金支出预算中合理预留一定比例预算额度来保障糖尿病按人头付费机制的正常运行。

（2）费用申报。各机构不得将不符合住院标准的签约患者转为住院治疗，更不得私自降低住院标准；不得将门特治疗项目按照普通门诊申报结算；对于同时患有两种及以上门特疾病的患者，治疗过程中所发生的符合门特支付范围的医疗费用，应当优先按照门特申报。同时为鼓励试点医院开展腹膜透析和降低签约患者个人负担，签约患者在试点医院发生的腹膜透析液费用，医保申报结算归类由"药品费"调整为"治疗费"。

（3）费用结算：对于糖尿病，个人支付部分按照现行政策核算，由签约患者与人头付费机构即时结算；医保基金支付部分，由医保经办机构按照规定人头付费标准和当月有效签约服务人数核算，与人头付费机构按月结算。对于肾透析，患者个人负担部分，按照实际发生医疗费用和现行政策核算，由患者与试点医院按协议结算；个人负担以外的部分与人头费用标准差额部分，由医保经办机构按照协议与定点机构结算。丙肝患者与肾透析的费用结算方式相似。

（4）转诊支付：对于糖尿病，签约患者经试点医院转诊到其他定点服务机构就医或到在定点零售药店所产生的门特费用，由医保经办机构与转入机构或药店按现行政策结算，并纳入人头费用核算范围。肾透析患者与糖尿病患者转诊支付方式相似。对于丙肝，试点初期参保患者到合作药店产生的药品费用，医保基金报销部分先由个人与药店结算，再由试点医院向患者支付，并通过医保信息系统向医保经办机构申报；患者购药费用在药店实现"一站式"刷卡报销后，报销部分由医保经办机构直接与药店结算，并纳入试点医院人头付费标准核算范围。签约患者未经转诊，自行到其他医疗机构就医所产生的门特费用，不纳入医保支付范围。

（5）年度清算：医保经办机构根据协议考核和监督，按照"结余留用、超支不补"的原则，对机构按人头付费的医疗费用进行年终清算。其中，试点医院质量指标不达标的，医保经办机构可根据协议适当核减其人头费用。

（二）配套措施

1. 协议管理：医保经办机构负责按人头付费的推动和日常管理工作，并纳入医保服务协议管理，明确双方权利义务和各项质量控制指标，加强医疗费用审核和考核管理，完善科学合理的考核评价体系并强化考核。其中，质量控制指标应当包括住院率、个人负担率、定点就医协议变更率以及主要医疗质量控制指标等内容。同时，加强糖尿病和肾透析的门特运行分析，对不同付费方式下定点服务机构的门特费用、患者负担水平等指标进行比较，定期向社会公示，为参保人员就医选择提供参考。

2. 监督管理：监督检查机构将通过科学设定的监控指标和阈值，监督检查按人头付费机制，加强对门特费用的监督检查，畅通投诉举报渠道，防微杜渐，及时调查处理违规行为，并将处理结果及时报送医保经办机构。

（三）实施成效

天津市的医保支付方式改革试点取得了一定成果。一是降低了医疗费用，根据相关调查，按人头付费组的糖尿病患者过去 1 个月内自付医疗费用平均为 234.36 元，低于按项目付费组的 304.07 元（邢念莉等，2018）；与按项目付费组的支付方式相比，丙肝按人头付费方式同样能够明显减少患者医疗费用（徐伟等，2020）。二是提升了患者的就医满意度，不论是对随访情况、目前治疗方案，还是自身血糖稳定程度等方面的满意度均高于按项目付费的患者。三是降低了住院率，改革政策使未住院的患者也能获得较高程度的医保报销水平，这在一定程度上减少了不必要的住院，从而降低了住院率。四是优化了治疗效果，天津市丙肝按改革政策降低了未诊断、诊断未治疗和死亡患者数量，提高了患者的治疗率和疾病治愈率，控制疾病进展（吴晶等，2019）。此外改革政策还调整了医院的医师结构和激励制度，从而提升了医务人员的工作积极性，加强了对医生行为的规范化约束（武杰，2019）。

（四）需改进和优化的方面

1. 按人头付费制度宣传不到位

在天津市开展按人头付费试点之初，由于大部分人不了解此付费方式，就医过程中出现了一些问题。到 2017 年，天津开始重点推进按人头付费，然而许多患者对于此付费方式的标准和适用范围仍存在认知误区，此外部分医生也存在对政策理解不到位的问题，导致政策实施难度较大、推广受限。因此后续各地在探索新型支付方式时，要注重宣传引导，增大医患双方对支付方式的了解。

2. 付费标准忽视了患者之间的差异性

部分学者发现，天津市按人头付费支付标准的"一刀切"问题较为明显，导致患者出现逆向选择，即患者为了报销额度而就诊的现象。因此后续各地在探索按人头付费时，需根据患者治疗需求和病情差异等因素制定付费标准，尽量避免"一刀切"的做法。

第四节　医保战略购买国际经验总结

一　美国

为了体现自由意志，美国实行了以市场经济占主导地位的卫生服务制度。对比其他国家，美国将卫生服务作为商品，而政府一方面通过建立完善的立法制度和政府管理措施，以规范市场行为，另一方面以公立形式为弱势群体提供医疗卫生服务。

美国医疗卫生服务主要是由初级医疗服务、综合医院服务、长期保健服务和精神卫生保健服务四部分构成。在美国，大多数医疗卫生服务由其基层的全科医生来提供，主要针对日常的常见病和多发病，综合医院则承担着美国医疗服务体系的纽带作用，负责临床诊疗、科研实验和卫生人员培训，综合医院也占用了将近一半的公共卫生资源。20 世纪 90 年代末期，美国医疗保险逐渐开始探索购买有价值的医疗服务。经过多年的发展，美国已经初步建成了以价值医疗为导向的医保支付方式。

（一）按绩效支付

按绩效支付（Pay for Performance，PFP），是根据医疗服务的供方对需方提供服务的质量，进行支付奖励或惩罚的支付方式。PFP 通过约束供方的医疗服务行为，减少过度医疗行为，提高医疗服务质量，最终改善病人健康状况（Epstein et al.，2004）。按绩效支付的主要实施策略分为绩效目标的设定、支付水平的设定、医疗服务质量考核的频率和奖金的分配等。其中，绩效目标的设定分为两种模式，一种是不设置具体的绩效水平，机构根据绩效指标的完成情况获得相应的经济奖励；另一种是设置具体的绩效水平，机构只有达到这个水平，才能够获得经济奖励（袁蓓蓓等，2017）。支付水平的设定是指完成绩效后的经济奖励与机构或医务人员收入之比，但不同机构、不同服务类型的支付水平存在一定差异（刘心怡等，2019）。绩效考核频率是指针对指定的机构开展按季度或年度的考核，奖金分配通常是由购买方直接支付给机构，然后由机构按照不同的方案再分配到个人。

美国实施按绩效支付的医疗服务购买策略后，也收到了相应的成效。研究表明，改变购买模式后，全美医疗服务的质量得到了一定的改善。同时，再入院患者数量明显减少，就诊等待时长缩短（Zuckerman et al.，2016），有助于改善患者的就诊体验（Lemak et al.，2015）。

（二）捆绑支付

捆绑支付（Bundled Payment）是指支付方通过测算治疗某种疾病的医疗服务总价格，预先支付给服务提供机构资金的支付方式，测算总价格与实际成本价格之间的差额，则需服务提供方自行承担。捆绑支付的目的是提高服务效率，降低服务成本，改善服务质量。在资金支付方面，捆绑支付是在治疗过程结束后，再向服务提供方支付费用，并且由治疗引起的并发症、再入院等超出测算价格的费用，将由服务提供方承担。

截至目前，根据疾病类型的不同，美国已经实施了4种疾病治疗服务的捆绑支付模式。除此之外，关节置换、肿瘤的捆绑支付模式也正在实施。2017年《美国医学会杂志》的一项研究表明，实施关节置换服务捆绑支付模式后，患者的治疗费用平均下降了20.8%（Navathe et al.，2017）。实施心脏搭桥治疗服务捆绑支付模式后，医疗机构的年预算支出下降了10%（吴伟旋、向前，2017）。根据美国兰德公司的测算，2010—2019年，随着多种疾病的捆绑支付模式实施，美国在卫生方面的支出下降了5.4%（Hussey et al.，2009）。同时，捆绑支付模式不仅在费用控制方面卓有成效，还促进了多学科诊疗模式的发展，例如乔斯林糖尿病中心成立了糖尿病多学科诊疗团队，成员包括医疗专家、医疗辅助人员等，目的是提供高质量的糖尿病护理服务（Porter & Kaplan，2016）。

（三）共享结余和风险分担支付

共享结余（Shared Savings）和风险分担（Shared Risks）支付是美国责任医疗组织（Accountable Care Organizations，ACOs）模式下的主要支付方式。该种支付方式由组织在年初设置质量的标准和预估本年医保费用上限，到年末根据考核结果，集中结算剩余或超支的资金。共享结余和风险分担的支付方式与捆绑支付最大的区别在于，根据服务购买方和服务提供方之间达成的成本预算和质量控制的协议，超出预计医疗成本的费用将不再由服务提供机构独自承担，而是由美国责任医疗组织和购买方共同承担。目前，美国责任医疗组织推出了两种共享结余模式，即单边模式和双边模式。单边模式，美国责任医疗组织只共享结余，不承担损失；双边模式，美国责任医疗组织不但共享结余，而且也要承担风险损失。

在实施共享结余和风险分担支付方式后，美国医保支出比以往有了明显下降。根据美国卫生部 2017 年的一份报告，在参与改革的机构中，不仅减少了多数机构的医保支出，并且普遍提高了机构的服务质量。

二 英国

在 20 世纪 90 年代，英国国家医疗服务体系（National Health Service，NHS）为了解决医疗卫生体系效率低下和竞争力不足的问题，NHS内部引入了购买制度，形成内部市场，以提高整个系统的竞争力。随着购买组织形式的不断变化，临床委托服务组织（Clinical Commissioning Groups，CCGs）应运而生。CCGs 是英国政府医疗改革系统的重要组成部分，主要职责是为 NHS 规划和采购卫生保健服务。CCGs 的骨干是全科诊所成员，每一个诊所都要任命代表参加会议。

（一）英国卫生服务购买的运行机制

英国卫生筹资由卫生和社会保障部负责。采购系统的日常运行则由NHS 完成，包括专科服务和初级保健服务、军人和司法部门健康服务等方面的服务购买，其可以独立完成也可以跟 CCGs 合作。CCGs 的法定监督机构是 NHS：NHS 一方面需要让 CCGs 承担责任，评估 CCGs 的年度绩效；另一方面需要支持 CCGs 来改善健康结果。CCGs 除了负责购买医疗服务计划的制定，还需配合 NHS 采购二级医疗服务和全科服务。CCGs 的代表也是地方健康和福利局（the Local Health and Wellbeing Board，LHWB）的法定成员，因此 CCGs 在制订购买计划时必须考虑到 LHWB 的战略需要评估等职责。

178 个 CCGs（占 91%）在 2018 年 4 月，就已经负责了全科服务的全部采购工作，而其他的医疗服务则是采用与 NHS 合作的方式进行采购。新的责任使得 CCGs 有机会改变全科诊所，但也将面临更多的利益冲突（McDermott et al.，2018）。目前部分 CCGs 还负责购买专科服务的工作，购买责任就从 NHS 转移给了 CCGs，这种转移虽然减少了购买碎片化的问题，但是 CCGs 并没有获得相应的资金来支持这种额外的责任，很多 CCGs 都呈现出"少资源，多服务"的现象。

CCGs 了解当地的卫生服务需要和初级卫生保健服务，让 CCGs 采购初级卫生保健及其他医疗服务，将促进卫生服务改进策略的发展、促进初级卫生保健服务的创新及引入新投资，进而提高了卫生服务质量，初级卫生保健对于招募和留住卫生人才就更有吸引力。例如 CCGs 和 NHS 对于初级卫生保健的联合采购有利于促进整合英国卫生服务提供模式，并符合战略性购买的概念。CCGs 在履行购买初级卫生保健服务的职责时，必须征求其成员的意见，有些 CCGs 还进行投票。目前有三种采购模式：一是广泛的参与，CCGs 会对当地全科服务采购产生影响，但不会起到主导作用，也没有正式的流程；二是联合采购，建立 CCGs 跟 NHS 区域团队的联合委员会，委员会参与购买服务的决策过程，但是分配资金由 NHS 负责；三是采购权下放，由 CCGs 主导初级卫生保健的采购，并对预算负责。随着采购模式的不断发展，大多数 CCGs 都选择了下放采购权（Tierney et al.，2019）。

为了履行其法定职责，CCGs 需实施一系列活动：评估和规划当地的健康需要；利用合同管理方式来监测卫生服务质量，CCGs 的管理合同书可多达数百份，而且不同合同的规模和复杂程度差异很大；促进医疗服务体系的整合。CCGs 可以采用不同的方式实施采购职能，或自己完成，或跟其他地方机构合作，或采取其他外部的采购支持，但 CCGs 的法定责任不能外放给其他组织。

（二）英国卫生服务购买的筹资情况

中央按比例将 NHS 的资金合理地分配给各个地方。资源分配的最主要原则是保障全部有同样卫生服务需要的人都有均等的机会获得卫生服务。如果每个地区人群的卫生服务需要是相同的，并且卫生服务相应的成本相同，那么筹资分配只需按人头分配即可。但是现实的情况是，不论成本还是需要，在不同的地方都会受到年龄、经济状况、健康需求等因素的影响而不同，为了消除这些因素的影响，在筹资分配时就要按一定的权重来分配。因为时间或地方的影响，资金分配会呈现周期性调整，那么相应的指标权重也会跟着调整。当前英国的权重计算主要考虑年龄相关的需要，即年龄更大的人群可能需要更多卫生服务；比年龄影响更大的权重因素如健康状况，将会有更多不能满足的卫生服务需要和健康不平等需要调整，那么卫生服务成本不可避免地就被提高了。不可避免的卫生服务成本主要来自于 3 个因素：市场压力因素、急诊费用调整、贫乏调整。在 NHS 内部卫生服务成本差异相对较小，因为支付率是由国家决定的，但是间接支付成本的差异很大，如职位空缺比率。

（三）英国卫生服务购买战略的风险与挑战

CCGs 有很多独特的地方：一是英国所有全科诊所都必须加入 CCGs，可以任意选择想加入的 CCGs，但最终是否可以成功加入或改变成员单位这是由英国 NHS 决定的。每个诊所都有一名全科医生负责参与跟 CCGs 讨论，这种选择代表参与的形式将各个地区的全科医生和 CCGs 紧密结合了起来。二是 CCGs 作为法定机构，必须承担一定的法律职责，并有一些结构上的要求来确保管理的效果。三是 CCGs 是预算资金的实际控制者。作为自治组织，CCGs 将要面对全部的经济风险。四是 CCGs 是会员制的机构，这与其他法定机构性质不同。作为会员制机构，CCGs 除了对英国 NHS、患者和其他人负责外，还要对会员诊所负责。

三 荷兰

荷兰全民医保模式也有其独特之处。它兼具了英国国民健康保险的管理模式和美国商业医保模式的市场竞争，发展形成了"管理型市场竞争"模式（刘晴，2011）。荷兰医保模式在经历了三次重要改革后，2006 年提出了新型的管理型市场竞争模式，即强制投保、有序竞争、自由选择、三方相互制衡、全科医生守门。这种新型医保模式的提出使荷兰医疗体系在欧洲健康消费指数（EHCI）评比中长达十几年都名列前茅。

荷兰的全民医疗保障体系由基本医保、补充医保与特殊医保（AWBZ）三部分组成。政府负责基本医保的服务项目制定，各个保险公司则负责补充医保与特殊医保的服务项目制定。特殊医保是一项针对重大或长期疾病的医疗保险，主要为那些需要长期住院（超过一年）、老年护理服务、身体或精神残障护理服务的人提供医疗资助。根据荷兰法律，特殊医疗的保险费来源于所有居民缴纳的收入税。

荷兰模式的一大特点是健康保险公司、医疗保健提供者和被保险人三方之间相互制约。政府的责任主要是监督医疗服务市场是否正常运行（孙东雅、范娟娟，2012）。

首先，被保险人具有对保险公司和家庭医生的选择权。在荷兰，虽然每个居民都被政府强制购买了基本医保，但是居民对保险公司、家庭医生及转诊的医疗机构有自由选择权。为了保证医疗服务质量，居民可以每年选择不同的保险公司和家庭医生。对于符合投保条件，但没有按照规定购买基本医疗保险的居民，荷兰政府将给予罚款，并且根据规定要求补交过去没有缴纳的保险费。

其次，保险公司具有与医疗服务机构的谈判权，对被保险人的保费政策是具有弹性的。荷兰的医疗服务提供机构多是私人非营利性质的，这些医疗服务机构都有破产的风险，因此医疗保险公司可以就医疗服务的价格、数量和服务质量等因素与医疗服务机构进行协商谈判。全科医生协会维护全科医生的权益，协会代表与多家保险公司进行谈判，并制定标准合同或框架协议，从而设计具有弹性的保险费用，尤其是补充医保费用。

荷兰模式的与众不同之处是，所有居民的首诊必须由全科医生提供，由他们先对患者的病情进行基本的诊断和治疗。除此之外，全科医生还承担了大量的公共卫生职能和健康宣教等工作（吴君槐，2015）。由于全科医生的首诊制度的实行，荷兰综合性医院压力得到了有效的缓解，同时也控制了医疗资源的浪费，提高了荷兰医疗服务体系的运行效率。

四 澳大利亚

由于澳大利亚是实行社会福利制度最早的国家之一，其购买医疗卫生服务的方式也具有欧洲大部分福利国家同样的特点。澳大利亚的医疗卫生模式是一种典型的国家计划管理、公立医院与私立机构并存提供服务，政府通过签订购买合同对服务提供者进行补贴、付费、监管的经营模式。

（一）服务购买的主体

澳大利亚的联邦、州、地方三级政府负责全国医疗服务的购买，其卫生行政管理权则由对应的卫生部、卫生厅、卫生局分别行使。联邦政府的主要职责是立法、规划和制定全国性政策及标准、支付全民医疗制度等，一般不开办医疗机构；州政府可以自主制定本州的医疗服务模式，州政府自主办医提供卫生服务，也可以向州内公立或私立医疗机构进行购买，州政府的主要职责为医院管理、传染病和慢性病的预防、环境和职业卫生服务等；地方政府则根据州政府制定的法规和制度具体负责医疗服务购买中的事务性工作。总体来说，澳大利亚的州政府直接负责医疗服务管理，而联邦政府的卫生部则是间接管理相关事宜。

（二）服务提供的主体

医疗服务在组织形式上是复杂松散而又多元化的管理体系，政府购买的医疗卫生服务涉及3个层次：急诊与就医服务、初级保健服务、健康促进服务。与此相对应的服务提供者主要是医院、全科医疗诊所和社区卫生服务机构。

政府为公民购买的医疗卫生服务的主要来源是医院，其中公立医院占比高达72%，私立医院仅占28%。全科医疗服务则由私人开设的全科诊所为主，在澳大利亚全科医生的数量占全国医生总数的2/5。与其他国家类似，澳大利亚也实行严格的转诊制度，除急诊患者外，全科医生必须负责公民的疾病首诊。据澳大利亚卫生部统计，全科诊所和社区机构提供了超过90%的医疗服务。

政府主要向社区医疗机构购买儿童和家庭保健、社区康复等服务，社区医疗机构也有公办非营利性质和私立营利性质的分别，将其作为全科医疗诊所和医院的辅助补充医疗单位。近年来，由于社区医疗机构的多样性和灵活性，逐渐代替医院成为政府购买卫生服务的主要来源。

（三）服务的运行机制

政府购买卫生服务的基本条件是筹集资金，而资金主要由联邦和州政府负责筹集（约占70%），其中联邦政府为主要出资者（约占43%），此外的资金来源于非政府部门筹资（约占30%），因此资金来源构成稳定。澳大利亚的医疗卫生服务主要由政府购买，很大程度上保障了购买资金支持和管理的责任性、效率化和规范化。

政府以稳定的资金来源购买医疗卫生服务后，就进入了竞争性购买环节。政府与服务提供者建立购买关系，以直接资助和财政补贴的形式。竞争性主要体现在以下两个方面：①公民的就医自主权促进了竞争性。同一层次的服务提供方既可以是公立的，也可以是私营的，公民有权自由选择地区、机构和全科医生。②优质的服务促进竞争性。政府有义务为公民选择更优质的服务提供者，因此竞争性购买促使那些优质的服务提供者能够获得更多的被选中的机会。

卫生服务购买方式主要由联邦政府通过政府拨款方式划拨至各个州，再由各个州政府根据医疗服务的不同情况，按照总额预付、按服务项目付费或者DRG等不同的支付方式，支付给相关的服务提供者（公立或私立医疗机构）。

为了维护公民的基本医疗健康权益，澳大利亚各州政府要对提供服务的公立或私立医疗机构进行相关的评估和审核，包括医疗服务质量、机构财政状况、人员设备情况等，在评估和审核通过后，才支付相应的医疗服务费用。若购买公立或私立医院所提供的医疗服务时，根据澳大利亚联邦政府的规定，应以DRG支付模式作为政府购买医疗服务的标准，目的是政府对医院的质量标准进行统一管理（樊延军、刘朝杰，2007）。

政府对于社区卫生服务的购买，则采用复合补偿方式。各个州政府对于规划范围内的社区卫生机构进行年度财政拨款；其次是项目拨款，如按社区内居民总数的总额预付形式和按服务类别形式付费；另外，政府每年还设立15—20种专项基金支持服务购买。政府购买服务项目的数量将决定社区卫生机构的发展情况（储亚萍，2012）。

州政府购买全科医生提供的医疗服务时，主要按照服务项目的付费方式进行资金支付。按照澳大利亚联邦法律规定，各个州政府每年以固定的金额对全科医生所提供的医疗服务项目进行补偿，但高出补偿医疗项目标准的服务费用由患者自付。由于居民能自由选择全科医生，因此全科医生一般采用政府制定的标准，通过与政府签订合同并提供约定的服务来获得补偿。

（四）服务的监管模式

澳大利亚联邦政府主要通过质量监管和服务评价等手段，保证购买医疗服务的质量。针对医院的监管，联邦政府成立了健康医疗标准委员会（ACHS）对全国的医疗机构进行全方位监管。根据 ACHS 制定的监管标准，各州组成以医生、护士为主的检查小组，各州之间进行交叉检查。针对社区卫生机构的监管，澳大利亚具有较为成熟的社区卫生服务评审标准，澳大利亚卫生服务标准委员会采用该标准体系每 3 年对社区卫生机构进行一次审查，包括资质认证和社区卫生机构标准项目，以及审查其医疗服务质量等相关内容。针对全科医生的监管，澳大利亚联邦政府制定了完善的职业服务评价系统（PSRS）及全科医生认证标准。此外，政府还制定了一系列激励措施，包括地区差异补贴、税收政策优惠和培训学习补助等，提升了医疗服务供给的公平性。

第五节　以价值为导向的基本医疗服务战略购买

一　我国医疗服务购买存在的主要问题

（一）政府内部协同购买机制不健全

医疗服务购买工作需要多部门、多组织的统筹协调。但目前，医疗保障部门和卫生行政部门作为主要购买主体，与人社、妇联等部门间的协同联动机制尚未完全建立，这就带来"多头治水"的问题，导致财政资金整合度不足、管理链条不够完整（田志龙、吴英伟，2018）。在此情况下，政府的不同部门委托不同提供主体来提供相近的服务项目，医疗服务购买资金整合力尚未形成，购买成本难以有效控制。

（二）基本医疗保险购买能力有较大提升空间

1. 职工医保基金结余较多，资金使用效率不高

《关于进一步加强基本医疗保险基金管理的指导意见》（人社部发〔2009〕67 号）规定，除一次性预缴基本医疗保险费外，职工医保统筹

基金累计结余原则上应控制在 6—9 个月平均支付水平。而近三年我国职工医保统筹基金累计结余均大于 12 个月平均支付水平；此外，个人账户累计结余占全部结余的比例在 35% 以上，基金沉淀严重。医保基金结余规模不断增大反映了基金管理的低效，导致大量公共资金被闲置和浪费（阳婷婷，2020），医保的购买能力进一步被降低。

2. 城乡居民医保筹资与报销水平偏低

近年，缺乏内生筹资增长机制、个人责任弱化等问题（谢莉琴等，2020），在一定程度上导致了城乡居民基本医保筹资的低水平。全国政协委员、中华医学会副会长饶克勤建议，"十四五"时期要把居民医保人均筹资水平定位在居民可支配性收入的 5.0%，但近年这一数值始终维持在 2%—3%，且增速较缓。另外，居民医保与职工医保人均筹资水平的相对差距始终保持在 4.5 倍以上，且绝对差距日益扩大；在筹资总额占卫生总费用的比重上，职工医保维持在 23% 左右，而城乡居民医保和新农合的比重之和不到 14%。一系列数据表明，近十年城乡居民医保筹资水平偏低，且与职工医保存在较大差距。在基本医保成为基本医疗服务主要购买主体的背景下，城乡居民医保的参保人数又占全部基本医保参保人数的 75%，因此其势必成为基本医疗服务的重要购买主体，而当下其保障水平和购买力度还有较大提升空间。

3. 医保支付方式改革进程较缓

近年，我国 DRG 与 DIP 改革尚处于试点阶段，医保支付方式多数仍为按服务项目付费，其他支付方式所覆盖的病种、服务、人口和费用有限，且各种支付方式付费标准的合理性有待进一步提升。在支付对象的选择上，仅注重对单一机构的支付，忽略了对服务体系的影响（顾雪非、刘小青，2020），医联体内打包支付改革进程缓慢。在预算总额的确定上，部分地区以历史数据为主要依据，对现实情况考虑不足，一定程度上导致服务提供方为增加下一年测算基数而超支使用医保基金。为此，我国后续需进一步扩大按病种付费的实施范围，探索更加精细化、系统化的支付方式，以实现医保的战略性购买。

（三）对基层医疗卫生机构的投入不足

基层医疗卫生机构作为距离居民最近的医疗卫生机构，在提供基本医疗服务、提升人民健康水平上发挥着举足轻重的作用。但在财政投入方面，我国目前的财政投入大部分集中在二、三级医院，对基层医疗卫生机构长期投入不足（郑喜洋、申曙光，2019），促使基层医疗设施简陋、人力资源匮乏，仅能处理感冒、发热等轻微症状的疾病，在承接政府购买的医疗服务上能力有限（彭婧，2015）。为此，我国后续需逐步加大对基层医疗卫生机构的投入，以提升基层医疗卫生机构承接能力、提高对基层医疗机构服务的购买力度。

（四）对社会办医的购买力度不足

《中国卫生健康统计年鉴（2021）》显示政府对社会办医的财政投入与政府办医疗卫生机构差距较大，其中 2020 年政府办医疗卫生机构财政拨款收入为 9 391.17 亿元，占总收入的比例为 23.51%，社会和个人办医疗机构财政拨款收入为 323.33 亿元，占总收入的比重为 3.70%。专业公共卫生机构占比较低，在一定程度上导致了政府对社会力量创办的医疗卫生机构投入较少。此外，由于医疗服务专业性较强、技术要求高，社会办医在医疗规模和专业化程度等方面发展不平衡，尤其是农村地区医疗卫生机构数量有限，难以与政府办医疗机构享有平等竞争机会；加上在有一定竞争资源的地区，各级卫生部门出于自身利益的考虑，更愿意将医疗卫生服务直接交付给存在隶属关系的公立医疗机构，而不是以公开招投标等方式交给社会力量，最终导致政府对社会办医的购买力度不足。其他学者的研究结果同样显示在政府购买医疗服务中，社会力量的参与情况不足。

（五）对居民健康结果的关注不高

近年，我国医疗费用随着医疗技术水平的提高和人口老龄化程度的加深而不断攀升。为减少不必要的医疗支出，满足更多人的医疗需求，不论是总额控制还是按病种付费，现行医疗服务购买目标和方向以控费为主，对服务质量和健康结果的关注有限，导致医疗服务供给方在降低医疗费用的同时降低医疗质量。此外，现有医疗服务购买理念尚未完全从"以治病为中心"向"以健康为中心"转变，购买的本质是"买疾病"而非"买健康"，致使服务提供方缺少对居民全生命周期的跟踪与管理。如浙江等地的医保支付方式改革以住院为重点，对门诊等前端服务的关注度不够；按绩效付费尚处于探索阶段，医保支付方式改革开展地区及涉及疾病种类较少；政府对罗湖医疗集团的补助方式缺少对居民健康结果的关注。

二 以价值为导向的基本医疗服务购买模式

2006 年，迈克尔·波特等学者提出了"以价值为导向的医疗服务"这一新的理念。该理念确立了患者的核心地位，充分考虑患者的就医需求和体验，通过监控患者的健康状况的变化，从而控制医疗资源成本，并通过改善治疗方案等策略，为患者提供更高价值的医疗服务。该理念的关键在于衡量医疗服务价值的标准，从服务的数量转向服务的质量。我国政府、世界银行、世卫组织联合发布"三方五家"医疗体制改革报告，明确将建设基于价值的优质服务提供体系作为医药卫生体制改革目标（王朝君，2016）。为了实现基本医疗服务的战略性购买，一定要明确基本医疗服务的购买目标、相关组成单元的责任体系、实施战略购买的策略和相关政策实施的保障。基本医疗服务模式购买理论模型如图 7-5 所示。

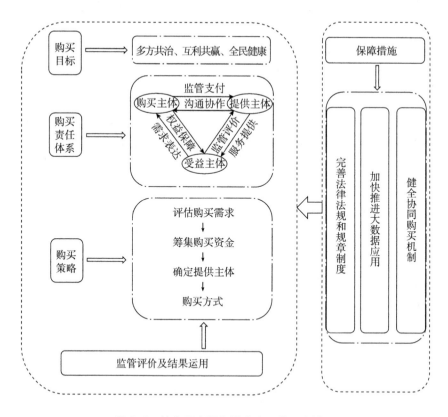

图 7-5　基本医疗服务模式购买的理论模型

（一）购买目标

"价值医疗"的核心观点是得到治疗效果最大化，而不再是关注医疗服务的数量。价值医疗，是以患者为中心，向患者提供有"价值"的医疗服务，围绕患者疾病的整个医护过程来开展，协同医疗服务机构、支付方、患者等各利益相关方，推动医疗体系内部良性竞争和持续改进。"价值医疗"的目标不仅仅是追求经济层面，而是追求医疗服务成本（费用）与质量（效果）之间的完美平衡。实现"价值医疗"，对个人而言是在于实现健康的理想和愿望，对国家而言是实现全民健康、民族强盛的重要战略目标。

因此，从国家治理的角度，医疗服务领域的"价值"不仅仅是指"质优价廉"，而是"全民健康"。"价值医疗"不仅是医疗服务部门的目标，也不单纯是卫生部门的目标，而是从健康中国的全局角度出发，平衡医疗服务购买方和医疗服务提供方的关系，实现多方共治、互利共赢、全民健康的战略性目标。

（二）购买责任体系

1. 政府

政府在维护全民健康和保障基本医疗服务提供中起主导作用。为实现战略购买，政府需要转变职能，实现购买者与提供者相分离，发挥其政策制定、利益协调和服务监督职能。因此，政府的主要职责应包括：制定基本医疗服务购买相关政策办法和标准、协调购买相关方利益、明确购买内容、筹集购买资金、认定服务承接者能力和资质、医疗服务的监督考核、费用支付、保障患者权益等。

2. 医疗机构

作为基本医疗服务的提供者，各级医疗卫生机构要为居民提供规定数量且符合质量要求的基本医疗服务，并加强与购买方的沟通与协作，实现供需对接。为实现这一目标，医疗卫生机构需要不断加强内部医疗质量管理、成本控制、内部监管等工作，并及时与购买主体进行协商谈判。

3. 患者

以价值为导向的医疗卫生服务供给体系，患者扮演的角色将发生变化。为了实现以价值为导向基本卫生服务的战略购买，患者将改变其原来购买体系中的角色，不仅是服务的受益者，更重要的是成为服务的购买者。

在以价值为导向的医疗服务模式探索中，通过患者参与实现供需双方乃至多方的价值共创理念应运而生。价值共创强调患者与医疗服务提供者通过多方互动合作，发挥各自特长和优势整合医疗资源，实现医疗服务的价值最大化，并共同分享价值（麦舒敏、王冬，2018）。同时，有研究表明，在诊疗过程中提高患者的参与度，不仅能够改善医疗质量，同时还能够降低医疗费用。因此，无论对于全球医疗服务体制改革趋势还是健康中国建设发展而言，医疗服务都不再只是医疗机构、医务人员的独角戏。在医疗服务的全过程中，强调患者的参与程度，不仅是提高医疗服务质量的重要措施，也是合理控制医疗服务成本、实现医疗服务价值最大化的必要手段。

患者作为医疗服务的最终接受者，为获得高质量服务，需不断了解政府购买目标、流程及内容，充分发挥自身的参与权、监督权和选择权。积极参与基本医疗服务购买设计、实施，及时表达医疗服务需求，并对所提供的服务进行监管评价。

（三）购买策略

1. 评估购买需求

在进行正式购买之前，需评估购买需求，以减少为没有实际发生的服务或者与需求不匹配的服务项目付费。为此，政府实现需求的精准识别与预测，识别来自不同年龄、地区、收入及消费水平人群的多维度多层次基本医疗服务需求；把握医疗服务需求的发展方向和趋势。特别是在大数据的时代，政府要从数据收集者转向数据分析者，通过收集、提取和挖掘有关服务使用者对于基本医疗服务需求的类型、数量、质量等关键性信息，对基本医疗服务购买内容进行合理规划，从而真正实现战略购买。

2. 筹集购买资金

（1）提升职工医保基金使用效率。2021年4月《国务院办公厅关于建立健全职工基本医疗保险门诊共济保障机制的指导意见》指出要"将门诊费用纳入职工医保统筹基金支付范围、改进个人账户计入办法、规范个人账户使用范围"，上述举措能在一定程度上降低职工医保资金结余、提高资金使用效率。为此，各地要在准确解读政策的基础上，因地制宜探索实践路径，加快政策落地。此外，通过合理调整人均缴费基数和报销比例，处理好职工医保资金筹集与待遇水平间的关系；选择适合的投资渠道和方式，实现医保结余基金的保值、增值；建立中央与省级调剂基金、提高统筹层次，促进地区间互助共济。

（2）健全城乡居民医保筹资与待遇调整机制。目前，与职工医保相比，城乡居民医保人均筹资水平较低。后续要在综合考虑医保制度内部运行情况和外部社会环境变化的基础上，通过合理确定政府、社会和个人筹资比例，适当提升城乡居民医保筹资与待遇水平，并逐步缩小其与城镇职工医保的筹资与待遇差距。首先，各地要在加大财政投入的同时强化个人筹资责任，逐步提高个人筹资水平，探索建立与参保人支付能力相匹配的筹资机制，实行等比例筹资或累进型缴费机制；其次，探索多渠道的医保基金筹资渠道，尤其是要积极拓展社会筹资渠道，以减轻财政压力；最后，稳步提升医疗保障水平，强化医保的风险共担机制。

（3）做好资金预算管理工作。为提高财政资金使用效率，购买主体要严格遵循相关法律法规，做好资金的预算管理工作，统筹协调安排直接向医疗机构购买服务的资金。高度重视预算编制工作，加强调查研究与成本分析，不断健全预算编制体系、完善预算编制流程，提高购买资金预算编制的科学化、规范化，如在预算编制过程中适当纳入办公行政费用、人员福利和硬件设备等费用，以防止上述费用部分转嫁到其他服务成本中去，致使服务缩水。另外，通过健全信息和数据的公开机制，提高管理过程的透明度。

3. 确定提供主体

（1）维系公平竞争环境、设计合理竞争机制。为保证基本医疗服务的高质量提供，除严格审查医疗机构的资质、能力和信用状况外，还需根据购买内容及市场状况等因素，通过不同的方式确定服务提供主体。在过去很长一段时间里，我国过度强调政府主导，强调财政对服务提供方的补助，致使基本医疗服务提供主体被公立医院垄断，最终导致医疗服务提供低效。为此，后续要将政府与市场机制有效结合，充分发挥市场这只"看不见的手"的作用，适当引入竞争机制，在尽可能多的潜在供应商里选择最为适合的服务承接方。为实现上述目标，一方面要明确医疗机构的承接资格，主要考虑医疗资质、能力和信用状况而不管其所有制性质，探索通过公开招标、竞争性磋商等公开透明、择优竞选的方式选择服务提供主体；另一方面建立健全信息发布制度，向社会大众公布政府购买医疗服务的具体项目以及资金来源，使各类医疗机构全面了解政府对医疗服务项目的需求信息，从而以此为导向提升自身竞争力。此外，各医疗机构可积极发展互联网医疗，从而打破跨地区竞争的制度障碍。但作为一种准公共产品，并非所有医疗服务都可通过竞争方式提供，建议政府拟定负面清单，列出不能或不应实施竞争性购买的医疗服务，从而在保证服务的公益性前提下，提高服务提供效率。

（2）提升对社会办医的购买力度。为提升对社会办医的购买力度，首先要加快发展一批数量充足、功能完善、技术水平高的社会和个人办医疗卫生机构，发挥社会办医在基本医疗服务提供上的作用。在数量保障上，以简政放权为切入点，降低准入门槛、提高审批效率、简化申请和报告要求；严格落实对社会办医的税收优惠政策和财政支持政策以减少其办医压力，鼓励各省设立省级层面购买服务基金，用于统筹、支持本省社会办医的发展，鼓励私人、民营和外资资本在基本医疗服务项目上加大投资，在政府区域卫生规划的指导下，开办医疗服务机构。在办医能力提升上，促进社会办与政府办医疗机构协同合作，鼓励社会力量参与医联体建设，探索社会办与政府办医疗机构在检查结果、技术人员间的互享机制；协助社会办医完善基础设施建设、提升管理水平、优化组织结构、加强员工专业技能培训。

（3）加大对基层医疗机构的购买力度。健全的基层医疗服务体系是任何医疗系统提供高价值医疗服务的关键。在这个系统中基层的卫生服务提供者越多，那么患者的健康结局越好；住院率降低、患者体验更好、总体支出的卫生费用也更低。然而，我国的基层医疗卫生系统与其他发达国家一样，正处于人才流失、供需失衡、投入不足和补偿机制不完善的恶性循环中。

尽管基层医疗服务的重要性已被反复证实，但往往在进行服务购买时，仍被忽视。根据卫生政策领域的最新研究观点，强大的基层医疗卫生服务体系必须抓住两个重点环节：分级诊疗制度的落实；建立系统性、连续性的医疗服务模式。

一方面，尽管有研究表明，高质量的基层医疗服务能够有效降低综合医院的服务人次（Cowling & Majeed，2013）。但由于基层医疗卫生服务人员的专业水平和数量的不足，导致大多数患者直接选择费用更加昂贵的二级、三级医院就诊。另一方面，连续的、系统的诊疗过程不仅能够影响患者的满意度，也能够带来更好的健康结局，例如，降低患者住院次数、减低医疗成本、减低总体死亡率等。要保证以上两个重点环节的落实，全科医生人才队伍的建设，和医共体、医联体的建设显得尤为重要。

参考美国采用的责任医疗组织和以患者为中心的家庭医疗模式，我国的基本医疗卫生服务购买应更多地关注医共体、医联体的支付补偿机制的变革。改变医疗服务追求数量的本质，结合各地区的卫生资源和特点，因地制宜的调整基本卫生服务的提供模式。

在目前医保杠杆推进分级诊疗制度效果不佳、对基层医疗卫生机构投入不足的情况下，需持续加大对基层医疗卫生机构的购买力度。一方面厘清和调整涉及基层医疗卫生机构的中央与地方财政事权和支出责任，完善基层医疗卫生机构补偿新机制，各地要在充分调研当地基层医疗卫生机构发展现状的基础上，以问题为导向，落实对基层医疗卫生机构的经常性补助和财政专项补助，重点从人才队伍建设、基础设施建设和设备构造等方面加大投入。另一方面要在财政支出的基础上，借助上级医院的"传帮带"，有效解决基层医疗卫生机构发展不平衡不充分的问题，为基层更好地承接政府购买医疗服务积势蓄力。

另外在基本医疗服务购买中，充分发挥基层卫生人员的作用，如在购买内容上充分参考基层卫生人员的意见。待后期条件成熟，可探索由基层卫生人员组成专业购买组织，掌握基本医疗服务的协调、管理权，通过评估所在地区卫生服务需求和医疗资源，负责代表病人向医院购买服务。

4. 购买方式

医疗保险支付制度的总方向是从事后支付制度转向事前支付制度，在微观、中观、宏观层面分别表现为单次住院支付、专病全病种支付到医联体的全人群、全病种支付。

（1）宏观层面：紧密型医联体实行总额预付。以医联体、医共体为单位，通过合理的测算方法，测算其规定时间内的服务支出总额，并向医联体、医共体支付资金，由其统筹管理（唐文熙等，2016）。通过"总额预付管理、结余留用、超支不补（分担）"机制，优化医疗资源的合理配置，促进医疗服务和优质资源在基层落地，使医联体内的各个医疗机构之间的联系更加紧密。医联体总额预付模式的重点是提高医疗服务的利用效率，有效地改善患者的健康状况，真正地实现价值医疗模式下的整合型医疗服务模式。

在政府部门指导下，医联体、医共体的牵头单位要统一管理公共卫生资源及分配预付资金；资金分配可采用多种支付方式，例如对单体机构实行以病种为主的多元复合式支付方式，以及部分病种和人群的全病程支付。结合不同地区的特点，结余留用、风险分担的方式也有所不同。比如，宁波市将结余资金分为两部分，绝大部分由所属医疗机构获得占比85%，医保基金占比15%；而超支分担金额，15%由医保基金补助，医疗机构自行承担剩余85%超支部分。再如，云南省禄丰市、安徽省天长市等地，对结余资金均按照6∶3∶1的比例，分别分配给县、乡、村这三级医疗机构。

（2）中观层面：全病程捆绑支付。捆绑付费，亦称按治疗事件支付（Episode-based Payment），是指对某一种疾病的治疗方案预先确定的费用进行支付的方式。捆绑支付主要通过测算，针对某种疾病确定的一系列包括预防、治疗、康复在内的服务，核定某种疾病的服务总支出，医疗机构将获得目标预算与实际成本之间的结余，或承担超支部分（孙辉等，2020）。捆绑支付可促进急性期治疗和慢性期恢复的合理诊疗，也展现出促进多学科协作诊疗的优势，为患者提供多学科综合服务单元（Integrated Practice Units，IPU）。

服务费用的测算是捆绑付费的关键。捆绑支付的预算金额包括治疗疾病所需的全部医疗费用，医疗费用结算金额取决于服务结果；但费用标准需根据风险进行调整，反映到支付中的病情复杂性、年龄、性别等因素将可能影响费用，鼓励医疗机构诊治较为复杂的病例。这种支付模式下，医疗机构需承担由于并发症、再入院等引起超出预算的风险。然而，捆绑支付通常需要一个"止损"条款，这确保了医疗机构不需对不相关的护理或灾难性的病例负责，以避免异常高的成本费用。

除了基本医疗保险在定点医疗机构为参保人支付整个病程的费用外，还可以为特定病种人群的全病程治疗进行捆绑支付，由医药企业、医疗机构、医保和患者四方根据治疗效果和健康结果建立风险分担机制。第一种是医药企业与医保公司签订合同，医药企业提供创新的临床价值产品，医疗机构优化诊断和治疗的过程、结构和方案，并与医保公司合作达成创新型的支付模式，三方根据临床疗效责任共担。第二种是引入商业保险，对特定人群的疾病进行全程捆绑支付，并引进保险公司的精细化管理模式；在此基础上，可实施患者责任共担机制，投保时明确健康目标，如果未达到目标，商业保险会对患者家庭进行补偿，如果超过目标，患者要支付一定额外的费用。

（3）微观层面：总额预付下的多元支付方式。总额预付实行医保预算总额协议管理，即建立预算总额与医疗服务挂钩的协议管理制度，由医保机构与医疗机构协商决定预算的总额，签订以服务数量、结构、质量等为目标的管理协议，促进医疗行为改变，从而实现以服务数量驱动到价值驱动的转变。根据我国的相关政策要求，主要推行以按病种付费为主的多元复合式医保支付方式。按病种付费目前有单病种、DRG和DIP，后两种支付方式已在多地开展同步实践探索。

DRG起源于20世纪的美国，目前已在多个国家和地区得到使用和发展。DRG的分组是根据相似的疾病诊断、资源消耗和手术或临床操作过程的原则，同时考虑到费用增加的合理因素，如疾病的严重程度、并发症、合并症、患者年龄和性别等，实现同组内的同质化。在应用方面，西班牙、芬兰、奥地利等国家将DRG作为预算分配的依据；美国、英国等国家则将其用于住院支付，其支付比例占住院收入的50%—70%，一般来说辅以按服务项目付费（Fee for Service，FFS）（Busse et al.，2013）。在我国，DRG分组的地方版本有所不同，国家医保局成立后，要求统一DRG分组、病例信息采集和费率加权计算等标准，计划于2021年在试点地区推行按DRG支付，支付标准结合循证医学依据，通过临床路径计算得出，预先支付给医疗机构。

DIP是中国的一项创新型应用，它利用大数据技术来扩展病种分组分析方法，对数据中的疾病诊断和治疗进行穷举式和聚类式快速形成分组，并基于随机均值定价机制来确定支付标准。DIP 的分组步骤为：首先是数据准备，基于住院病案首页、疾病诊断与手术操作建立编码数据库，并实时采集医保基金结算清单信息；其次是病种组合策略，基于"疾病诊断+治疗方式"，利用穷举和聚类原理进行病种分组，形成病种组合库；然后是建立标准目录库，确定病种分值，核心指标是相对权重（Relative Weight，RW）、医院平均病种组合指数（Case Mix Index，CMI），RW 指特定病种平均费用与全市所有病例平均费用进行比较，作为衡量病种治疗难易、资源耗费多少的相对指标，$CMI = \dfrac{某病种\,RW×该病种人数}{医院出院总人数}$，CMI 越高，提示病人的治疗难度越高、资源耗费量越大；最后是确定某种疾病分值支付标准，$预算单价 = \dfrac{加权平均年度住院总费用}{\sum 某种疾病组合分值×对应疾病病例数量}$，$结算单价 = \dfrac{当年医保支付总额÷医保支付比例}{\sum 某种疾病组合分值×对应疾病病例数量}$。

支付方式的改革并不是一个非此即彼的过程，它是财务风险承担模式的连续集。按医疗服务项目付费、按人头付费、总额预付、按绩效付费等多种支付方式都有其优缺点，重要的是实现从数量到价值之间的转变，即：服务提供的激励机制的转变，而非支付方式的改革。

购买有价值的医疗卫生服务应以患者的健康状况改善作为购买的评价标准，不再对医疗服务的数量进行购买，而是对医疗卫生服务的效率、质量以及效果进行购买，通过不同方式的奖惩机制，向提供高质量医疗服务的医疗机构进行服务购买。

（四）完善监管评价机制

为有效约束基本医疗服务购买方和提供方的行为，保障服务质量，财政部门、审计部门、民政部门、行业组织以及公众等主体需综合运用行政监管、协议监管和信用监管等多监管手段对购买主体和承接主体进行监管评价，主体和方式的多元性保证了监管评价结果的公正性、科学性，提高了结果的可信度和完整性。首先建立政府购买服务的监管评价机制，从政府购买服务项目立项到实施，再到项目结束后的每个节点，均需对政府职能履行情况、财政资金使用情况等进行全流程全周期监督评价，同时可参考相关意见和办法构建科学合理的政府购买医疗服务绩效评估体系，最大限度防止权力寻租。其次是对医疗卫生机构的监管评价，监管评价内容以资质条件、协议履行、服务质量和安全、诊疗结果、费用控制、信息公开、群众满意度等为主。在信息技术的帮助下，诊断和治疗过程、支付系统和计算机程序可以结合起来，从而通过信息系统实时地了解每个科室内每名医生的诊疗行为。

（五）监管评价结果运用

通过对监管评价结果的分析，充分发挥监管评价机制的作用。对表现突出的医疗机构，适当放宽其收入分配权、人事自主权、成本控制权、资源调配权等权利；对于不达标的医疗机构，提出整改要求，适当降低资金支付额度、提高下一年的抽查比例，情节严重的取消其一定时期内继续承接政府购买医疗服务的资格，同时，建立配套补给保障措施，实现对淘汰机构的迅速、有效补位，保障政府购买服务工作的有效运转。此外，还需根据监管评价结果，考虑是否有必要重新确定购买内容，转换资金和人员投入方向。

（六）保障措施

1. 完善法律法规和规章制度

良好的医疗服务购买秩序需要完善的法律法规和规章制度保驾护航，目前政府购买服务相关法律法规和规章制度相继出台，但针对医疗卫生领域的相关法律、制度缺失，因此对于专业性较强的医疗服务，有必要加速完善医疗卫生领域政府购买服务相关法律法规和规章制度，以此规范卫生服务提供者、卫生服务消费者以及政府本身在购买中的行为。其中，对于购买主体需明确规定购买主体标准、购买内容、资金供给和监督评估方式等内容。对于服务提供主体，需确定提供主体的资质及运作方式、医疗服务质量标准、违法违规行为及处罚办法等，在此过程中要充分参考提供主体意见，如通过协商的形式让服务提供主体分享决策权力，共担决策责任等，目的是把利益诉求和分歧化解在决策之前。

2. 加快推进大数据应用

大数据的应用对于价值医疗服务体系是关键的，医疗数据信息透明化则是衡量医疗价值的重要手段。良好的数据平台、持续的数据采集和深入的数据分析是价值医疗落地最重要的基础。不仅帮助医院管理者真正理解成本与疗效之间的关系,推动持续改进;而且能帮助提高患者的疾病知识普及程度,提升患者满意度。为了更好地实现数据透明化:一是通过转变临床医生的思维方式,将医疗数据开放共享视为一项基本义务;二是建立电子健康档案,采集医疗服务中每个患者的就医效果、就医成本、就医感受等数据;三是加强内外部医疗机构之间的数据信息共享,从海量数据中模拟和测算出多种干预措施和临床路径下的成本—效果组合;四是鼓励专业组织积极参与,保证在临床上数据收集的完整性。因此,我国应尽快推动立法开放数据库,让数据的价值得到真正挖掘,为政府决策和医疗卫生事业发展提供更精准和科学的依据。

目前,国家医疗保障局医保信息平台项目主体建设完成,全国统一的医保信息平台建设工作进入落地实施阶段,因此后续可将在线购买平台与医保信息平台进行有效融合和对接。为保障数据和信息的安全,政府应重点审核服务提供机构的信息规范性和安全性等相应的资质,并对数据信息加强日常监管;服务提供机构也应建立相应的安全管理制度,加强人员培训,提高信息安全意识。

3. 健全协同购买机制

(1)健全政府内部协同购买机制。当前我国政府购买医疗服务尚处于起步和试点阶段,需财政、民政、卫生行政等部门转变职能、协调各方利益,形成改革共识和合力,系统性、整体性地推进医疗服务购买工作。各地可通过建立政府购买医疗服务的协调沟通机制,完善不同部门间资源和职责的整合,例如英国将预算部门和采购部门整合为医疗服务购买组织,负责购买某一地区的社区服务和二级服务(张小娟、朱坤,2021),以及我国前期整合多部门职责成立国家医保局、整合城镇居民医保和新农合、整合职工医保和生育保险等措施在降低管理成本、提升医保购买能力上发挥了重要作用。

(2)健全政府与其他组织间协作机制。基本医疗服务购买是一个系统工程,涉及多步骤、多方面、多主体,政府作为主导者与协调者,需加强自身与医疗行业中介组织、学术界及其他非政府组织的交流合作,提升政府对基本医疗服务的购买能力与认知水平,及时解决政府决策中可能出现的问题,其中医疗行业中介组织包括中国医疗机构管理协会、中华医师协会、医疗纠纷仲裁组织等。为此，一是要做好信息公示与技术指导工作，由政府主管部门向各类组织提供国内外医疗及科研信息、购买服务信息，并及时给予各类管理指导；二是要不断降低医疗行业中介组织的政府色彩、提升其自主性，从而有效发挥其在医疗服务购买市场的中介作用；三是要建立常态化的参与机制，明确医疗行业中介组织、学术界及其他非政府组织的参与方式与职责，将参与流程规范化、具体化。

第六节 小结

本章首先总结了基本医疗服务主要购买方式及各自的优缺点，分析我国基本医疗服务的购买现状。其次，通过对浙江省金华市、江苏省淮安市、深圳市罗湖区等国内典型地区基本医疗服务购买案例的分析，探究基本医疗服务购买的典型做法、配套措施和实施成效。再次，总结借鉴国际上医保战略购买的经验，明确基本医疗服务战略购买的运行机制和存在的风险与挑战。最后，提出以价值为导向的基本医疗服务战略购买政策建议和措施。

第八章

基本医疗服务监管机制研究

基本医疗服务的有效监管是实现基本医疗服务资源高效配置、服务有效提供、战略购买落实到位的重要保证。本章分别基于基本医疗服务供方和需方的视角对国内外的基本医疗服务监管现状展开深入探究，从而在上述研究的基础上进一步提出完善基本医疗服务提供监管机制的对策建议。

第一节　基于供方的监管现状分析与研究

一　各地对基本医疗服务监管方式的探索

在政策与医改方向的加持下，各监督主体的能力也被充分调动，各地在完善全过程监管，运用多种监督手段从而提升监管效能方面也做了许多探索。

在监管主体协同方面的探索上，深圳市在"放管服"改革政策的加持下，采取了一系列措施构建起内外部协同的监管制度，包括健全"五个主体"监管体系、完善服务标准与监管手段，通过法律、制度和执业体系提供支撑，最终达到了患者满意度、监督效率和力度提升的作用。在监管措施方式的完善方面，四川省和北京市积极探索信息化监管的模式。四川省通过大数据与信息化方法，对医疗机构、医务人员以及医疗服务提供行为建立起了信息化的监管措施，主要通过组建"三监管"平台、设置监管指标与等级划分、进行监管信息的公开以及领导小组专项领导的方式形成了政府关注、机构重视、技术加持的实时、动态、全程精准监管，已在全省形成了有力的震慑，推动了医疗机构落实监督主体责任。北京市在依法执业自查方面，通过编制自查标准、开发系统、接入部门权限等方式，开展自查自纠。同时，针对医务人员不良执业行为的管理系统、对医疗服务的智能监管系统等也在探索建设实施当中（陈秋香等，2020）。

信息公开作为监管的必要手段，通过医疗服务信息披露促进监管也已成深化医改的重大举措，一些地区探索通过行政手段、自愿披露与行业组织等形式，建立起医疗服务信息披露的制度，如杭州在公立医院综合改革中采取的信息公开方式，以及安徽建立的医疗服务信息公开制度和复旦大学医院管理研究所每年发布的中国最佳医院排行榜等（郭蕊，2020）。

总体而言，我国在针对医疗服务的综合监管方面，政策与措施并行，目前多省份已在落实完善基本医疗服务的监管。各地主要通过监管主体协同、信息化监管和信息公开的方式促进医疗服务监管向制度化、常态化、协同化发展。探索运用信息化的监管方式，将对基本医疗服务监管的内容融入医疗服务提供的日常工作当中，通过对医疗质量的实时监测和预警，由被动的回顾性监测向对环节和基础质量的主动性控制转变，并通过对医疗机构服务信息的公开，提高多主体参与监管的可能性，促进监管向科学性、客观性发展。

二　查处医疗机构或医务人员违法案件情况

（一）全国医疗卫生监督处罚情况

1. 2018—2019 年全国医疗卫生监督处罚情况

2018—2019 年全国医疗卫生监督处罚情况中，医疗卫生监督案件数分别为 28799 件和 39223 件，结案数分别为 28505 件和 38945 件，具体违法事实条目内容如表 8-1 所示。

表 8-1　　　　　　2018—2019 年全国医疗卫生监督处罚情况　　　　单位：件

项目	内容	2018 年	2019 年
案件数		28799	39223
结案数		28505	38945
违法事实	医疗机构资质	15158	16010
	医务人员	4703	6494

续表

项目	内容	2018 年	2019 年
违法事实	药品和医疗器械	5658	6766
	医疗技术管理	63	172
	医疗文书	5569	9906
	质量管理	2301	2549
	精神卫生法	7	30
	中医机构	96	233
	其他（含违反医疗广告有关规定等）	299	587

资料来源：《中国卫生统计年鉴》。

2. 2015—2019 年全国医疗卫生监督处理情况

2015—2019 年全国医疗卫生监督处理方法，详细的处罚程序、处罚决定、行政复议和行政诉讼的数量如表 8-2 所示。

表 8-2　　　　　　　2015—2019 年全国医疗卫生监督处理情况　　　　　单位：件

项目	内容	2015 年	2016 年	2017 年	2018 年	2019 年
处罚程序	简易程序	6098	5432	7920	7832	11917
	一般程序	30250	31840	25324	20916	27225
	其中：听证	458	854	419	276	405
处罚决定	警告	20318	19299	18272	16285	24191
	罚款	31573	33091	27238	20522	26073
	罚款金额（万元）	7887.4	7831.3	7800.4	7741.5	15075.8
	没收违法所得	633	615	578	539	643
	没收金额（万元）	470.5	801.6	704.4	1248.2	870.5
	没收药品器械	294	211	195	222	278
	责令停止执业	524				
	责令限期补办校验手续	80				
	吊销执业许可证（证书）		92	97	142	232
	吊销诊疗科目		43	56	101	129
	责令暂停执业活动	151	238	262	445	779
	取缔	55				
	其他	135	295	288	133	219

续表

项目	内容	2015 年	2016 年	2017 年	2018 年	2019 年
行政复议		15				
行政诉讼		12				

资料来源:《中国卫生统计年鉴》。

3. 2016—2019 年全国无证行医监督处罚情况

2016—2019 年全国无证行医监督处罚案件数、结案数、违法事实和处罚方法情况中,无证行医案件数分别为 12994 件、16160 件、19245 件和 23277 件,呈上涨趋势,结案数分别为 12910 件、15935 件、17635 件和 23157 件,如表 8-3 所示。

表 8-3　　　　2016—2019 年全国无证行医监督处罚情况　　　单位:件

项目	内容	2016 年	2017 年	2018 年	2019 年
案件数		12994	16160	19245	23277
结案数		12910	15935	17635	23157
违法事实	未取得《医疗机构执业许可证》开展诊疗活动	11187	12764	7202	16119
	未取得医生执业资格的非法行医情形				11162
	未取得或者以非法手段取得医师资格从事医疗活动	2641	3920	4003	
	个人未取得《医疗机构执业许可证》开办医疗机构	3287	4166		
	取得"医师资格证书",因本人原因未经注册从事医疗活动			325	253
	被依法吊销医师执业证书期间从事医疗活动	6	15	7	15
	未取得乡村医生执业证书从事乡村医疗活动	68	71	53	125
	家庭接生员实施家庭接生以外的医疗行为	1	15	6	4
处罚程序	简易程序	515	611	710	812
	一般程序	12479	15549	18535	22465
	其中:听证	248	568	740	449

续表

项目	内容	2016 年	2017 年	2018 年	2019 年
处罚决定	罚款	12448	15812	18830	22889
	罚款金额（万元）	5526.21	9349.48	13601.50	19502.0
	没收违法所得	2352	4168	5922	8058
	没收金额（万元）	1181.0	2624.69	4954.40	5385.30
	没收药品器械	6030	8190	9734	11916
移送司法机关案件数		219	463	206	146

资料来源：《中国卫生统计年鉴》。

（二）江苏省医疗服务监督情况

从江苏省违法案件情况来看，江苏省违法行为发生数量与执法监管力度均有上升，具体如表8-4所示。

表 8-4　　　2016—2018 年江苏省医疗服务监督查处违法案件情况　　单位：件

年份	医疗机构或医务人员违法	结案	无证行医
2016	268	260	771
2017	849	849	1825
2018	899	868	1272

资料来源：《江苏卫生计生年鉴》。

三　基于供方的基本医疗服务监管认知调查分析——以南京市为例

（一）调查对象与方法

1. 研究对象

以样本医疗机构的医生和护士为调查对象。另外，还包括样本地区卫生相关行政管理人员（涉及卫健委、医保部门、卫生监督所人员）以及基层医疗机构管理者。

符合条件的全部在岗医务人员（包括编制内和编制外人员），以及样本省、市卫健委、医保部门、卫生监督所在岗人员，主要包括省、市卫健委、医保部门、卫生监督所管理层干部、科所长、业务部门负责人和在职人员等。

2. 抽样方法

医务人员调查采用分层整群抽样法，对江苏省南京市 X 区 2 个综合性公立三级医院全部进行调查，选择 X 城区有较大发展规模的 3 个社区卫生服务中心，对于调查期间符合条件、对现场调研工作支持与配合的医生和护士全部进行调查。调查对象具体的纳入标准是：①符合基本医疗服务范围的提供方。②医务人员对研究内容有一定程度的了解。③愿意且能配合完成调查。医务人员调查于 2020 年 10 月 5—9 日进行。

样本地区卫生相关行政管理人员调查于 2020 年 10 月 13—16 日进行，对于调查期间熟悉基本医疗服务监管、对调研工作愿意支持与配合的江苏省南京市 X 区三级卫生健康委员会、医保部门、卫生监督所在岗人员全部进行调查。基层医疗机构领导调查于 2020 年 11 月 12—16 日进行，对于调查期间熟悉基本医疗服务监管、对调研工作愿意支持与配合的 X 区社区卫生服务机构的领导者全部进行调查。

3. 统计学方法

运用 Epidata3.1 和 SPSS23.0 统计软件进行数据录入与分析，以相对数表示计数资料，组间比较运用 x^2 检验。检验水准 $α = 0.05$。

（二）调查结果

1. 调查对象基本信息

本次调查共收集有效问卷 388 份，其中各级医疗机构医务人员共 231 份（占 59.5%）；政府部门共收集 110 份（占 28.4%），包括省市卫健委和医保部门共 20 份（占 5.2%），省市卫生监督所 90 份（占 23.2%）；基层医院管理人员 47 份（占 12.1%）。如表 8-5 所示。

表 8-5   基本信息   单位：人（%）

特征		机构			总计	x^2	P
		医务人员	政府部门	基层医院管理人员			
性别	男	56（24.7）	57（52.3）	33（70.2）	146（38.1）	47.214	<0.001
	女	171（75.3）	52（47.7）	14（29.8）	237（61.9）		

续表

特征		机构			总计	χ²	P
		医务人员	政府部门	基层医院管理人员			
年龄	25 岁及以下	55 (23.9)	10 (9.1)	0 (0.0)	65 (16.8)	134.419	<0.001
	26—30 岁	60 (26.1)	23 (20.9)	1 (2.1)	84 (21.7)		
	31—35 岁	59 (25.7)	26 (23.6)	2 (4.3)	87 (22.5)		
	36—40 岁	32 (13.9)	24 (21.8)	4 (8.5)	60 (15.5)		
	41 岁及以上	24 (10.4)	27 (24.5)	40 (85.1)	91 (23.5)		
文化程度	大专	35 (15.4)	0 (0.0)	4 (8.5)	39 (10.2)	31.565	<0.001
	本科	142 (62.6)	75 (68.8)	41 (87.2)	258 (67.4)		
	硕士及以上	50 (22)	34 (31.2)	2 (4.3)	86 (22.5)		
职称	无	24 (10.8)	63 (58.3)	1 (2.1)	88 (23.3)	194.076	<0.001
	初级	102 (45.9)	23 (21.3)	3 (6.4)	128 (34.0)		
	中级	66 (29.7)	16 (14.8)	10 (21.3)	92 (24.4)		
	副高及以上	30 (13.5)	6 (5.6)	33 (70.2)	60 (18.3)		
工作年限	3 年及以下	53 (23.8)	31 (28.2)	2 (4.3)	86 (22.7)	85.532	<0.001
	4—8 年	65 (29.1)	26 (23.6)	1 (2.2)	92 (24.3)		
	9—13 年	61 (27.4)	24 (21.8)	3 (6.5)	88 (23.2)		
	14 年及以上	44 (19.7)	29 (26.4)	40 (87.0)	113 (29.8)		

2. 基本医疗服务监管情况评价

（1）医务人员对基本医疗服务监管的认知。在本次调查的 231 份医务工作者问卷中，认为当前经常对医务人员开展监管政策宣传、活动开展相关的培训的有 124 人（53.9%），认为几乎没有/从来没有的有 24 人（10.4%）。从医务人员角度了解其受到各主体监管情况，有 216 位（93.5%）医务人员认为受到卫健委的监管，其次是受到医疗机构自身监管，有 206 人（89.2%），以及认为受医保部门监管的有 202 人（87.4%），认为受到媒体监督、行业协会监管、居民监管的较少，分别有 149 人（64.5%）、146 人（63.2%）和 139 人（60.2%）。62 人（26.8%）认为当前监管力度非常强，111 人（48.1%）认为比较强，认为监管力度一般的有 55 人（23.8%）。具体结果如表 8-6 所示。

表 8-6 医务人员对基本医疗服务监管的认知情况

问题		频数（人）	结构比（%）
您认为当前是否有对医务人员开展监管政策宣传、活动开展相关的培训？	经常开展	124	53.9
	偶尔有	46	20.0
	一般	36	15.7
	几乎没有/从来没有	24	10.4
您认为当前医务人员的行为受到了哪些主体的监管？	卫健委	216	93.5
	医保部门	202	87.4
	医疗机构自身监管	206	89.2
	行业协会监管	146	63.2
	居民监管	139	60.2
	媒体监督	149	64.5
	其他	11	4.8
您认为当前对医务人员行为进行监管的力度如何	非常强	62	26.8
	比较强	111	48.1
	一般	55	23.8
	比较弱/非常弱	3	1.3

（2）基本医疗服务监管的评价情况。为了解医务人员和管理机构对基本医疗服务监管的整体评价，对监管内容合理性、全流程监管、总体效果以及部门协同的评价进行了收集。在各主体监管内容合理性方面，75 人（19.4%）认为监管主体的监管内容非常合理，167 人（43.3%）认为比较合理，政府部门认为非常合理的比例较高，为43.6%，医务人员和基层医院管理人员多认为比较合理，为 46.3%、40.4%。在全流程监管方面，共有 137 人（35.3%）认为当前监管非常符合全流程模式，136 人（35.1%）认为基本符合，29 人（7.5%）认为不佳。在监管的总体效果方面，医务人员多认为比较有效（42.9%）和一般（34.6%），政府部门认为非常有效（47.3%）和比较有效（30.9%）的较多，基层医院管理人员多认为比较有效（41.3%）和一般（45.7%）。三个问题各个主体的评价的差异均具有统计学意义（P<0.05）。同时对政府部门和基层管理在监管的部门协作方面进行了解，政府部门和基层医院管理人员认为各主体与部门之间的合作与沟通非常

畅通的分别有 40 人（36.4%）、2 人（4.3%）；认为比较顺畅的分别有 39 人（35.5%）、16 人（34.0%）；认为一般的有 8 人（7.3%）、15 人（31.9%）；认为不畅通的有 23 人（20.9%）、14 人（29.8%）。具体结果如表 8-7 所示。

表 8-7　　　　　　　　　基本医疗服务监管的评价情况　　　　　　单位：人（%）

选项		机构			总计	x^2/似然比	P
		医务人员	政府部门	基层医院管理人员			
各监管主体监管内容是合理性评价	非常合理	25 (10.9)	48 (43.6)	2 (4.3)	75 (19.4)	95.834	<0.001
	比较合理	106 (46.3)	42 (38.2)	19 (40.4)	167 (43.3)		
	一般	80 (34.9)	0 (0)	17 (36.2)	97 (25.1)		
	不太合理/不合理	18 (7.9)	20 (18.2)	9 (19.1)	47 (12.2)		
医疗服务提供的全流程监管评价	非常符合	47 (20.3)	65 (59.1)	25 (53.2)	137 (35.3)	107.895	<0.001
	基本符合	115 (49.8)	15 (13.6)	6 (12.8)	136 (35.1)		
	一般	61 (26.4)	10 (9.1)	15 (31.9)	86 (22.2)		
	不太符合/不符合	8 (3.5)	20 (18.2)	1 (2.1)	29 (7.5)		
基本医疗服务的总体监管效果评价	非常有效	47 (20.3)	52 (47.3)	5 (10.9)	104 (26.9)	37.298	<0.001
	比较有效	99 (42.9)	34 (30.9)	19 (41.3)	152 (39.3)		
	一般	80 (34.6)	24 (21.8)	21 (45.7)	125 (32.3)		
	效果较差/效果很差	5 (2.2)	0 (0)	1 (2.2)	6 (1.6)		

续表

选项		机构			总计	χ²/似然比	P
		医务人员	政府部门	基层医院管理人员			
各主体与部门之间的合作与沟通	非常有效		40 (36.4)	2 (4.3)	42 (26.8)	27.460	<0.001
	比较有效		39 (35.5)	16 (34.0)	55 (35.0)		
	一般		8 (7.3)	15 (31.9)	23 (14.6)		
	效果较差/效果很差		23 (20.9)	14 (29.8)	37 (23.6)		

3. 基本医疗服务能力提升需求调查

（1）对基本医疗服务内容强化需求评价。265人（68.3%）认为非常需要/比较需要加强服务质量和安全监管，且医务人员、政府部门和基层管理人员对此项的认同程度比例最高，分别为48.5%、99.1%和93.6%。其次共有245人（63.3%）认为非常需要/比较需要加强行业秩序监管，238人（61.5%）认为加强执业行为规范非常需要/比较需要。认为基本医疗服务要素准入监管、机构内部运行监管、服务提供经济性监管和信息公开情况非常需要/比较需要的分别共有220人（56.7%）、230人（59.4%）、236人（61%）和236人（61.2%）。医务人员、政府部门和基层管理人员对此7项监管内容强化需求评价的差异均具有统计学意义（P<0.05）。具体情况如表8-8所示。

表8-8　　　　　基本医疗服务内容强化需求评价情况　　单位：人（%）

选项		机构			总计	χ²	P
		医务人员	政府部门	基层医院管理人员			
基本医疗服务要素准入监管	非常需要	30 (13.0)	57 (51.8)	22 (46.8)	109 (28.1)	101.709	<0.001
	比较需要	56 (24.2)	36 (32.7)	19 (40.4)	111 (28.6)		

续表

选项		机构			总计	χ²	P
		医务人员	政府部门	基层医院管理人员			
基本医疗服务要素准入监管	一般	122 (52.8)	15 (13.6)	6 (12.8)	143 (36.9)	101.709	<0.001
	不太需要/不需要	23 (10.0)	2 (1.8)	0 (0.0)	25 (6.4)		
基本医疗服务质量和安全监管	非常需要	40 (17.3)	76 (69.1)	30 (63.8)	146 (37.6)	134.095	<0.001
	比较需要	72 (31.2)	22 (30.0)	14 (29.8)	119 (30.7)		
	一般	96 (41.6)	1 (0.9)	3 (6.4)	100 (25.8)		
	不太需要/不需要	23 (10.0)	0 (0.0)	0 (0.0)	23 (5.9)		
医疗卫生机构内部运行监管	非常需要	38 (16.5)	49 (45.0)	24 (51.1)	111 (28.7)	69.857	<0.001
	比较需要	66 (28.6)	41 (37.6)	12 (25.5)	119 (30.7)		
	一般	107 (46.3)	13 (11.9)	5 (10.6)	125 (32.3)		
	不太需要/不需要	20 (8.7)	6 (5.5)	6 (12.8)	32 (8.3)		
基本医疗服务人员执业行为规范	非常需要	37 (16.1)	77 (70)	20 (42.6)	134 (34.6)	110.501	<0.001
	比较需要	66 (28.7)	25 (22.7)	13 (27.7)	104 (26.9)		
	一般	104 (45.2)	8 (7.3)	12 (25.5)	124 (32.0)		
	不太需要/不需要	23 (10.0)	0 (0.0)	2 (4.3)	25 (6.5)		

续表

选项		机构			总计	χ^2	P
		医务人员	政府部门	基层医院管理人员			
基本医疗服务提供经济性监管	非常需要	21（9.1）	49（44.5）	14（29.8）	84（21.7）	111.525	<0.001
	比较需要	74（32.2）	56（50.9）	22（46.8）	152（39.3）		
	一般	117（50.9）	5（4.5）	9（19.1）	131（33.9）		
	不太需要/不需要	18（7.8）	0（0.0）	2（4.3）	20（5.2）		
基本医疗服务行业秩序监管	非常需要	31（13.4）	76（69.1）	35（76.1）	142（36.7）	168.603	<0.001
	比较需要	62（26.8）	31（28.2）	10（21.7）	103（26.6）		
	一般	113（48.9）	3（2.7）	1（2.2）	117（30.2）		
	不太需要/不需要	25（10.8）	0（0.0）	0（0.0）	25（6.5）		
基本医疗服务信息公开情况	非常需要	28（12.2）	72（65.5）	18（39.1）	118（30.6）	142.301	<0.001
	比较需要	64（27.8）	32（29.1）	22（47.8）	118（30.6）		
	一般	113（49.1）	6（5.5）	6（13.0）	125（32.4）		
	不太需要/不需要	25（10.9）	0（0.0）	0（0.0）	25（6.5）		

（2）基本医疗服务监管措施强化需求评价。243人（65%）认为建立健全医疗卫生行业信用机制是非常需要/比较需要的，其中医务人员、政府部门和基层管理人员认同程度比例分别为40.9%、97.2%和91.3%。其次，236人（61%）认为建设综合监管信息系统是非常需要/比较需要的，有234人（60.3%）认为非常需要/比较需要强化法律

283

法规与行政执法标准。对于完善监管结果协同运用、强化权力监督与制约机制、健全监管信息公开机制、加强监管队伍和能力建设以及健全医疗机构内部监管机制方面认为非常需要/比较需要的分别有 233 人（60.2%）、232 人（49.8%）、230 人（59.6%）、230 人（59.5%）和 179 人（52.2%）。医务人员、政府部门和基层管理人员对此 8 项监管措施强化需求评价的差异均具有统计学意义（$P<0.05$）。具体情况如表 8-9 所示。

表 8-9　　　　基本医疗服务监管措施强化需求评价情况　　　单位：人/%

选项		机构			总计	χ^2	P
		医务人员	政府部门	基层医院管理人员			
完善法律法规与行政执法标准	非常需要	30 (13.0)	77 (70.0)	16 (34.0)	123 (31.7)	144.152	<0.001
	比较需要	63 (27.3)	25 (22.7)	23 (48.9)	111 (28.6)		
	一般	122 (52.8)	8 (7.3)	6 (12.8)	136 (35.1)		
	不太需要/不需要	16 (6.9)	0 (0.0)	2 (4.3)	18 (4.6)		
强化权力监督与制约机制	非常需要	25 (10.8)	72 (65.5)	15 (31.9)	112 (28.9)	145.480	<0.001
	比较需要	66 (28.6)	31 (28.2)	23 (48.9)	120 (20.9)		
	一般	125 (54.1)	6 (5.5)	6 (12.8)	137 (335.3)		
	不太需要/不需要	15 (6.5)	1 (0.9)	3 (6.4)	19 (4.9)		
健全医疗机构内部监管机制	非常需要	33 (14.3)	57 (51.8)	18 (39.1)	90 (26.1)	94.834	<0.001
	比较需要	56 (24.2)	33 (30.0)	23 (50.0)	89 (26.1)		

续表

选项		机构			总计	χ^2	P
		医务人员	政府部门	基层医院管理人员			
健全医疗机构内部监管机制	一般	122（52.8）	19（17.3）	5（10.9）	141（41.3）	94.834	<0.001
	不太需要/不需要	20（8.7）	1（0.9）	0（0.0）	21（6.2）		
建立健全医疗卫生行业信用机制	非常需要	28（12.2）	82（74.5）	20（43.5）	130（33.7）	169.824	<0.001
	比较需要	66（28.7）	25（22.7）	22（47.8）	113（29.3）		
	一般	115（50.0）	3（2.7）	3（6.5）	121（31.3）		
	不太需要/不需要	21（9.1）	0（0.0）	1（2.2）	22（5.7）		
健全监管信息公开机制	非常需要	28（12.2）	79（71.8）	19（40.4）	126（32.6）	141.451	<0.001
	比较需要	64（27.8）	22（20.0）	18（38.3）	104（26.9）		
	一般	116（50.4）	9（8.2）	9（19.1）	134（34.6）		
	不太需要/不需要	22（9.6）	0（0.0）	1（2.1）	23（5.9）		
完善监管结果协同运用机	非常需要	28（12.1）	85（77.3）	23（50.0）	136（35.1）	168.194	<0.001
	比较需要	60（26.0）	21（19.1）	16（34.8）	97（25.1）		
	一般	119（51.5）	3（2.7）	6（13.0）	128（33.1）		
	不太需要/不需要	28（10.4）	1（0.9）	1（2.2）	26（6.7）		

续表

选项		机构			总计	χ^2	P
		医务人员	政府部门	基层医院管理人员			
加强监管队伍和能力建设	非常需要	27 (11.7)	80 (73.4)	22 (47.8)	129 (33.4)	1156.689	<0.001
	比较需要	62 (26.8)	21 (19.3)	18 (39.1)	101 (26.2)		
	一般	124 (53.7)	8 (7.3)	6 (13.0)	138 (35.8)		
	不太需要/不需要	18 (7.8)	0 (0.0)	0 (0.0)	18 (4.7)		
建设综合监管信息系统	非常需要	32 (13.9)	78 (70.9)	21 (44.7)	131 (33.9)	135.777	<0.001
	比较需要	62 (27.0)	26 (23.6)	17 (36.2)	105 (27.1)		
	一般	117 (50.9)	6 (5.5)	8 (17.0)	131 (33.9)		
	不太需要/不需要	19 (8.3)	0 (0.0)	1 (2.1)	20 (5.2)		

（3）基本医疗服务监管主体能力提升评价。291 人（26.1%）认为医疗机构自治能力亟待加强，该选项的首选比例为 26.2%；287 人（25.7%）认为卫健部门的监管能力亟待加强，且该选项的首选比例最高，为 44.4%。278 人（24.9%）认为医保部门的监管能力需要加强。具体情况如表 8-10 所示。

表 8-10   基本医疗服务监管主体能力提升评价情况   单位：人（%）

选项	机构			总计	首选例数
	医务人员	政府部门	基层医院管理人员		
卫健委	161 (73.9)	85 (77.3)	41 (89.1)	287 (25.7)	166 (44.4)
医保部门	150 (68.8)	89 (80.9)	39 (84.8)	278 (24.9)	55 (14.7)

续表

选项	机构			总计	首选例数
	医务人员	政府部门	基层医院管理人员		
医疗机构自治	183（83.9）	77（70.0）	31（67.4）	291（26.1）	98（26.2）
行业协会	75（34.4）	43（39.1）	19（41.3）	137（12.3）	15（4）
患者与公众	31（14.2）	36（32.7）	8（17.4）	75（6.7）	20（5.3）
媒体监督	45（20.6）	0（0.0）	0（0.0）	45（4）	20（5.3）

（4）基本医疗服务监管措施重要性评价。256人（22.6%）认为"完善基本医疗服务监管的法律法规"在监管的措施中比较重要，且首选项也最高，为48.9%。152人（13.4%）认为"加强监督主体间的协作能力"重要，以及144人（12.7%）认为应"明确不同监管主体的权责"。具体情况如表8-11所示。

表8-11　　　　基本医疗服务监管措施重要性评价情况　　单位：人（%）

选项	机构			总计	首选例数
	医务人员	政府部门	基层医院管理人员		
完善基本医疗服务监管的法律法规	146（65.8）	83（75.5）	27（58.7）	256（22.6）	185（48.9）
明确不同监管主体的权责	107（48.2）	19（17.3）	18（39.1）	144（12.7）	41（10.8）
加强监督主体间的协作能力	107（48.2）	26（23.6）	19（41.3）	152（13.4）	26（6.9）
完善全过程的监管机制	50（22.5）	18（16.4）	11（23.9）	79（7.0）	15（4）
健全基本医疗服务监管评价标准	30（13.5）	49（44.5）	22（47.8）	101（8.9）	31（8.2）
加大监管奖惩激励力度	72（32.4）	13（11.8）	15（32.6）	100（8.8）	27（7.1）
加强基本医疗服务信息公开制度建设	48（21.6）	35（31.8）	7（15.2）	90（7.9）	14（3.7）

续表

选项	机构			总计	首选例数
	医务人员	政府部门	基层医院管理人员		
健全监管结果信息公开机制	29 (13.1)	15 (13.6)	0 (0.0)	44 (3.9)	6 (1.6)
加强监管队伍及其能力建设	47 (21.2)	33 (30.0)	14 (30.4)	94 (8.3)	21 (5.6)
推进智慧监管建设与应用	30 (13.5)	39 (35.5)	5 (10.9)	74 (6.5)	12 (3.2)

四 国内外经验分析

(一) 英国：政府与行业联动

英国针对国家医疗服务体系采取政府管理行政治理模式，将医疗服务的购买、提供和监管集中一体，通过相对独立的、政府与行业联动的方式进行全方位监管（承明华等，2015）。2012 年出台的 *Health and Social Care Act*（《健康与社会照顾法案》）构建了 NHS 现行的监管框架，削弱了政府的直接责任，缩减卫生行政部门管理和干预医疗服务机构的能力，将权利释放给地方和社会，新创立若干非政府公共机构，承担了卫生部的部分原有职责（华颖，2014）。

英国开展医疗卫生监管的机构设置大致为：①政府执行机构：以医疗卫生产品和药品监督机构为主，监督管理药品与医疗设备，并向卫生部部长直接汇报。②非政府公共机构：包括 NHS、医疗质量委员会（CQC）、Monitor 等，发挥主要的监管作用，具有较强的独立性和专业性，监管职能中立。NICE 是设定质量标准的机构，CQC 与 Monitor 负责医疗机构质量、安全和经济的监管，通过紧密合作与共同监管，提高医疗质量。③行业性监管机构：通过独立行业性监管机构对医疗卫生和医疗保健专业人员进行监管。如面向执业医生、护士和助产士，对其执业注册与审核、医学教育培训、行业标准制定开展相关活动的综合医疗委员会以及看护和助产委员会。

英国监管体系在多次变革中整合了医疗卫生行业监管的职能，机构数量精简、独立性强、职能划分清晰、协调良好，监管效能不断提升。

288

（二）美国：多部门自成体系的监管模式

美国监管体系分为联邦、州、地方三级，由国家监管机构、半政府性质的部门和其他机构构成，各部门相互独立，自联邦至地方权力相对提升。

国家监管机构如州卫生部和州医疗委员会，针对医院的准入标准、对医疗机构制定准则、审核医院和医生执业的许可与处罚等方面。

非政府性质的部门在监管中作用重大。典型的机构包括质量改进组织（QIO），对医疗服务的流程、结果进行监督，并针对医疗保险和医疗补助的提供者实施外部审查。联合委员会（JC），对医疗服务提供方进行认证和随机检查。国家质量保证委员会（NCQA）和评审认证委员会（URAC）围绕医疗服务质量提升，开展管理医疗卫生计划、对医疗服务组织进行认证和开展教育培训等活动。

专业性和地域性的行业协会也在监管中发挥重要作用，各种行业学会掌握了大量的医疗资源信息，并提供给各个医院或者医疗机构使用或者参考，保证了医疗资源的有效合理地配置与利用，并在医学生与医生考核、继续教育方面提供管理、指导和协调作用（白玉兴，2011）。

美国医疗卫生监管体制的主要特点为监管全体分散与政府的有限控制，充分发挥第三方机构独立性和专业性的监管作用，关注医疗服务质量与安全，通过明确监管部门职能，制定清晰、可量化和可操作性的标准，强化医院内部质量管理，以强化医患沟通和第三方社会组织对医院运行开展独立、客观和公正的绩效评价，促进医院主动地持续提升医疗服务质量（谭相东、张俊华，2015）。

（三）德国：强调社会主导的自主治理

德国的医疗服务监管核心主体并非政府机构，也不同于美国过分强调患者个人自由选择权的以患者为中心的监管主体，以联邦政府、州政府、法团主义者三层采取自我监管模式（梅丽萍，2015）。

主要特征为：第一，法律体系完备。联邦政府和州政府均有卫生领域的立法权，确保拥有服务的统一标准，完备的法律法规也为政府监管提供了有力的保障（陈明红，2017）。第二，政府宏观干预。政府通过参考价格制度控制药品价格，带有政府性质的监管机构通过立法与行为监控的方式进行管理，不直接监管医疗服务。另外，医疗机构的服务质量、财务收入受到政府、患者以及社会各界的关注，以共同进行监管，控制医院服务提供问题（王惠，2009）。第三，社会自主治理。由社会自治组织与公民团体形成社会主导的自主治理模式，在监管中起到核心作用。强调社会、公民的自我管理、自我服务。由于德国民众办事严谨并崇尚法治，各类行业组织、专业性团体在医疗服务监管中发挥了重要作用，以其专业知识的发挥，为政府机构专业监管人员不足的问题提供了有效支持。

通过对国外医疗服务实施的监管情况进行综述了解到，国外的监管体系大致分为政府和非政府两方面，政府通过法律的形式保障监管的有法可依，在医疗机构、医务人员及药品准入方面起着严格的守门人作用。充分发挥非政府组织的监管作用是国外监管的重要特点，通过第三方机构进行机构评审和认证、行业组织在绩效考核及医务人员认证考核方面发挥指导和协调作用。强化行业组织和社会组织在监管中的自治作用也是我国监管应当借鉴学习之处。

五　基本医疗服务监管的利益相关者分析

（一）利益相关者的概念

"利益相关者"一词最早用来表示人们在某一项活动或某企业中"下注"，并在股东至上、企业利润最大化的传统公司理论质疑的基础上发展起来（杨瑞龙，2000）。

1963 年"利益相关者"的概念被提出，瑞安曼、安索夫等学者完善了利益相关者的理论框架。安索夫认为，企业制定目标须平衡利益相关者间索取权的冲突，包括股东、供应商、管理人员、工人、顾客之间的关系（赵嫏嫻，2006）。在瑞安曼对利益相关者定义后，该理论逐渐变成一个独立的分支，他认为利益相关者与企业的关系为：利益相关者需要通过企业完成目标，同时企业利益的保障、未来生存和发展也依靠于利益相关者。弗里曼认为利益相关者是影响企业目标和被企业行动所影响的个人和群体，成为利益相关者界定的一个标准范式（弗里曼，2006）。利益相关者理论基本思想可以概括为：以利益最大化为组织追求目标；组织无法独立于利益相关者发展；组织的利益也是各利益相关者的共同利益；组织平等对待所有利益相关者；组织发展与各利益相关者紧密相连。

在我国当前基本医疗服务监管机制中，政府部门承担了主导的作用，而其他监管主体的力量相对薄弱，在基本医疗服务监管实施过程中将对政府部门、医疗机构、行业协会、社会公众等产生影响。将利益相关者分析引用到基本医疗服务监管机制的构建当中，在充分发挥政府监督管理效果的基础上，充分调动各监管主体的优势作用，明确各自的职能权责，以实现多元化、协同的基本医疗服务监管体系的构建与形成。

（二）卫生领域的理论应用

利益相关者分析对个人、机构或组织在政策发展中的行为和作用的分析具有重要应用价值（罗钰、蒋健敏，2011），在卫生领域也有所探索，如卫生改革、政策制定与完善、医疗机构管理等。

卫生改革、卫生政策的制定与实施是一个复杂的过程，是对不同利益相关者权、责、利以及资源分配、协调与平衡的过程，其核心目标是促进卫生事业发展和保障人民群众健康（陈晓云等，2017）。在卫生领域，有许多学者也对各项政策展开了分析。该理论被引入医疗服务纵向整合的研究中，通过政策认知、立场、资源等特性进行分析。周小园等（2015）围绕医师多点执业问题，揭示各主体在其中的促进与限制因素。林伟龙（2017）通过利益、认知程度、能力、资源四方面，分析县域医共体可持续发展因素，探求县域医共体有效整合的条件和主要利益相关者对县域医共体政策的影响。闵锐等（2020）对现代医院管理制度改革从责任、权力、利益角度进行了梳理和探讨，明确公立医院治理现代化过程中的影响因素。

（三）利益相关者理论对基本医疗服务监管的启示

医疗卫生行业具有一定的特殊性，医疗卫生服务提供具有较强的专业技术性，医患双方之间也存在信息不对称的现象，因此为保障卫生事业健康发展、提高基本医疗服务提供有效性、推进基本医疗服务治理体系的建设，建立起基本医疗服务监管体系是非常必要的。基本医疗服务广覆盖、公平、可及、成本效果好的特点，聚焦社会福利最大化的公益性目标，更要求通过多方综合角度强化监管。因此将利益相关者理论运用到基本医疗服务综合监管当中，立足于当前监管开展的现状，在完善综合监管的过程中充分认识并重视各利益相关者的存在和重要性，厘清他们各自在监管中的优势作用，以及权责划分，实现各方利益的平衡，是建立基本医疗服务监管体系的重要基础。从利益相关者视角进行多元监管主体的确定及其运行机制的探索，构建起针对基本医疗服务的监管机制，通过政府的适当"放权"以及激励措施充分调动各利益相关者在监管方面的主观能动性，依靠主体间的职能明确和协调机制的建立，促进基本医疗服务监管法治化、规范化、常态化发展。

（四）监管的利益相关者确定及其利益诉求分析

为适应医疗卫生服务向多样化和复杂化的发展环境，探索基本医疗服务的综合监管改革涉及政府部门、医疗机构、行业协会、社会公众等各方主体，他们的监管定位与利益需求将对基本医疗服务监管的开展产生影响。

本书依据利益相关者与组织利害关系的紧密程度（贾生华、陈宏辉，2002），结合基本医疗服务监管的总体目标与现状，将基本医疗服务监管的利益相关者分为主要和次要两类。与基本医疗服务监管直接相关的相关组织和个人，如卫生健康委员会、医疗保障局、医疗机构和社会公众等被划分为主要利益相关者；行业组织和媒体为次要相关者。详细情况如表 8-12 和图 8-1 所示。

表 8-12　　　　　　基本医疗服务监管利益相关者分析

类型	主体	利益需求
主要利益相关者	卫生健康委员会	制定与完善综合监管配套制度和规范，引导多元主体参与监管，提高医疗服务提供的质量，规范医疗服务提供行为
	医疗保障局	规范医保基金使用，减少医保基金流失，防范基金系统性风险，提高基金可持续性
	医疗机构	医疗服务提供、医务人员行为第一责任人；保证基本医疗服务公益性，维护社会健康公平
	社会公众	获得优质、符合成本效益、公平可及的基本医疗服务，维护公众利益
次要利益相关者	行业组织	缓解信息不对称，发挥专业性，搭建卫生行政部门与医疗机构之间的沟通桥梁
	新闻媒体	揭露医疗服务问题，警示医务人员行为，加强社会关注，提高公众监管意识

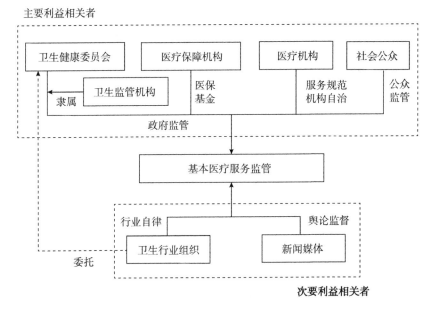

图 8-1 基本医疗服务综合监管利益相关者

1. 卫生健康委员会

基本医疗服务被认为是政府从职责上应该提供的一定保障的、作为公共物品或准公共物品来提供的医疗服务，强调广覆盖、可及性、公平性、成本效果好等特点。而医疗服务提供的过程本身也具有专业性技术性强、信息不对称、第三方付费等特殊性，因此要使所提供的基本医疗服务达到预期效果，卫生健康委员会作为医疗服务行业的主要管理机构，必须对服务提供的过程进行监管并不断提升监管能力。通过法律、制度、标准的设置以及鼓励政策等对基本医疗服务监管体系和运作机制进行构建，引导与维护基本医疗服务监管的质量与规范，发挥对基本医疗服务监管的主导作用。

2. 医疗保障局

当前我国多层次的医疗保障体系逐渐形成，医疗保障局通过医保基金的形式，对医疗服务进行医疗费用支付。基本医疗服务人民群众基本的、必需的医疗服务内容，其费用支出主要由医保基金承担，加强对支付基本医疗服务的医保基金的监管是基本医疗服务综合监管的应有之义。医疗保障局在基本医疗服务的监管中，承担着医保基金监管的关键角色，围绕基金使用、监督和管理，延伸至服务提供环节的行为规范中，在保障医保基金使用、防范基金系统性风险、提高医保基金的可持续性中发挥关键作用。

3. 医疗机构

医疗机构是医疗服务提供、医务人员行为的第一责任人，是基本医疗服务监管的最直接利益相关者，在基本医疗服务提供过程当中扮演着重要的角色，在医保基金支出中也处于源头地位。基本医疗服务开展的好坏与医疗机构服务提供行为、服务能力和质量有重要关系，在基本医疗服务提供过程中最大限度地体现其公益性，维护社会健康公平。由于行政监督工作周期长，监管成本高，随着政府"放管服"职能转变以及监管方式的科学化发展，医疗技术和医疗环境变化的背景下，医疗机构自治的作用逐渐得到重视。从医疗机构提供服务的源头进行监管，通过约束机构内部的各项行为，将监管融入服务提供的全过程，成为医疗机构自治监管发挥作用的重要方式。

4. 社会公众

社会公众作为基本医疗卫生服务的直接使用者和最终受益者，是医疗服务市场最直接的利益相关者。作为感受医疗服务的最直接主体，具有关注自身生命安全的原始动力，在监管过程中，能够基于自身对医疗服务提供过程中的感受能够作出及时、客观的反馈与评价，同时可以通过监管反映自己对医疗服务的利益诉求，维护公众利益。公众自觉性、自发性和积极性的发挥，能够节省社会监督的成本，并对政策的完善、监管权力的规制有促进作用，弥补监管滞后与动力不足的问题（贺译葶，2013）。因此社会公众在参与基本医疗服务的监管过程中，应充分发挥其社会监督对政府监督的补充与检验作用，通过对觉察到的基本医疗服务提供出现的问题进行及时、准确和全面的披露。以及通过监管效果的反馈，对监管开展的政策、规则、执行多个层面现状的完善提供改进和完善的参考意见。

5. 行业组织

卫生行业组织是政府与医疗机构、执业人员、居民和社会之间连接的重要桥梁，是行业治理的参与人，对加强医疗卫生治理体系建设具有作用。行业组织人员由医疗机构、医务人员等构成，能够代表自身利益与行业利益来强化自律监管。同行间监管和行业自律被认为是应对信息不对称的有效机制（咸春艳、田宝朋，2019），源于行业协会能够通过正式和非正式的方式，对成员的行为进行约束，从而达到弥补外部监管的信息劣势。同时，行业组织汇聚了卫生行业专业人员，在医疗服务监管中可充分发挥其专业优势，在协助政府制定诊疗指南、技术规范、考核标准等方面更具专业性、权威性和公信力。以及行业成员们力量集中能够降低信息收集的成本，在政府、医疗机构之间搭建起了沟通交流的桥梁（黄亚新、王长青，2016）。借鉴国外卫生行业组织职能经验，赋予我国行业协会专业职能权限，发挥行业自律的作用是当前综合监管探索的方向。

6. 新闻媒体

媒体作为外部监管主体，发挥了巨大的社会影响和传播作用，通过对医疗服务市场进行事前预警和事后曝光，将问题揭露出来，对涉事医疗机构或医务人员起到监督的作用，对医疗行业形成一种警示效果的同时，能够加强社会各界对医疗服务监管的关注，也达到提高公众的监管意识的作用。

六 多元主体监管现状及机制构建

监管主体是监管活动的执行者，是基本医疗服务监管开展的核心，明确监管主体的构成和职责划分，是充分发挥监管作用的基础。目前政府在监管中仍起到主导的作用，医疗机构、行业组织以及社会公众多元参与的协同监管的广度和深度仍需要进一步的完善和发展。因此，了解当前各监管主体基本医疗服务监管开展的现况，明确各主体在监管中职能优化的方向，对于充分发挥主体优势作用，明确共同目标以形成监管合力、提升监管效率，以及构建起多层次、多主体参与的综合监管体系有重要的推动作用。

（一）卫生健康委员会

1. 卫健委监督开展的现状

在我国医疗卫生服务体系中，以卫生健康委员会为主的政府部门承担着医疗服务政策制定与各项行政管理的责任与权力，对基本医疗服务的提供进行保障，在医疗卫生各领域发挥着主导作用。政府在基本医疗服务监督中运用公共权力约束医疗卫生机构和服务提供过程，通过制定规则、整合和优化机构等宏观手段进行规范，并且以行政执法、行业自律、舆论监督、群众参与形成监督合力，建立起综合监督机制，维护医疗卫生服务提供的公平与效率（王保真、周云，2007）。

当前卫生健康委员会主要通过医政医管和综合监管两个部门开展医疗服务的监管活动，具体监管职能和部门如表8-13所示。针对基本医疗服务的监管主要是在行业规划、标准制定、行业准入、行政执法、综合监管等方面建立和健全相关法律法规体系，通过对医疗机构和医务人员的注册、大型医疗设备和药品等审批准入方面进行事前的行政监督，以及委托开展服务质量服务评价、医疗机构评审、绩效评价、执法监督等手段规范医疗机构的行为。卫生监督所隶属于卫健委，受其委托行使部分卫生监督执法管理职能，是卫健委的行政执法部门。其内设医疗服务监督处主要负责医疗服务监管。

表8-13　　　　卫生健康委员会、卫生监督所基本医疗服务
监管相关职能和部门职能

内设机构		部门医疗服务监管职能
卫生健康委员会	机构职能描述	健全综合监督体系； 制定行业相关管理办法，建立评价和监管体系； 制定专业技术人员资格标准，医疗服务规范、标准等
	医政医管部门	拟订行业相关管理政策规范、标准并监督实施； 拟订公立医院运行监管、绩效评价和考核制度
	综合监督部门	承担医疗卫生等监督工作； 完善综合监督体系，指导规范执法行为
	与其他政府机构协作	与国家医疗保障局：制度政策衔接，建立沟通协商机制； 与发改、财政、市场监督等部门：政策制定、审批、资金保障、药品器械等监管职能协同
卫生监督所	国家卫生健康委卫生健康监督中心	综合监督体系建设；协助监督；指导地方执法监督；拟定工作制度、技术性规范；信息化、社会信息体系建设等工作
	江苏省卫生监督所	受省卫生行政部门委托行使职能：承办卫生行政许可申请的受理、审核；承办卫生许可等证书发放、注册、校验等事务工作；违反行为的调查取证；卫生监督执法咨询、指导和稽查等
	医疗服务监督部门（内设机构）	对医疗机构、从业人员执业情况开展监督执法，调查处理违法行为；打击非法行医行为等

当前以卫生健康委员会为主导，委托卫生监督所开展执法监督管理的卫生行政监督模式，构建起了法律规章规范、行政审批准入、行政监督执法、违法违规追究相结合的医疗服务监管框架，促进了医疗服务行业的有序发展。然而随着医疗服务行业的多元发展，卫生行政监管也面临以下问题。

（1）各行政机构间关系不协调。由于医疗服务牵涉医保、医药器械、药品、医疗行为等方面，当前针对医疗服务监管的职能分散在各个互不隶属、地位平等的政府部门中，比如卫生行政部门管理统筹机构、医务人员和公共事务管理，发改和物价部门对服务和药品价格管理，药监、中医药管理部门负责医药生产经营，以及民政、市场监管等，导致出现权力的分散的情况。由于监管职能界定不明，重复监管、监管漏斗、监管推诿等情况时有发生。同时由于各部门间缺乏信息互联互通系统，导致存在信息壁垒，各部门协调配合较差，制约政府监管效能发挥（乐虹等，2016）。

（2）卫生行政部门内部职责划分不清。长期以来，卫生监督机构作为委托执法部门，与卫生行政部门内多个内设处处（科）室职责边界划分不清、分工不明，需要负责上级多个部门交办的任务，占用了卫生监督员大量的工作时间。由于卫生监督员人员数量不足，并存在临时抽调、借调参与卫生行政部门工作的情况，影响了日常监督检查工作的开展，存在着任务截止前突击开展监管的情况。随着国家"放管服"改革的推进，省市级卫生监督机构的大量监督单位进行属地化管理下放到县级卫生监督机构进行监管。然而县级机构在承担日常监督检查工作外，还有参与市县的创文、创卫工作，卫生监督员能力、精力和人数有限，难以承接下放的职能，基层单位工作任务繁重。

（3）多元主体综合监督关系尚未理顺。政府面对行业快速发展、群众需求多元化，新产业、新业态、新模式、新技术不断涌现的情况，已积极探索向综合监管模式的转变，配套制度逐渐完善。然而针对医疗服务监管的现状，仍然依赖于行政监管主导，政府监管力量不足、医疗机构自治意识不强、行业协会自律作用不强以及社会监督效果不佳，各监管主体对综合监管制度的理解与执行不到位。因此政府应进一步明确各监管主体的职能定位，完善综合监管制度。

（4）基本医疗服务过程和质量监管不足。在监管内容方面，卫健委在对医疗服务开展过程和质量方面的监管作用发挥不足。如卫健委制定的针对质量监测的单病种管理、服务评价等指标中，项目活动、费用、医疗服务行为等内容选择不够具体、指标间的区分度不够、存在趋同性的现象，未能将服务质量和提供过程各方面衡量到位。同时由于各项指标均由医疗机构统计上报的形式，可能受医院主观因素的影响存在信息偏倚。多方因素影响导致了部分管理标准与指标在对医疗服务监管中未能达到期望的规范与管理效果，对医疗服务行为的直接控制不足。同时卫生行政部门在针对符合成本效果、成本效益的基本医疗服务上存在监管空白，卫健委作为医疗卫生体系的规划者，应平衡医疗机构发展与基本医疗服务提供之间的关系，在规范和促进医疗服务水平提升的同时，保障低成本、高效率的基本医疗服务提供数量和质量，发挥卫生事业公益性的目标。

（5）监管手段仍需提升。当前卫生行政部门监管的手段主要通过准入审核、价格规制、定期检查、不定期抽查、医院评比等，方式单一陈旧、反映周期长，并且缺乏现代化监管技术手段，对违规行为的捕获率和管控能力低。监管手段落后是当前监管能力不足的重要原因，卫生行政部门应在信用监管、考核激励机制、智慧监管方面的建设仍需加强，监管手段与监管标准精细化水平亟待提升。

2. 卫健委监管职能优化方向

以卫健委为主的卫生行政部门作为制度的规划者，对医疗服务体系的构建和运作发挥着主导作用，是基本医疗服务规范与监管的秩序引导者和维护者。因此，对行政部门的监管职能和权责进行有效的界定，能够使政府在医疗服务监管中发挥积极作用，有效促进多元监管的完善发展。基于上述以卫健委主导的卫生行政部门面对基本医疗服务监管存在的问题，卫生行政部门应以行政监督为重点，强化政府主导责任，综合协调多元主体力量。

一方面理顺内部监管的作用方式，形成监管合力。应由卫健部门牵头，通过机构与部门的合作沟通，制定完善部门权责清单，明确卫健委、卫生监督机构以及其他监管机构的职责范围。同时在各部门间完善信息共享机制，形成监管的协调联动，减少职能交叉并避免重复监管的问题，依法开展医疗卫生行业执法监督工作。

另一方面应与转变政府职能、建设服务型政府的目标相结合，鼓励多元主体对医疗服务监管的参与，深入推进"放管服"改革，加强宏观层面对政策法规、标准规范的制定与监督指导，放权行业管理，进一步明确医疗机构监管定位、授权行业协会职能权责，强化医疗机构、行业协会、社会群众监督和舆论监督的作用，优化基本医疗服务综合监管制度并积极落实。

在监管内容和措施上改进提升，应加快建立基本医疗服务提供指标体系，对服务优先提供符合成本效益的基本医疗服务过程进行监管。同时积极探索智慧监管、协同监管、信用监管在基本医疗服务监管领域的应用和完善，多措并举构建起动态、高效、透明的基本医疗服务综合监督体系。

（二）医疗保障局

1. 医疗保障局医保基金监管现状

医疗保险基金是满足参保人就医需求的基础和保证，强化基本医疗保险基金的管理和使用，对保障群众基本医疗服务使用公平权益和促进医疗保障制度健康持续发展中有重要作用。当前我国各级医疗保障局围绕医保基金监管、药品医用耗材招标采购、医保支付方式改革、建立医保信用评价和信息披露制度等方面开展医保基金监管工作，具体机构职能和内设部门情况如表 8-14 所示。

表 8-14　　　　　　　医疗保障局医疗服务监督相关职能

内设机构	部门医疗服务监管职能描述
机构职能	医保基金、药品与医用耗材招标采购、定点医药机构、医保信用评价、信息披露等监督管理
医药服务管理部门	医保目录和支付标准、定点医药机构管理、异地就医、医保支付方式改革、经济性评价等
基金监管部门	医保基金监督、医保信用评价、信息披露等
医药价格和招标采购部门	药品、医用耗材等，收费政策，价格信息监测与发布，招标采购、配送及结算，招采平台建设等

（1）控制基本医疗服务行为和费用增长。规范医疗服务提供的行

为和控制医疗费用的增长是医疗保障局作为医疗服务的第三方付费者存在和运行的内在要求（龚芳，2014）。国家医疗保障局成立以来，药品与医用耗材有了明确的监督管理方式，招采平台作用持续发挥。同时，通过医保目录优化调整、DRG 付费、DIP 付费改革等措施，将监管向前延伸，对医务人员医疗服务行为提供规范与制约。

（2）完善监管方式打击欺诈骗保。医疗保险机构在基本医疗服务提供全过程中所发挥监管作用，重点是基本医疗保险基金监管工作。当前国家高度重视此项工作，以制度建设规范基金监管中的面临突出问题。以日常监督、专项检查、飞行检查的方式，对医疗机构基本医疗服务开展过程中的处方、档案、收费信息进行抽查、巡查，并对出现问题的机构提出警告、通报、责令限期内整改等处理。

（3）探索完善基金监管配套措施。定点机构管理、医保信用评价体系建设和信息披露制度是当前医保局开展监管的方式，来依法查处医保领域违法违规行为。国家目前正在完善基金监管的配套措施，如推进诚信体系建设，促进医保行业自律，在多地试点基金监管信用体系建设工作，重视基金监管信用评价、定点机构动态管、失信惩戒制度等方面的建设。

2. 医保基金监管存在的问题

保障基本医疗服务利用的公平性与可及性，促进医保基金的可持续使用，是对医保基金实施监管的根本目的。将成本、疗效和患者需求三者达到一种均衡，寻求到一种效果最佳状态，也是当前医疗与医保管理应追求的目标。医院提供服务、实施检查、用药等时，应更优先关注于提供更多符合具有公平可及性、成本效益性以及系统连续性的基本医疗服务。

当前医保局对于监管工作的开展主要侧重于医保基金的使用上，关注于医保基金是否被套用、报销费用是否超标、报销内容是否符合范围、是否有违规使用的行为以及是否产生骗保行为的内容上。针对定点机构的处理方式为解除定点协议、责令退回基金，施以罚款等事后管理措施。

然而通过医疗保险的形式，将医保基金监管的目标进一步延伸服务提供过程，评价医保基金在基本医疗服务使用的服务绩效，以规范医务人员的医疗行为，引导医疗机构提供更多更优质的基本医疗服务，以及推进多种监管措施的作用发挥不足。许多定点医院以经济收益为目标、扩大服务人群，医护人员存在提高科室收入的趋利性动机，为患者提供高价药品和器械，过度使用辅助检查，导致基金流失严重（柏林洲，2017）。因此，对医务人员、服务绩效的监督管理手段不完善，导致了基金监管的效果不佳，医保基金使用效率仍需提升。

3. 监管职能优化方向

（1）构建全流程医保基金监管机制。在医保基金监管方面，为避免医务人员与患者私下骗保行为，亟须向全流程监管方式转变，强化医务人员行为的监管。应与卫健部门建立协同监管，对于违反条例的医务人员采取限制医疗服务活动、吊销执业资格等强有力的惩戒措施进行处罚，加大监管处罚力度，对医务人员形成有效的警示作用。同时，在当前常见病、多发病的规范治疗方案和数据系统已建立的较为完善，应完善依托大数据手段对医护人员服务提供行为进行监管，逐渐形成全流程监管的医保基金监管机制。

（2）多措并举维护医保基金安全。有效可行、指向明确的医保信用评价体系与医疗服务绩效评价体系的建立是现阶段医保基金监管体系建设中亟待解决的问题之一。为保证基金协议管理与支付管理制度的实施效率，确保医保基金提供医疗服务更具成本效益，应加快构建医保基金监管信用体系，从医疗费用、病种报销、社会信用等多角度纳入基金监管信用指标，从而达到规范医务人员医疗服务提供行为，鼓励医保基金向医师信用水平高的医院流动，促进基金执业人员资格管理和医德医风建设（郭敏等，2020），以及继续完善医保支付方式改革以推动医保制度对医疗机构行为的约束。

（三）医疗机构

1. 医疗机构参与监管的现状

医疗卫生机构对本机构依法执业、规范服务等承担主体责任。机构自治是综合监管的重要组成部分，是保证基本医疗服务提供有效性，提高机构医疗服务水平，提升群众就医获得感的有效监管方式。医疗机构对机构自身和医务人员行为开展监管的方式主要包括以下几条。

（1）通过内外部规章制度规范行为。医疗机构通过落实外部各项法律法规、管理制度和医疗质量管理规范等，在治理制度框架下，开展医疗服务工作。同时针对医疗机构自身，应强化内部治理体系建设，通过制定医院内各项规章制度，对医院运行、医务人员、医疗服务提供行为进行规范和约束，形成制约和监督的效果，为医院提供安全发展的制度环境和高效的管理制度，维护医院正常的工作秩序。

（2）开展医疗机构自查管理。自查管理和自查整改是医疗机构承担起机构责任的有效手段，是参与医疗服务、医疗保险综合监管的一项重要方式，机构的自查自纠也被视为医疗监管的"第一阶段"。国家在自查管理办法中对医疗机构自查管理的内容、周期、结果运用等进行了说明，提高了机构自查管理的效率和积极性。各地市医疗保障局也对定点医疗机构医保基金使用与医保政策执行进行监督，提高基金使用效率。

（3）进行医疗服务信息公开。医疗服务信息公开是保障社会公众及多元主体获取医疗机构信息、提高医疗机构医疗服务提供工作的透明度、促进医疗机构依法执业、诚信服务、加强医疗机构自我监督的重要方式。医疗机构根据相关制度规定公开院务、行政管理、行风建设等信息（顾海、刘曦言，2019），以及医疗服务与价格信息。主要通过医院官网、医院显示屏以及卫健委官网进行公示，方便公众和媒体进行监督。

2. 存在的问题

（1）医疗机构监管意识不足。医疗机构作为医疗服务提供的第一载体，可能由于自身发展速度的需要以及人员成本的不足等某些利益的考量，在违法惩罚力度小、规章制度不完善的背景下，依法执业和自律监督意识较弱，内部治理缺乏有效的考核反馈与激励约束机制。近年来加强了监督执法的力度，医疗机构依法执业意识有了普遍的提高，但部分医疗机构仍有待强化，尤其是在一些新法律、新领域方面把握上仍需提升。

（2）信息公开制度不完善。2019年1月1日，《美国联邦新法》规定，全美所有医疗机构必须将其提供的所有诊疗服务、药物和耗材价格公布，且至少每年更新一次。与美国全面公开透明并以患者需求为导向的信息公开制度相比，我国当前医疗机构对医疗服务质量信息，比如与患者择医相关性较强的感染率、死亡率、30天内重复入院率等公开较少，存在指标设置不全面、信息公开不足等问题，导致在为患者提供全面、可得的信息参考方面作用发挥不完善，公众难以获取信息并提供反馈。

（3）缺乏针对基本医疗服务提供的监管。当前各项法律法规对医疗机构医疗服务提供的监管以及医疗机构自查管理的监管主要是对医疗机构及医务人员的资质、医疗质量和执业行为等方面的规范和控制，注重医疗机构的依法执业情况和关注医疗服务提供的质量方面。然而当前大诊断、大检查的情况仍然存在，与基本医疗服务为患者优先提供符合成本效益的医疗服务的目标相背离。如何促进医务人员优先为患者提供基本医疗服务项目，避免过度医疗的行为，需要基本医疗服务提供规范和绩效制度的进一步完善。

（4）监督系统的精细化水平不足。由于医疗机构自查管理数据是由医疗机构自主填报，数据真实性有待进一步考察，数据格式不规范、跨部门数据连通利用程度不足、基层缺乏有效监督履职能力以及自查管理系统内容"一刀切"导致部分机构信息填报匹配困难等问题，显示出当前医疗机构自查管理系统内部规则制定的精细化水平有待提升。当前定点医药机构欺诈骗保方式多样、手段复杂，医保管理部门监管难度大，医疗机构自治监管的方式仍需完善。

3. 监管职能优化方向

（1）建立健全机构内部管理机制，定期开展机构自查。建立健全机构内部的管理机制是机构自治第一要义，为此各机构要逐步形成各方制衡、互相协作、互相督促的治理机制，从人财物管理、服务质量保障、监督反馈等方面完善医疗机构内部管理体系。其次，医疗机构应加强自我监管意识，提高自纠自查频次，履行行业自律公约，保证机构按照社会一般道德准则、行业规定以及法律法规等要求，合理检查、合理诊疗、合理用药，杜绝过度医疗。

（2）积极探索行动措施，提升监管效率。为促进医疗服务监管工作的有效实施，及时发现服务提供过程中存在的问题，有效规避医疗质量和医疗安全问题，医疗机构应进一步主动探索完善基本医疗服务监管的模式和措施。作为服务提供的主体，对提供过程中存在的问题有更加清晰地了解，因此机构应结合医院运行的实际情况，对传统模式如医疗服务评价指标、机构自查信息表等进行完善，促进指标的科学性从而公平公正的对机构服务开展情况进行评价。同时主动探索大数据、人工智能等现代化技术在服务提供过程中的应用，通过医疗数据质量规则库、医师计分管理等多种新手段，及时监控服务效率和质量、服务提供的合理性等内容。结合医疗机构依法执业自查、行业信用评价等建立医疗机构和医务人员信号记录，构建起信用监管体系。将自我监督落到服务提供的流程当中，实现对门诊、住院和费用等开展全程监管，增强医务人员依法依规执业的意识，提升医疗机构的管理，并实现监管信息汇总、分析、应用，实施综合管理。

（3）主动进行信息公开，公开内容的全面性、可及性。当前我国医疗服务信息公开制度与美国等发达国家相比仍有一定的差距，应学习美国信息公开的内容并结合我国医疗体系的特殊性，将质量安全、医疗费用、绩效考核等医疗服务信息进行公开，加强机构间的良性竞争，增强机构运行的压力和动力，促进医疗服务质量的提升。同时也是改善医疗服务提供的信息不对称、提高社会外部监督参与可能性的有效途径。因此，医疗机构应转变理念、提高信息公开和披露意识，以患者需求为导向，推进医疗服务信息公开制度的落实，建立健全公众反馈通道，接受社会监督，推进医疗机构"要我监管"向"我要监管"转变。

（四）行业协会

1. 行业协会监管开展现状

我国医疗卫生行业组织受卫健委、民政部门、中国科学技术协会等机构的指导与监督（胡琳琳等，2016）。在职能权限上，行业组织通过政府委托、服务购买的形式向行业组织赋权，协助政府对医疗行业进行协调和监督管理。行业赋权则主要是通过医疗机构等会员企业的委托，以行业性组织力量提供服务、维护、代表等职能。我国目前有中国医院协会、中华护理协会等医疗行业协会，它们具有专业性、行业性、社会公益性等性质，如图 8-2 所示。

（1）国际经验。在国际上医疗行业组织的主要职能主要包括：行业准入、行业自律、教育培训、行业维权、参政等。在监管方面，美国、加拿大等国家的行业组织在法律授权下，具有开展医务人员行医资格认证、继续教育等权利。在行业自律方面，通过机构评审、制定和实

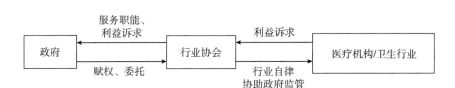

图 8-2　卫生行业协会职能

施行业规章制度和违规惩戒的措施。如美国医院评审联合委员会独立于政府，通过对医疗机构进行认证，能有效约束服务行为、提升服务质量，通过周期性评估和结果公开的形式形成持续监督和检测的作用。当医务人员存在违法违规行为时，将被采取留用观察或行医限制等措施，达到加强行业自律的效果。以英国医学总会（General Medical Council）为例，该协会依据 1985 年《医疗法案》建立，经法律授权，作为独立机构负责英国医疗专业管理。主要职能包括制定医生和医学教育、考试标准，监督医生教育和培训，管理医疗注册、登记、再认证以及对医生开展问题调查等，发挥了医师行业自律、维权的作用。详细情况如表 8-15 所示。

表 8-15　　　　　　国内外部分行业协会具体职能描述

协会	职能	具体职能
英国医学总工会（General Medical Council）	为医生制定标准	规定医生所需要的专业价值观、知识、技能和行为
	监督医生的教育和培训	为医学院制定标准，确保教育和培训的水平； 制定研究生教育和培训的标准； 批准培训职位、计划和评估； 进行教育、培训活动的监测、监督和检查； 创建学习资源并提供专业发展建议
	管理英国医疗注册	在每个医生加入之前，检查他们的身份和资格； 联系医生以前的雇主，了解医生安全执业能力； 跟踪医生记录，确保医疗注册保持最新
	执业资格评估，提高服务标准	通过与经验丰富的资深医生合作来检查执业医生知识和技能与时俱进，进行执业再认证年度评估； 改善医生服务行为，尽早解决存在的问题
	调查和处理对医生的关注	对医疗行为被质疑的医生进行调查评估和处理，严重者被"除名"处理

续表

协会	职能	具体职能
中国医师学会	加强行业自律	相关规章制度的制定并监督执行；医德医风提升；医师奖惩；医师管理方法的完善
	标准制定与资格审查	制（修）定行业标准；协助相关部门制定行业政策和规划、确定医师考核体系；医师执业资格的审查认证，医师执业行为的监督检查
	教育与培训	开展医师教育和培训
中国医学会	继续医学教育	组织相关人员学习医学科技知识，提高医学科学技术水平；参与专科医师的培训及毕业后医学教育等工作
	政府委托项目	在政府委托下，制（修）定并推广临床技术操作规范和诊疗指南，开展医疗事故鉴定等工作

（2）我国行业协会监管情况。国外大多数行业协会独立于政府之外，既拥有法律授权，也具有行业赋权，依法行使行业自治职能，拥有较高的自主性和权威，并依据强大的行业管理功能对行业管理和发展发挥作用。相较于国外行业协会的职能和特性，我国行业协会显现出以下三点问题。

首先，监管职能定位不明确。当前，各医疗卫生行业协会在协会章程中有关于医疗服务监管相关的职能主要体现在接受政府委托在制定行业标准、开展行业评估评比和进行行业行为自律几方面，而协会实际工作更多的是进行课题评审、开展学术交流与技术论证、提供教育培训、打造行业智库等专业性职能上，落实到对医疗机构和医疗服务提供的开展的实质性监管方面，显现出监管职能缺失和定位模糊的问题，以及针对与基本医疗服务相关的初级卫生保健基金会等属于社会公益组织，对基本医疗服务的提供的监管缺乏定位。

其次，独立性弱，易受政府影响。以医师协会职能为例，其参与监管的职能包括：参与制定相关标准和规范，开展医师培训、考核工作等，体现出了行业组织作为政府的延伸机构承担技术性、事务性的工作的特点。政府与行业组织存在分工不明确的现象，也导致了行业组织的自主管理运营的独立性不强，经常导致受政府管理过于行政化。

最后，受政府授权不足和自身组织架构影响，监管权威性不足。在实际工作中，相关研究曾指出医师协会认为政府对行业协会认识不足，在扶持协会、转变政府职能等方面仍需提升。由于政府未将医师资格认定、执业注册等实质性管理职能赋权协会，导致行业组织监管职能缺乏，行业影响力和权威性偏低，制约了协会的发展。同时行业组织的监管能力受组织内部架构的影响，一方面核心成员来自政府，对政府部门具有较强的依附性；另一方面由于部分医疗机构的成员在决策时可能出现利益偏袒的影响，其中立性和独立性仍有较大提升空间。

2. 行业协会监管职能优化

与其他国家相比，我国行业组织在参与医疗服务监管中的职能需要进一步优化。卫生行政部门需尽快明确其职能定位，积极引导行业组织提高自身专业化水平、充分发挥监管作用。卫生行政部门应将部分行业专业性、技术性和事务性的职能（如：行政审批初审、职业资格再认证、行业规章制度设立等）下放给行业协会，促进协会在制定执业标准和规范、规范医疗行为、加强行业自律等方面积极发挥作用。卫生行政部门做好事中和事后监督，制定好针对行业协会的政策、法规为协会搭建监管的平台。详细情况如表8-16所示。

表8-16　　　　　　　行业组织医疗服务监管职能分工对比

职能权限	开展现状	国际经验	建议
资格及准入	卫生行政部门主导，行业组织协助：卫生部门审批；执医资格认证/再认证；行业准入等	行业组织主导，政府监管：行业准入及再认证、教育培训	加快政府职能转移，充分授权
制定行业标准规范	由政府主导、行业组织受政府委托、行业专家咨询的形式	由各专业领域行业协会、委员会制定标准规范	发挥行业组织专业性分担具体职能
开展行业评估评比	卫生行政部门主导，行业组织协助：医疗机构等级评审、医疗服务质量评价等工作	行业组织主导，政府监管：通过各行业组织独立开展，并对结果向公众公开	以第三方形式发挥独立性、专业性
行业自律	制定行业自律规则，对相关人员的执业行为进行检查，并按规定对违规人员给予处分	教育培训；制定相关规章制度；根据法律法规对违法行为采取警告、通报等措施	联系资格及准入职能，强化自律效果

（五）社会力量

1. 新闻媒体舆论监督

（1）新闻媒体参与监管现状。新闻媒体对医疗服务监督的方式主要是通过制造一些轰动性的新闻报道、医疗案例的形式，引发公众的舆论来产生巨大的社会影响，引起政府部门和医疗机构的重视，通过社会影响力的形成，对医疗服务行为产生制约和监督的作用。

然而，由于医疗行业、医疗机构对基本医疗服务信息的公开和透明性不足，致使医疗机构和媒体之间常存在着巨大的信息不对称，媒体缺乏获取信息的途径，能够获取的医疗服务信息较少，导致了新闻报道的全面性不足。另外，由于部分新闻媒体盲目追求"噱头"，在媒体报道中存在误导和夸大其词的现象，对医疗服务行为事实进行歪曲，导致了新闻媒体报道的客观性、真实性不足，出现失去社会公信力的现象。

（2）新闻媒体监督职能优化方向。面对新形势，如何建立起一个科学、健康、法治的新闻舆论监督机制，规范第三方新闻媒体自身的监管行为，是促进舆论监督发挥有效作用的重要议题。在与人的生命健康紧密联系的医疗服务行业中，新闻媒体开展舆论监督要更加慎重，政府层面应进一步建立健全舆情监测处置机制，规范与约束媒体监督行为。当前《中华人民共和国民法典》对新闻媒体报道的合理审查义务进行了规定：一方面，舆论监督将会受到法律保护，广大新闻工作者能够排除顾虑，充分用好手中的监督报道权；另一方面，舆论监督也要在法定范围内进行，确保舆论监督的权威性和公信力。对新闻媒体监督的保护与制约，在一定程度上弥补了对媒体行为规范的法律空白。因此当前为充分发挥新闻媒体的舆论监督作用，同样考验着媒体的能力与职业素养。需要加快提升新闻媒体的法律意识，保证医疗服务相关内容报道的真实可靠，建立起有效的监督机制，从而促进监督效果的发挥。

2. 社会公众监督

（1）公众参与监管现状。当前公众可以通过向相关机构提建议或意见、引发舆论、参与座谈会和满意度第三方调查等形式参与监管，医院信息公开制度的逐渐完善也为公众提供了了解医疗机构和获取服务渠道。这些公众监督的方式一定程度上对医疗机构医疗服务的提供形成了约束和激励，促进医疗机构工作改进和服务质量的提升，更好地为患者服务。然而由于社会公众的监管行为分散、主动参与意识薄弱、缺少信息支持、监管的认知不明、自身客观性不足、群众的举报激励机制尚未健全等原因，导致其行为往往缺乏理性（龚芳、王长青，2014）。

社会公众成为基本医疗服务监管所有利益相关者中规模最为庞大但却是利益表达处于最弱势的群体，对基本医疗服务的监督作用仍需加强。社会公众监督的重要性毋庸置疑，为此本书针对社会公众开展了专门研究，此处便不作赘述。

（2）公众监管职能优化方向。完善的法规制度是保障公众监督权的基石。当前，由于我国在公众参与医疗领域监管的法律法规和规章制度的不完善，公众监管权益尚未明确，使得其对基本医疗服务的监管出现了监管不足、效率低下等问题。为促进公众监管作用的进一步发挥，应完善相关配套制度建设。

首先，政府部门要厘清公众监管的职责范围和行为边界，通过法律法规及规章制度明确公众的监管内容和方式、保障公众的信息获取和隐私保护权益，增强公众监管的法律效力。

其次，通过完善信息公开制度、提升公众监督能力等措施为公众参与监管奠定基础。以完善医疗卫生服务投诉举报机制、鼓励成立公众监管组织、增加公众满意度调查和座谈会的开展次数、招募基本医疗服务监督员等为举措，拓宽公众参与监管的方式与渠道。同时借鉴国外经验，建设信息化综合监管治理平台。

最后，通过完善反馈机制、问责机制与服务提升机制，并加强公众监督的激励来加大对公众监管结果的有效利用，提高监管质量和效果，增强公众参与监管的动力。在多元主体协同下，多措并举促进公众参与基本医疗服务监管、健全基本医疗服务监管体系，最终提升基本医疗服务绩效、优化基本医疗服务效果。

七 基本医疗服务监管主体总结分析

综上所述，当前我国基本医疗服务监管制度正逐渐从单一行政监管向行政与市场并重的综合发展转变，主要以卫生行政部门监督为主导，医疗保障局重点负责医保基金的监管，医疗服务提供方通过自治规范行为，行业协会积极推动行业自律，社会力量主动参与投诉举报，基本上形成了有效的基本医疗服务监管格局。

　　然而当前各监管主体和各主体间仍然存在一定的问题，各利益相关者当前的监管内容和职能以及自身能力都存在一定的提升空间。在供方监管方面，卫生行政部门权力下放不足、全过程监管不到位；医疗保障局针对医保基金的行为监管不足；医疗机构和行业协会存在内外部矛盾冲突，包括逐利性和公益性的矛盾与行政授权不足和自身能力欠缺的矛盾。需方监管则存在社会公众对基本医疗服务监管相关知识的知晓度不高、参与程度不足、监管结果未能得到有效利用等问题。因此各监管主体间应建立起分工明确、科学高效的综合监管体系，政府层面强化政府主导、多部门多主体协同，重点关注事中行为监管；医疗机构应完善并落实现代医院管理制度，行业协会应充分发挥行业自律作用，同时保障社会公众的监督权并提升公众监督能力。通过促进供需双方的共同参与，提高基本医疗服务监管的常态化、制度化、标准化水平，形成机构自治、行业自律、政府监管、社会监管相结合，职责明确、分工协作、科学有效的多元综合监管体系（见图 8-3）。

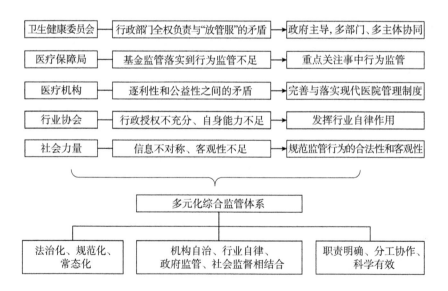

图 8-3　多元综合监管体系

第二节 基于需方的监管现状分析与研究

一 国内外研究现状

（一）国外研究现状

在国外，大量学者对需方参与医疗卫生服务监管的意义及现状做了相关研究。如 O'Hara 等（2018）学者发现患者的反馈信息可以作为评估医疗安全与质量的重要依据，他指出了患者参与监管的优势，如其提供的信息相比于事件报告在内容上的偏见更少，比收集病历记录审阅所花费的时间更少，为需方参与医疗卫生服务监管提供了依据。

在需方参与医疗卫生领域监管的现状研究方面，Wiig 等（2013）调查了挪威在质量改进中使用患者参与和患者经验的情况，研究显示挪威在宏观水平上对患者参与医疗服务质量提升有着高度期望，但患者的实际参与度却较低。他指出患者参与时会花费大量的时间，并且难以获得详细信息，医院也没有积极地整合患者观点，甚至没有定期、仔细地对病人开展相应调查。因此作者呼吁挪威首先要帮助医务人员认识和重视患者的经历和体验在医疗服务质量提升上的作用，其次要通过学习其他国家在支持患者参与医疗服务质量、使用患者体验以改善医疗服务质量方面的经验。Adams 等（2015）考察了当地"神秘顾客"的开展情况，总结了在医疗领域使用"神秘顾客"方法监管医疗质量存在的缺陷，例如不能够进入接待区以外的区域，不能像正式监管人员那样查看文件、存储区等，导致"神秘顾客"监管的内容有限，此外作者还指出此方法还存在一些道德问题，因此目前还不能确定"神秘顾客"是否能成为医疗卫生领域监管的有效手段。Klein 等（2016）介绍了加拿大的几种患者参与监管的方式，如加入专家咨询委员会、参与试点项目等，并就应由单个公众监管还是群体监管、何时监管、如何监管以及如何利用患者的监管结果做了简要说明。在英国的医疗保健失败后，健康和社会护理监管机构护理质量委员会（CQC）对其监管制度进行了全面改革，其中就包括将需方作为重要监管对象。此后，Richardson 等（2019）对需方的实际监管情况开展了调查，发现由于一些活动宣传不到位，导致需方错失监管机会，并且还存在对需方的监管结果反馈较少等问题。根据 Bouwman 等（2016）的研究结果，荷兰同样存在对需方的监管结果反馈不足，根据作者的调查显示，大多数患者的投诉没有得到认真对待，仅少数人认为他们的投诉能够促使医疗质量的改进。因此作者建议要进一步披露患者投诉在医疗服务领域监管的价值，监管者应该改变传统的标准化程序，采取更具响应性和战略性的方法来反馈患者的投诉。

当然也有学者通过直接调查需方的满意度和体验情况等方法让患者参与医疗服务的监管。如 Al-Borie 等（2013）使用 SERVQUAL 量表收集患者对沙特阿拉伯公立和私立医院的医疗服务满意度；Reeves 等（2013）通过对患者开展问卷调查，以了解当地护理服务提供情况，作者还发现以会议形式将调查结果反馈给护士比直接书面通知更有助于护理质量的改善。

Wiig 等（2020）则在前人的研究基础上，通过对英国、澳大利亚等 4 个国家中需方如何参与医疗监管的系统分析，总结了需方参与监管的方法、参与的类型、参与目的、参与人员和经验教训等。他将参与方法分为了 4 类：个人主动，如参与问卷调查和访谈；个人被动，如监管机构在投诉案件或不良事件发生后，将需方纳入调查；集体主动，如参与用户咨询小组和讨论会；集体被动，如通过智能监测，分析来自各种来源的需方投诉。

通过各国学者的研究结果，发现许多国家都存在对需方监管反馈不足的问题。因此部分学者聚焦于需方的监管反馈研究，Marsh 等（2019）总结了医疗机构获得患者反馈的方法，包括：医院发起的定量调查，如 NHS 成人住院调查；患者发起的定性反馈，如投诉或网络评论；医院发起的定性反馈，如开展访谈、焦点小组，并总结了各种反馈的差异，以使各机构选择更加合适的方式获取患者反馈以改善服务质量。Sheard 等（2017）从管理层的角度对英国没有利用好患者的监管结果来提升医疗质量的原因进行了深度剖析，他表明要很好利用患者的监管结果提升医疗质量需要 3 个层次：①规范的合法性，即各部门重视需方的投诉。②结构上的合法性，即机构内部需要足够的自治权、所有权和资源来实施改革以提升质量。③组织准备性，即跨部门间的良好合作。他指出医院组织的大部分部门都在孤岛上工作，每个部门都试图分别响应患者的反馈意见，但较少进行跨部门的合作，因此跨部门协作不足是医疗服务质量没有得到改善的重要原因。Rutz 和 Adams（2015）从需方层面解释其监管结果不能得到有效利用的原因，例如公众与专业人员对于质量的看法不同、能力不足等导致其监管的内容不够全面、提供的信息不符合标准，专业人员难以对其监管结果进行有效利用。

需方参与监管不足同样是各国普遍存在的问题，因此如何促进需方更好地参与医疗卫生服务监管也成了各国学者的研究热点。如有学者对于网络监管进行了研究，发现公众可以在网络上对医疗服务进行有效的监管，如通过专门的医疗保健评级网或是脸书等社交媒体对医疗服务进行评价，Griffiths 和 Leaver（2018）进一步结合了包括政府网站、脸书等多个网络来源的患者反馈，从而克服了单个反馈来源可能存在的偏见，进一步提升了公众监管结果的可靠性。因此，通过建立专门的网络平台，更多公众能更加方便地参与医疗卫生服务的监管。Wiig 等（2020）建议通过挖掘公众的投诉信息、对患者选择合适的培训方法等提高公众的参与度。荷兰保健检查局除通过挖掘公众的投诉信息将公众作为重要信息来源外，也采用了对公众进行访谈等方式收集意见，他们还表示审查公民参与的制度保障在提高公众的监管参与度上发挥重要作用。Wiig 等（2019）表明公众的参与情况也与监管工作的透明程度相关，加大监管机构与公众的联系能提高公众对监管机构的信任，因此有必要通过社交媒体等渠道向公众发送关于监管机构工作的信息，以促进公众参与监管。

（二）国内研究现状

目前国内关于需方的监管研究大致分为两部分，一种是根据文献研究、实地调研和比较研究等方法分析我国医疗卫生领域的整体监管现状，发现存在的问题，并结合国内外监管经验提出相应建议，而需方的监管评价研究仅作为整个监管体系研究中的一部分。另一种研究则从需方的感知质量、体验和满意度等方面出发，对其开展调查研究，使需方直接参与到医疗卫生服务的监管中，随后根据调查结果，提出相应改进措施。

1. 作为医疗卫生服务监管体系中的一部分进行研究

刘付有兰（2016）介绍了深圳市某区在医疗卫生领域监管中的探

索与实践，在需方参与监管方面，一是完善了多元的医疗监管主体，调动社会力量参与医疗监管事务。为了保障多元监督主体之间的协作，此区还建立了打击无证行医联席会议工作制度以及新区职业病防治工作联席会议制度。二是增进了医疗监管工作的公开性与透明度。在上述举措下，当地的医疗服务监督成效显著，但仍然存在需方参与不足、社会监管效率低下等问题。根据季拓（2017）的研究结果，岳阳市岳阳楼区基本公共卫生服务监管同样存在需方参与不足的问题，唐忠义等（2013）进一步指出了我国医疗卫生服务监督中公众的被动监督、高参与意愿与实际参与度低间的矛盾关系等问题，唐忠义还发现我国现有公共服务监督机制的公信度和公众满意度不高。陈柏峰和刘杨（2016）探讨了卫生监督协管员在医疗卫生服务监管的实践经验，并强调了其参与监管的优势和重要性，但其所调查的是村医担任卫生监督协管员，其他地区应考虑让公众参与到监督工作中去。

多位学者的研究结果均表明我国公众的监管参与程度不足，因此其原因是很多学者研究的一大重点，如监管渠道缺乏、信息不足、监管意识不足、公众文化水平较低等在多篇文献均有提及（杨天羽，2017），陈刚（2015）还列举了监管渠道缺乏的具体表现包括现有体制对公众及其他利益相关方开放度不够等方面，刘兰秋（2013）发现目前监管领域缺少能保障患者权益、为患者提供帮助与支持的患者权利团体和患者权利代言人制度，这也可能导致公众参与程度不足。

因此，为了完善我国医疗领域监管体系，促进需方参与医疗服务监管，各学者纷纷建言献策。曹丽雅（2013）在对国内外医保定点医疗机构的监管方式进行分析后发现，英国建立了公众意见反馈机制、广西将参保人满意度纳入对医保定点医疗机构的监督考核体系，因此她在借鉴发达国家和国内一些典型地区现有的监管经验的基础上，构建了一套包括社会监督机制和配套的举报奖励等机制在内的综合监管机制；赵菲等（2014）都强调了信息公开的重要性，他们发现目前信息公开渠道单一、公开形式有待改进、公开信息的完整和实用性有待加强、无问责机制等问题，因此提出要公开监管信息和医疗服务信息等内容，使监管对象和社会公众及时了解相关政策的制定与执行状况，保证公众在充分知情的基础上参与政府监管；杨天羽等（2017）建议要通过明确需方监督的权利内容、反馈方式和途径、将公众监督结果纳入后期评估的考量范畴、建立统一监督平台等方式提升公众对医疗服务的监督力度。

当然也有学者聚焦于公众的投诉举报这一监管途径，深入探索我国医疗卫生领域投诉举报现状。如向雪瓶（2011）系统地分析了我国医院管理投诉现状，总结了患者投诉的渠道，发现患方对医院投诉的知晓度和投诉管理的满意度不高，因此建议要抓好投诉管理的关键环节、持续改进医院的投诉管理。李国俊（2009）详细地调查了患者对投诉途径的知晓度、投诉渠道的选择、希望的反馈方式等方面的信息，张琛（2011）则对患者在投诉对象的选择上开展调查，发现大多数患者首先选择向医院有关部门反映，若得不到解决再向上级部门反映。

2. 基于满意度、感知质量、患者体验服务质量的调查研究

还有部分学者通过开展公众满意度调查、医疗服务感知质量调查、患者体验服务质量调查等方式，从而使公众对医疗卫生服务进行直接监管。

（1）公众满意度。其中，满意度评价是用得较多的一种办法，目前的研究大多是通过制定公众满意度测评量表，对医院提供的医疗服务质量进行评价与管理。如上海市闵行区卫生局卫生监督所于 2006 年对辖区内 2 家营利性综合医疗机构的住院患者进行了问卷调查，吴潭（2018）构建了农村居民基本医疗服务满意度模型及满意度评价指标体系，李科（2013）构建了农村社区医疗卫生服务公众满意度指数模型。

（2）感知质量评价。满意度调查也存在一些缺点，如受患者主观影响大、测量的结果敏感性差、忽略了患者的需求和预期等。因此感知质量评价方法应运而生，感知服务质量是指患者在医疗服务过程中期望得到的医疗服务与实际感受或经历的医疗服务之间的比较。如辛英等（2010）利用 2008 年国家卫生服务调查的数据对中国农村医疗卫生服务进行了评价，发现农村医疗服务质量存在设备与环境较差、技术水平偏低、就医手续繁琐等问题，然后根据以上问题提出了相应改善措施；吕娴佳等（2015）均基于 Servqual 量表形成了 6 个维度的期望与感知评价量表，并对相关医疗服务质量进行了评价。

（3）患者体验服务质量评价

有学者将顾客体验引入医疗领域，形成了患者体验服务质量评价。

患者体验是指患者在就医过程中所感知体会到的经历（杨辉、Shane Thomas，2006）。与感知质量相比，患者体验减少了患者心理预期等因素的影响，更加注重患者在就诊中的经历。英、美两国是开展患者体验评价较有代表性的国家，我国学者也开展了相应研究，如田常俊等（2014）用所构建的患者体验量表对河南省 7 个地市的 20 家医院开展了调查。还有一部分学者仅将患者满意度、投诉率等指标作为整个评价指标体系中一部分，如赵露（2015）将患者满意度纳入相应指标体系。

结合我国目前基于需方的医疗卫生服务监管所做的研究来看，虽然已经有许多学者进行了相关的研究与探讨，但这些研究比较零散，或是从需方满意度、感知质量、患者体验质量等视角对医疗卫生服务展开监管评价研究，或仅简略梳理了目前需方参与医疗卫生服务监管的现状与原因，尚未完整地探讨我国需方在医疗卫生领域的监管方式、内容与存在的问题，也缺乏对影响需方参与医疗卫生服务监管的各因素做深入探讨，而基本医疗服务相关的研究更是寥寥无几。因此本书将在前人研究的基础上，结合我国现有监管相关政策和法律法规，对我国公众在医疗卫生服务领域的监管内容、监管方式等进行系统梳理，并利用结构方程模型深入探索公众对基本医疗服务监管的知晓度、参与基本医疗服务监管的意愿和条件以及其实际监管行为间的相互关系及作用机制，分析影响公众监管行为的主要因素，以提出更为系统、更加具有针对性的策略和措施。最终从需方角度出发，进一步完善我国基本医疗服务监管体系、提升基本医疗服务监管效能，为提升基本医疗服务的质量和水平奠定基础。

二 需方在医疗卫生领域中的监管参与现状

（一）需方监管的主要内容

对现有研究和相关法律法规进行总结，需方在医疗卫生领域监管的内容主要有：①服务质量和安全，如治疗效果、医疗技术水平、药品和医用设备使用情况。②医务人员的执业行为、态度、尊重患者意见情况等。③医疗服务行业秩序，如无证行医、商业贿赂等。④服务提供的经济性，如医疗费用的合理性。⑤信息公开情况，如医疗服务价格、医疗质量公开情况。⑥服务的便利程度，包括到医疗机构的时间、距离和就诊流程。⑦监管结果处理情况，如公众的投诉处理情况（张澄宇等，

2003）。通过对需方监管的现状分析，部分学者还建议其监管内容要在医疗服务和药品价格、举报投诉处理结果、医疗服务质量尤其是涉及医疗安全质量等方面加强。

（二）需方监管的主要方式

1. 各监管方式的优缺点

表8-17   国内外部分行业协会具体职能描述

监管方式	优点	缺点
直接向医疗机构提建议或意见	公众：①程序简单，能迅速召集当事方，弄清来龙去脉，花费较少的时间和精力 ②大部分公众都能参与 其他：防止事情进一步发酵，减少对医院的不良影响	公众：可能由于医院内部管理机制不完善，事情不能得到有效解决 其他：医疗机构可能不会及时通报内部的投诉与举报情况，使上级部门和社会不能进一步对其进行监管
向上级部门提建议或意见	公众：相比于直接向医疗机构提建议和投诉，上级机构的处理更加权威和中立，问题能得到有效解决	公众：相比于直接向医疗机构提建议或意见，流程更加繁琐，花费的时间可能更长 其他：可能对医院的绩效考核、社会声誉等方面造成不良影响
通过报刊、电视或网络等引发舆论	公众：①方便、直接、及时表达自己的观点 ②传播范围广、传播速度快 ③能够快速引起关注，形成巨大力量 ④具有较好的隐蔽性	公众：难以辨别真假，容易受虚假恶意信息的盅惑；可能得不到有效回应或者回应时间较长；网络的虚拟性和一些商业网站的逐利性促使网络舆论的混乱和非理性 其他：医疗机构可能会因虚假信息产生极大的不良影响，损害机构声誉
参与满意度、感知质量、患者体验服务质量等调查	公众：①匿名，在表达观点时没有顾虑 ②相比于参与座谈会和听证会，对公众知识和能力要求较低 其他：①因为是被动参与，反映的内容更客观 ②参与人数多、反映的内容全面； ③便于调查机构的统计分析	公众：①仅对调查者想要的内容给予回复，不能充分表达自己的观点 ②反映的情况不一定能得到重视和解决 ③问卷匿名，调查机构无法后续追踪，导致了沟通上的单向性 其他：容易受调查机构的影响，问卷设计是否科学、调查方法、抽样、分析方法都会对调查结果有影响
参与座谈会	公众：双向沟通，能够充分表达自己的想法	公众：①可能仅是形式主义、被暗中操作，反映的情况不能得到解决 ②面对面、实名导致真实意愿不能被表达 ③参与机会少

续表

监管方式	优点	缺点
参与监督委员会等公众监管组织	公众：①将分散的力量集中起来，监管力量更强大 ②个人的监管成本较低 ③其广泛代表性使得监管更加客观科学	公众：有影响力的少数派可能会主导委员会的决议，因此公众不一定能反映自己期望反映的问题
作为监督员进行监管	公众：①因为接受了系统培训，所以相比于其他监管方式更专业，反映的情况更可能得到重视和解决 ②与其他监管机构联系更密切，能及时获取相关信息 其他：社会监督员是人社部门挑选的，其监督应当是积极、主动的，这是与一般社会公众的检举、投诉监督最大的区别（向春华和李伟，2014）	公众：①对个人能力有一定的要求 ②花费的时间和精力较多
参与听证会	公众：①更加直接地参与，获取的信息更全面 ②能了解其他监管主体的观点，在理性的对话和辩论中达到相互妥协，从而减少利益冲突 其他：在实施之前就开始监督，能够及时止损，有效监督	公众：①对个人有较强的专业要求，需要具备一定的表达能力 ②参与机会极少 ③可能存在一定的形式主义 其他：①组织复杂，耗时 ②对参会群体的均衡性要求高，否则弱势群体难以发挥作用，被强势利益群体主宰

2. 需方监管的方式选择情况

唐忠义等（2013）发现公众喜欢选择互联网渠道参与公共服务监督；王家耀和张萌（2011）发现碰到相关质量问题时，首先向当事医生或医疗机构反映问题，问题得不到有效解决时再向上级医院反映是公众选择最多的一种方式。其次是选择直接向医院的上级部门反映。根据李国俊（2009）的调查，在直接向医疗机构投诉的患者中，选择面对面投诉和电话投诉的患者较多，采取信函等事后投诉方式的患者较少，被调查的患者更愿意选择直接、快捷、省力的投诉方式。宋崑（2009）还发现多数患者会将大厅咨询台或医务处作为主要投诉点。

（三）影响需方监管行为的因素及其现状

1. 监管渠道的建设完善程度

监管渠道即公众表达意见或建议的途径，目前我国公众参与医疗服务监管的渠道主要包括面对面、电话、意见箱、电子邮件、信件、网络在线留言等。多位学者的研究结果均表明公众参与监管的渠道建设不完善是其参与不足的重要原因（陈彬，2015）。目前我国面临在医疗机构之外缺少专门管理患者投诉的部门、医疗纠纷人民调解机构的纠纷真相查明系统薄弱等诸多问题，对公众的开放度不够，公众缺少参与监管的有效渠道。

2. 监管意愿

根据理性行为理论和计划行为理论，公众是否愿意对医疗服务进行监管会直接决定其是否会参与监管。我国公众目前的监管意愿较高，但由于监管渠道建设不完善、公众监管能力缺乏等多种原因，监管意愿尚未完全转化成监管行为，提示我们需在建设监管渠道、提升公众监管能力等方面发力，最大限度地将公众的意愿转换成行为。

3. 监管成本

监管成本主要包括公众在对医疗服务进行监管时所花费的时间和精力成本。当监管需要付出较多的时间和精力时，公众会减少自己的监管行为，他们更倾向于依赖其他人共同发声引导政府进行监管，因此监管成本也是影响公众监管行为的重要因素。但由于目前我国公众收集信息较难、缺少公众监管组织等因素，其监管成本较高，部分公众考虑到实际情况不得不选择放弃监管。

4. 对监管信息的知晓度

由于我国目前的医疗信息和监管信息存在公开的内容不全面、实用性不强、公开的形式和渠道单一、公开反馈问责机制不明确等问题，加上公众主动获取相关知识的意识不强，我国公众对医疗服务信息和相关监管信息的知晓度不高。在缺乏必要信息的情况下，社会公众也就无法有效了解医疗服务监管的发展方向、监管内容等方面的具体信息，对监管也就自然无从入手。

5. 自身能力

要对医疗卫生服务进行有效监管，公众自身应具备一定能力，如对信息的收集和理解能力、沟通和表达能力等。但因医疗服务的专业性和复杂性，加上我国缺少对公众相关知识和技能的宣传教育和培训，大部分公众在监管能力上心有余而力不足，进一步阻碍了其参与监管。

6. 监管权益保障

公众的监管权益保障包括监管人员的隐私保护与相应表彰和奖励等。在隐私保护方法，韩普等（2019）指出，我国现如今缺少正规的评价平台和健全的隐私保护机制，难以吸引公众参与医疗服务评价。在表彰、奖励方面，近年我国不断完善对公众监管的表彰与奖励政策，但目前的政策聚焦于投诉举报，对其他监管方式的关注不足，且较少有地区明确具体的奖励范围、奖励标准、奖励原则等问题，政策的可操作性有待进一步提升，因此我国还需进一步探索保障公众的隐私权、落实监管人员奖励制度的有效路径。

7. 监管后的结果利用

监管后的结果利用包括对公众的反馈、对相关人员的问责及利用监管结果提升医疗服务等方面，这反映以后问题是否得到有效解决是影响需方监管的重要因素。但我国目前存在对需方监管结果利用不及时、不充分的现象，具体表现为对公众的反馈和对相关人员责任追究不及时、较少利用公众监管结果改善医疗服务等（俞乐欣，2020）。

三　基于需方的基本医疗服务监管认知调查分析

（一）调查结果的描述性分析

1. 调查对象来源

本课题组于 2020 年 10 月上旬采用多阶段分层整群抽样法，选取江苏省南京市 X 区 2 个综合性公立三级医院和城区有较大发展规模的 3 个社区卫生服务中心的患者或患者家属开展问卷调查。调查对象具体的纳入标准是：①符合基本医疗服务范围的就诊患者或其家属；②认知与沟通能力良好，愿意且能配合完成调查。相关的排除标准是：①疑难重症患者及其家属；②其他不适宜监管认知调查的人群。此次调查共发放 678 份问卷，回收 654 份有效问卷。

2. 调查对象基本情况

在 654 份有效问卷中，男女均为 327 人；年龄分布以 20—39 岁为主；职业类型以企、事业单位人员为主，为 238（36.4%）人；平均月收入以 5000 元以下为主。具体结果如表 8-18 所示。

表 8-18　　　　　　　　　　调查对象基本情况

变量	人数（人）	构成比（%）
性别		
男	327	50.0
女	327	50.0
年龄		
19 岁及以下	49	7.5
20—39 岁	339	51.8
40—59 岁	167	25.5
60 岁及以上	99	15.1
婚姻状况		
已婚/同居	427	65.3
其他	227	34.7
受教育程度		
小学及以下	72	11.0
初中	116	17.7
高中/中专	114	17.4
大专	141	21.6
本科及以上	211	32.3
户籍		
农业户口	306	46.8
非农业户口	348	53.2
平均月收入（元）		
5000 元以下	335	51.2
5000—10000 元	236	36.1
10000 元以上	83	12.7
职业类型		
国家、党群组织机关人员	23	3.5
企、事业单位人员	238	36.4
个体工商户	54	8.3
学生	122	18.7
离退休人员	94	14.4
失业/下岗人员	22	3.4

变量	人数（人）	构成比（%）
务农	41	6.3
其他	60	9.2
主要医疗保障形式		
新农合	121	18.5
城镇职工	298	45.6
城镇居民	77	11.8
城乡居民	106	16.2

3. 公众对基本医疗服务监管的知晓度

在被调查者中，对基本医疗服务监管工作开展情况了解的人为 129（19.7%）人，对基本医疗服务的监管主体、公众监管内容和监管方式了解的人均不超过 25%；有 174（26.6%）个被调查对象了解公众参与基本医疗服务监管的渠道。具体结果如表 8-19 所示。

表 8-19　　　　　　　公众对基本医疗服务监管的知晓度　　　　单位：人（%）

内容	完全不了解	不太了解	一般	比较了解	非常了解	合计
工作开展情况	77（11.8）	239（36.5）	209（32.0）	118（18.0）	11（1.7）	654（100）
监管主体	64（9.8）	215（32.9）	244（37.3）	116（17.7）	15（2.3）	654（100）
公众监管内容	59（9.0）	212（32.4）	242（37.0）	124（19.0）	17（2.6）	654（100）
公众监管方式	67（10.3）	219（33.5）	231（35.3）	127（19.4）	10（1.5）	654（100）
公众参与渠道	60（9.2）	200（30.6）	220（33.6）	162（24.8）	12（1.8）	654（100）

4. 公众参与基本医疗服务监管的意愿

经调查，有 77（11.8%）人不愿意或不太愿意对基本医疗服务进行监管，416（63.6%）人愿意对基本医疗服务进行监管，161 人持中立态度。而"只要能看好病，其他无所谓"（42.9%）成为公众不愿意参与监管最主要的因素，除此之外，"会浪费大量的时间精力和金钱"（28.6%）、"参与意义和作用不大"（27.3%）也是选择较多的因素。具体情况如表 8-20 所示。

表 8-20 公众不愿意参与监管的原因

原因	人次（人）	比例（%）	重要次序排序
只要能看好病，其他无所谓	33	42.9	1
会浪费大量的时间精力和金钱	22	28.6	2
参与意义和作用不大	21	27.3	3
缺乏专业知识，自身能力不足	17	22.1	4
不知道参与方式和途径	10	13.0	5
缺乏相应的基本医疗服务信息	10	13.0	6
缺乏公众参与渠道	9	11.7	7
其他	4	5.2	8

在公众参与基本医疗监管的方式选择上，366（64.9%）人倾向于直接向服务提供的医疗机构提意见或建议，270（47.9%）人会选择向上级部门提意见或建议，通过报刊、电视或网络发表意见也是公众选择的重要参与方式。具体情况如表 8-21 所示。

表 8-21 公众参与监管的方式选择

监管方式	人次（人）	比例（%）	重要次序排序
直接向医疗机构提意见或建议	366	64.9	1
向上级部门提意见或建议	270	47.9	2
通过报刊、电视或网络发表意见	187	33.2	3
作为监督员对服务提供进行监管	121	21.5	4
在相关满意度调查、座谈会上发表意见	113	20.0	5
其他	36	6.4	6

5. 公众参与基本医疗服务监管的条件

1 表示"完全没有/很不完善/完全不能"，2 表示"很少/不太完善/不太能"，3 表示"一般"，4 表示"比较多/比较完善/基本上能"，5 表示"非常多/非常完善/完全能"。结果显示，目前仅 145（22.2%）名被调查者认为自己能收集较多信息；185（28.3%）人认为目前公众的监管参与渠道建设较完善；249（38.1%）人认为目前公众接受的监管相关法律、知识的宣传教育不足；300（45.9%）人认为目前公众的监管权益能得到保障。具体情况如表 8-22 所示。

表 8-22　　　　　　公众参与基本医疗服务监管的条件　　　单位：人（%）

监管条件	1	2	3	4	5	总计
基本医疗服务相关信息收集程度	38 (5.8)	203 (31.0)	268 (41.0)	135 (20.6)	10 (1.5)	654 (100.0)
公众的监管参与渠道建设完善度	29 (4.4)	159 (24.3)	281 (43.0)	170 (26.0)	15 (2.3)	654 (100.0)
公众接受的监管相关法律、知识的宣传教育情况	42 (6.4)	207 (31.7)	283 (43.3)	106 (16.2)	16 (2.4)	654 (100.0)
公众的监管权益保障情况	18 (2.7)	83 (12.7)	253 (38.7)	262 (40.1)	38 (5.8)	654 (100.0)

6. 公众对基本医疗服务的实际监管情况

本次调查结果显示，402（61.5%）人认为目前公众完全没有参与基本医疗服务监管或参与很少。对于被调查者的自身参与情况，多数公众选择在报纸、电视或网络上发起舆论，也有一些人选择直接向相关机构提建议或意见，他们很少有加入医疗服务监管员的经历。在有监管经历的287人中，94（32.8%）人的问题得到了解决，88（30.7%）人只是给予了答复，58（20.2%）人完全没有收到音信，自身的监管行为没有起作用。具体情况如表8-23所示。

表 8-23　　　　　　公众对基本医疗服务的实际监管行为　　　单位：人/%

监管行为	从来没有	偶尔	有时	经常	总是	总计
向相关机构提建议或意见	461 (70.5)	121 (18.5)	57 (8.7)	12 (1.8)	3 (0.5)	654 (100.0)
参与满意度调查或座谈会	519 (79.4)	79 (12.1)	36 (5.5)	17 (2.6)	3 (0.5)	654 (100.0)
加入医疗服务监督员	579 (88.5)	47 (7.2)	17 (2.6)	8 (1.2)	3 (0.5)	654 (100.0)
在报纸、电视或网络上发起舆论	475 (72.6)	85 (13)	72 (11)	19 (2.9)	3 (0.5)	654 (100.0)

（二）结构方程模型构建

1. 初始条目的形成

为了确定公众对基本医疗服务监管信息的知晓程度，本书拟调查公众对基本医疗服务监管的工作开展情况、监管主体、公众监管的内容、方式和渠道的了解情况。为了能够测量公众的监管意愿，在结合Zeithaml（1996）和Kuruuzum等（2010）的研究结果的基础上，以"是否愿意对基本医疗服务进行监管、是否愿意花费大量时间和精力、是否愿意呼吁他人监管"为三个条目衡量。马洁琼（2016）指出，参与能力包括公众的认知水平、法律素养及参与主体的业务能力，参与机会主要包括对相关信息的了解、参与渠道建设、监督的结果反馈。因此本书结合IMB理论和COM-B理论，将公众所需的参与机会及自身能力合并为监管条件，主要包括：基本医疗服务相关信息收集程度，参与渠道建设情况，接受的监管相关法律、知识的宣传教育情况，监管权益保障情况。根据王廷伟等（2018）的研究结果，对于公众的实际监管行为，本书主要从公众向相关机构提建议或者意见的情况，满意度调查、座谈会参与情况，加入医疗服务监督员的经历，在报纸、电视或网络上发起舆论的经历，目前公众的总体参与程度几个条目来表示，具体情况如表8-24所示。

表8-24　　　　　　　　　　量表的初始条目

维度	条目	序号
知晓度	工作开展情况	b1
	监管主体	b2
	公众监管内容	b3
	公众监管方式	b4
	公众参与渠道	b5
监管意愿	是否愿意监管	c11
	是否愿意花费大量时间和精力	c15
	是否愿意呼吁他人监管	c16
监管条件	基本医疗服务相关信息收集程度	c21
	公众的监管参与渠道建设完善度	c22
	公众接受的监管相关法律、知识的宣传教育情况	c23
	公众的监管权益保障情况	c24

维度	条目	序号
监管行为	向相关机构提建议或意见	c31
	参与公众满意度调查或座谈会	c32
	加入医疗服务监督员	c33
	在报纸、电视或网络上发起舆论	c34
	目前公众参与基本医疗服务的程度	c36

2. 量表的完善

初始问卷的总体 Cronbach's α 为 0.877，各维度 Cronbach's α 均大于 0.7，表明问卷有较好的信度。根据内部一致性检验法，删除条目 c36 后总体 Cronbach's α 和条目所在维度的 Cronbach's α 均上升，因此考虑删除 c36。然后进行 Bartlett 球形检验和 KMO 检验，结果显示：KMO 值为 0.891，$\chi^2 = 4457.744$，$P < 0.001$，因此可以进一步做因子分析，本文采用主轴因式分解法，以凯撒正态化最优斜交法提取公因子，最终保留了特征根 >1 的 4 个公因子，累计方差贡献率为 62.529%。探索性因子分析显示 c21 和 c36 的因子载荷 <0.5。极端值检验法、题目与总分的相关性分析结果显示均无须删除的条目，最终根据内部一致性检验法和探索性因子分析结果删除 c21 和 c36 两个条目。具体情况如表 8-25 所示。

表 8-25　　　　　　　　　　条目分析及筛选

维度	条目	删除后总体信度	维度信度	删除后维度信度	极端值检验法		题目与总分的相关分析		探索性因子分析	
					t	p	相关系数	p	因子载荷	所在公因子
知晓度	b1	0.867	0.902	0.896	-19.152	<0.001	0.597	<0.001	0.704	1
	b2	0.863		0.872	-21.936	<0.001	0.675	<0.001	0.855	1
	b3	0.864		0.875	-21.601	<0.001	0.659	<0.001	0.855	1
	b4	0.864		0.876	-22.363	<0.001	0.670	<0.001	0.841	1
	b5	0.866		0.885	-20.261	<0.001	0.620	<0.001	0.798	1

维度	条目	删除后总体信度	维度信度	删除后维度信度	极端值检验法		题目与总分的相关分析		探索性因子分析	
					t	p	相关系数	p	因子载荷	所在公因子
监管意愿	c11	0.875	0.726	0.613	−10.233	<0.001	0.377	<0.001	0.815	4
	c15	0.872		0.681	−16.107	<0.001	0.473	<0.001	0.549	4
	c16	0.875		0.623	−12.659	<0.001	0.420	<0.001	0.696	4
监管条件	c21	0.868	0.749	0.726	−12.659	<0.001	0.574	<0.001	0.377	2
	c22	0.870		0.660	−17.255	<0.001	0.516	<0.001	0.736	2
	c23	0.870		0.690	−13.909	<0.001	0.528	<0.001	0.562	2
	c24	0.874		0.688	−12.206	<0.001	0.421	<0.001	0.836	2
监管行为	c31	0.877	0.714	0.674	−8.306	<0.001	0.331	<0.001	0.607	3
	c32	0.873		0.625	−9.297	<0.001	0.440	<0.001	0.725	3
	c33	0.874		0.633	−7.251	<0.001	0.433	<0.001	0.780	3
	c34	0.875		0.664	−9.363	<0.001	0.398	<0.001	0.550	3
	c36	0.922		0.734	−15.123	<0.001	0.567	<0.001	0.442	2

3. 量表的信度检验

将654份有效样本随机分成两部分，样本1（n=323）用于探索性因子分析和内部一致性信度检验，样本2（n=331）用于验证性因子分析和区分效度检验。最终问卷总体 Cronbach's α 为 0.870，各维度 Cronbach's α 均>0.7，表明问卷信度较好。具体情况如表8-26所示。

表8-26 信度检验

维度	Cronbach's α 值
知晓度	0.908
监管意愿	0.720
监管条件	0.751
监管行为	0.729

4. 量表的效度检验

（1）探索性因子分析。量表的 KMO 值为 0.863；Bartlett 球形检验

$\chi^2 = 2066.964$，P<0.001，因此可以进一步做探索性因子分析。最终保留4个因子，累计方差贡献率66.844%。探索性因子分析结果显示各条目载荷均>0.5，表明问卷有较好的效度。具体情况如表8-27所示。

表8-27　　　　　　　　　　　　探索性因子分析

维度	条目	因子载荷			
		公因子1	公因子2	公因子3	公因子4
知晓度	b1	0.733			
	b2	0.823			
	b3	0.815			
	b4	0.854			
	b5	0.809			
监管意愿	c11				0.676
	c15				0.549
	c16				0.810
监管条件	c22			0.707	
	c23			0.660	
	c24			0.739	
监管行为	c31		0.665		
	c32		0.621		
	c33		0.805		
	C34		0.528		

（2）验证性因子分析。进一步对量表进行验证性因子分析，结果显示各条目载荷均>0.5。CMIN/DF = 2.372、RMSEA = 0.064、NFI = 0.902、IFI = 0.941、TLI = 0.925、CFI = 0.940，整体拟合系数良好，可进一步做结构方程模型。

（3）区分效度检验。如表8-28所示，区分效度的主体结构是潜变量之间的相关系数，对角线是AVE值，最下面一行是AVE的平方根。可见各因子与其他因子的相关系数均小于该因子的AVE平方根，量表有较好的区分效度。

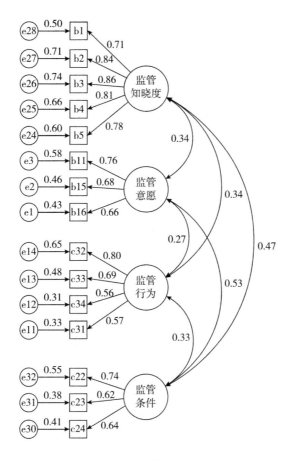

图 8-4 验证性因子分析

表 8-28 量表的区分效度

	F3	F1	F4	F2
F3	0.4456			
F1	0.4750	0.6417		
F4	0.3300	0.4280	0.4421	
F2	0.5340	0.3400	0.2670	0.4900
AVE 平方根	0.6675	0.8011	0.6649	0.7000

（三）公众参与基本医疗服务监管的结构方程模型

本书以 IBM 理论及 COM-B 理论为基础，融合其他学者研究结果中的参与条件、行为意愿等行为影响因素（章娅，2015），并且结合本书研究特点，形成了基于需方视角的基本医疗服务监管行为模型。

进一步通过 AMOS24.0 软件评估模型构建的合理性，表 8-29 显示，除 F2 对 F4 的影响为边缘显著（P=0.068），其他潜变量间所有的路径系数均显著（P<0.05），但删除此路径后发现卡方值和各拟合指数与初始模型相比差别不大，在忠于原始模型的原则上，我们保留此路径。且 χ^2 与自由度（df）的比率及其他拟合指数均符合要求，可以认为本模型拟合度较好，无须进一步修正。其中 χ^2/df 为 3.431，小于 5；NFI、RFI、IFI、TLI、AGFI 均超出了 0.90 的参考值；RMSEA=0.061，小于 0.08 的标准；PGFI、PNFI 大于 0.5 的参考值，具体情况如表 8-30 所示。

表 8-29　　　　　　　　结构方程模型的标准化路径系数

路径	标准化路径系数	S. E.	C. R.	P
F3<---F1	0.534	0.038	10.24	***
F2<---F1	0.207	0.053	3.546	***
F2<---F3	0.384	0.086	5.666	***
F4<---F3	0.155	0.062	2.207	0.027
F4<---F1	0.306	0.038	5.114	***
F4<---F2	0.115	0.044	1.828	0.068

注：*** 表示 P<0.001。

表 8-30　　　　　　　　结构方程模型的整体拟合系数

CMIN/DF	RMSEA	NFI	RFI	IFI	TLI	CFI	GFI	AGFI	PGFI	PNFI
3.431	0.061	0.928	0.910	0.948	0.934	0.948	0.942	0.917	0.659	0.742

根据结构方程模型结果显示，监管知晓度（F1）对监管条件（F3）有显著影响，即患者对监管知识的知晓度越高，其参与监管的条件（r=0.543，p<0.001）越好；监管知晓度（F1）对监管行为（F4）有显著影响，即患者对监管知识的知晓度越高，患者的实际监管程度越高（r=0.306，p<0.001）；监管知晓度（F1）对监管意愿（F2）有显著影

响，即患者对监管知识的知晓度越高，监管意愿（F2）越高 r = 0.207，（p<0.001）；监管条件（F3）对监管意愿（F2）有显著影响，即监管条件越高，患者参与监管的意愿越高（r = 0.384，p<0.001）；监管条件（F3）对实际监管行为（F4）有显著影响，即监管条件越高，患者的实际监管程度越高（r = 0.155，p = 0.027）；监管意愿（F2）到监管行为（F4）的路径系数为 0.115（p = 0.068），本书最终构建的结构方程模型如图 8-5 所示。

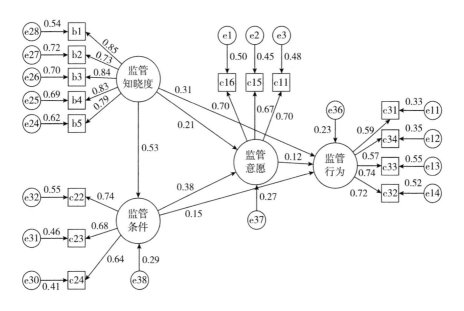

图 8-5　结构方程模型

进一步对各变量间的效应进行分析，结果显示，公众的监管知晓度对监管意愿的总效应为 0.412，对监管条件的总效应为 0.534；监管条件对监管意愿的效应为 0.384。在影响公众监管行为的各因素中，公众的监管知晓度对实际监管行为的总效应最大，为 0.436，其中直接效应为 0.306，间接效应为 0.130；监管条件对监管行为的总效应为 0.199，其中直接效应为 0.155，间接效应为 0.044；监管意愿对监管行为的总效应最小，为 0.115。具体情况如表 8-31 所示。

表 8-31 因素的效应分析

因变量	自变量	总效应	直接效应	间接效应
监管意愿	监管知晓度	0.412	0.207	0.205
	监管条件	0.384	0.384	—
监管条件	监管知晓度	0.534	0.534	—
监管行为	监管知晓度	0.436	0.306	0.130
	监管意愿	0.115	0.115	—
	监管条件	0.199	0.155	0.044

(四) 讨论

1. 公众对基本医疗服务监管的知晓度不高

调查结果显示，公众对基本医疗服务监管工作的开展情况及参与监管的渠道和方式等信息知晓度较低。究其原因，首先可能是因为公众的监管参与意识不高，大多数人对监管工作不了解也不关心。他们不会主动搜寻相关信息，我国相关部门也缺少对其进行宣传教育与培训，此次调查结果显示，"只要能看好病，其他无所谓"是公众不愿意参与基本医疗服务监管的主要原因。其次，我国医疗服务监管的信息披露制度不完善，根据相关学者的调查显示，部分监管机构对医院进行检查、评估后，通常的反馈方式是将评估结果在卫生计生系统内部进行通报，公众往往无法知晓；在公示内容上存在仅公示监督检查的频次、查处的数量，但对监督检查的内容、医疗机构的整改情况，具体查处的医疗机构违法行为未进一步公示等问题，这种做法不利于公众获取信息，损害了其知情权，最终使公众的监管参与度不足。因此，我国后续还要从提升公众参与监管的意识、加大宣传教育与培训、完善信息公示制度方面出发，提高公众对基本医疗监管信息的知晓度。

2. 公众愿意选择更直接、能快速解决问题的监管方式

首先，在基本医疗服务监管的意愿调查中，"直接向医疗机构提建议或意见"是选择最多的一种监管方式，可能是因为直接向医疗机构提建议或意见是监管成本相对较低、问题解决效率相对较高的一种方式。其次，也有较多人选择向上级机构提建议或意见，而较少有公众愿意通过在相关满意度调查、座谈会上发表意见的方式参与监管，可见公众在监管方式的选择上倾向于更为直接、能快速解决问题的方式。因此，各级医疗机构及卫生行政部门需注重医疗投诉、举报管理，通过完善自身的投诉、举报反馈制度等，使公众能够用自己愿意的方式对基本医疗服务进行高效监管。

3. 公众实际参与程度不足

作为服务接受者的社会公众对医疗服务的优劣感受最为深刻，理应成为重要监管主体（项显生，2014），例如，德国、日本均将社会公众作为医疗卫生服务的重要监督主体。但此次调查显示，416名调查对象愿意对基本医疗服务进行监管，仅287名调查对象参与过监管，可见公众对基本医疗服务有着较高的监管意愿，但实际监管程度不足。社会公众成为基本医疗服务监管所有利益相关者中，规模最为庞大的但却是利益表达处于最弱势的群体。其中，向相关机构提建议或意见，以及在报纸、电视或网络上发起舆论是目前公众选择较多的监管方式，这也与前面的监管方式意愿调查结果基本一致，我国目前的医疗卫生领域的监管存在需方参与不足的情况，公众对医疗服务的监管主要是以投诉为主，其他监管方式缺失。值得注意的是，利用报纸、电视或网络发起舆论成为一种重要的监管方式，唐忠义等（2013）的调查结果同样显示，多数群众喜欢用互联网参与公共服务的监督。报纸、电视和互联网监管方式的兴起一方面提醒我们要利用这一媒介更好地促进公众参与监管，如加大网络监管平台的建设；另一方面也反映出其他监管方式与渠道存在缺陷，因此我们也需进一步完善其他监管方式，使公众能顺利地通过多种方式监管基本医疗服务。

4. 公众的监管结果未能得到有效利用

调查显示，"参与意义和作用不大"是公众不愿意参与基本医疗服务监管的重要原因。同时在公众参与监管的结果方面，数据显示：仅32.8%调查对象的问题得到了解决，20.2%的调查对象后续完全没有收到音信，黄世金（2004）的研究结果也显示，目前缺少监督结果反馈机制，可见目前公众的监管结果未能得到有效利用。究其原因，在于我国政府和各医疗卫生机构尚未认识到公众参与监管的重要性。主要体现在以下几方面：一是目前对于医疗卫生的评价，部分地区尚未将患者满意度等指标纳入服务质量评判标准，一些机构仅将患者满意度、感知质量调查作为一种宣传工具,仅报道满意度高的方面,真正用于改善医疗服务的较少。二是现有文献主要关注对各机构、人群的调查结果,对调查后的整改反馈报道较少(陈雪琴等,2020)。三是虽然各级医疗机构均建立了投诉机制,让社会公众对医疗行为进行监督,但是现实中并不重视社会公众反映的有关问题,对问题的处理不积极,也不会及时对相关人员进行责任的追究。四是公众的监管能力不足、监管的组织化和专业化程度不高,导致其监管效果大打折扣。如李鸧等(2014)发现,我国目前缺少能够维护患者权益、为患者提供帮助与支持的患者权利团体,患者在参与监管时往往是孤立、零散的。陈刚(2015)也在其文章中谈到,我国目前仍然缺少一个网络化、专业化的社会力量监督体系或平台。由此可见,我国公众参与监管的组织化、专业化程度不高,其监管收效甚微,因此有必要加强我国公众监管的组织化、专业化建设,以提高公众监管效能、降低公众监管的时间成本。在此情况下,公众监管结果真正用于改善医疗服务的较少,本就有限的社会监管力量尚未发挥应有作用,造成了社会监管资源的浪费。

5. 公众监管行为的影响因素分析

结构方面模型显示,公众参与基本医疗服务监管不足的主要原因是公众对基本医疗服务监管相关知识的知晓度不高和参与条件不足。首先,公众对参与基本医疗服务监管的内容、方式和渠道等方面信息的知晓度不高,导致公众不知道如何监管、监管哪些内容,自然无法进行有效监管。其次,因为公众参与监管的条件不足,导致监管难度较高,其主要体现在以下几方面:一是公众缺乏参与监管的渠道。随着教育水平的提升和教育事业的改革,我国部分民众具备一定的现代公民意识,形成了相对科学的监督理念,但是因为监督渠道的单一、不畅通,导致很多公众只有在自身合法权益遭到损害之后,才会采取维权手段,至于他人合法权益被侵害,大部分公众的态度是置之不理,此次调查结果也显示,仅28.3%的被调查者认为目前公众的监管参与渠道建设较完善。二是公众自身的监管能力不足。因医疗服务及其监管的专业性、复杂性,监管基本医疗服务时需要具备一定的医学、法律等知识,而我国目前公众接受的相关法律、知识的宣传教育与培训不足。三是由于我国相关法律法规和规章制度的不完善,公众参与基本医疗服务监管的权益不能得到有效保障。一方面表现为我国缺乏相关法律，公众监管内容、方式、监管渠道和隐私保护机制尚未明确，导致公众在监管时不仅无法可依，还担心自己会遭受打击报复或是其他伤害；另一方面表现为缺乏明确的奖励制度，虽然部分政策文件提出要鼓励公民参与医疗服务监督，但较少有地区出台具体的奖励政策或是对奖励条件、方法等作出明确规定，后续公众参与监管相关法律法规的完善也显得尤为重要。因此后续应主要从提升公众的监管知晓度和完善公众参与基本医疗服务监管的条件两大方面出发，促进公众参与监管。

第三节 完善基本医疗服务提供监管机制的对策建议

根据上述对基本医疗服务监管供需双方的现状与问题分析可得，我国基本医疗服务多元综合监管的格局逐渐形成，但仍存在一些问题，基本医疗服务监管机制仍需完善。因此，本节以治理理论、激励相容理论及新公共管理理论为指引，构建以卫生行政部门宏观管理，多元主体参与共治的协同监管格局；完善监管手段，构建强制性与激励性相结合的监管方式；同时完善法律并加强监管能力建设，强化监管的组织保障，以期在多元主体协同下，通过综合利用各种宏微观策略，实现提升基本医疗服务绩效、优化基本医疗服务效果的目标。总体监管机制思路如图8-6所示。

一 构建协同监管格局

（一）完善政府内部协调机制

新公共管理理论强调政府"掌舵"的职能，政府应将更多精力关注于宏观调控和政策制定中。政府在我国医疗服务监管工作中发挥主导作用的同时，考虑到医疗服务监管涉及多机构多部门，监管职能被分散在卫健、医保、发改、药监、审计、市场监管等各个部门，为避免政府部门间的职能交叉和监管空白的现象，应由卫健部门作为政府行政监管的统一抓手，发挥统筹协调职能，整合医疗卫生行业监管职能和责任、优化监管结构。逐步完善部门权责清单，明确各机构与组织监管职责，会同多部门间建立起协调监管机制，形成监管信息共享、违法行为互

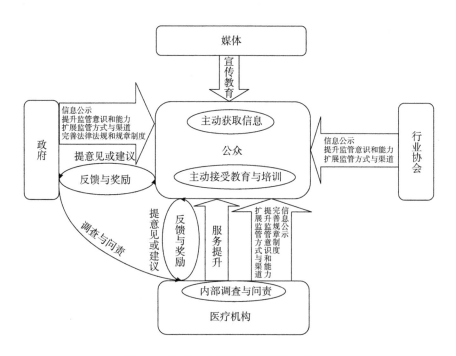

图 8-6　基本医疗服务提供监管机制思路

查、惩处结果互认的协同监管。

（二）强化多元主体的协同监管

社会公共管理理论强调在公共事务管理中应更多发挥政府主导与非政府组织共同治理的作用，对于医疗服务此类社会公共产品的监管，应进一步强化多元主体协同监管机制，完善政府监管主导、医疗卫生机构自我管理、第三方行业组织广泛参与和社会监督为补充的多元化综合监管体系，明确各监管主体职能定位并夯实监管职责。引导和规范医疗机构建立内审制度，提高医疗机构自律意识，实现医疗机构的自我监管；不断发挥医疗卫生行业组织在制定行业标准规范、约束供方执业行为、处理医疗纠纷等方面的作用，进一步赋予行业协会等组织在行业标准规范制定、考核评价实施等过程中的监管权限；以及建立健全社会共治机制，加大医疗机构信息公开和公众宣传教育力度，在此基础上通过完善公众的投诉举报机制、建设监管网络平台等拓宽公众参与监管的方式与渠道，多措并举提高公众参与监管的主动性，如表 8-32 所示。

表 8-32   基本医疗服务监管主体作用发挥方式

主体	作用发挥	定位	职能权责
卫生健康委员会	政府监管	基本医疗服务监管的主导地位	法律、规章、标准制定；行业准入；执法监督等
医疗保障局	政府监管	医保基金监管的主导地位	医保基金监管
医疗机构	机构自治	服务源头，承担服务主体责任	内部规章制度；医务人员行为规范；信息公开等
行业协会	行业自律	政府、医疗机构之间的沟通桥梁，监管重要支撑	受政府委托开展部分行政职能；行业行为自律；制定标准规范等
社会公众	公众监督	过程监管的补充力量	患者体验的反馈与评价等
新闻媒体	舆论作用	监管作用发挥的有效辅助	事前预警；事后曝光等

二 创新和完善监管方式

（一）以信息技术手段为支撑探索智慧监管

信息化技术在医疗服务信息平台的创新与应用，促进了对服务提供的实时、动态监管，实现了从事后检查向全流程监管的转变、在注重终末质量的同时关注环节质量和基础质量，提升了监管的准确性和有效性。

1. 搭建医疗服务信息监管服务平台

我国需加快监管网络平台建设与完善，采用信息网络技术方法建立基于大数据的预警与监管信息系统，将各级医疗机构门诊、住院、用药等费用和服务提供信息上传至网络平台，实现对医疗机构、医务人员服务提供内容和方式的信息全面的收集，并确保信息的及时更新，实现数据实时监测功能，同时对系统反映出的医疗服务提供不合理行为等进行及时的反应与反馈。在信息平台搭建的同时，应将系统与医院服务平台实现互联互通，同时通过联通汇聚线下监管、线上服务提供信息公开、全国信用信息共享等子平台，加强信息的归集共享。监管信息平台的建设，能够有效降低信息获取和意见反馈成本，提高监管精准和智能化水平，实现全面动态的"智慧卫监"建设。

2. 加强监管信息结果的运用

以信息监管服务平台为基础，形成监管信息多方共享、监管结果统筹运用的格局。卫健委等行政部门可通过对平台信息的分析与运用，了解当前基本医疗服务提供现状，发现目前存在的问题，分析现有基本医疗服务提供中存在的短板与漏洞，以制定有针对性的改进策略与措施。各级医疗机构应结合行政部门对基本医疗服务提供监测的建议内容，对比同行的服务提供方式，对自身基本医疗服务提供进行自查自纠。同时，基本医疗服务监管信息平台为社会公众提供了信息获取与反馈的新渠道，保证公众的基本医疗服务提供的知情权和监管的参与权。

（二）健全医疗卫生行业信用体系

为有效约束基本医疗服务提供方行为，弥补现有法律监管的不足，我国要加快建立健全医疗卫生行业信用体系。制定信用管理实施方案，明确信用信息归集渠道、信用评价主体和信用结果运用等方面内容。围绕医疗机构与医务人员的注册准入、不良执业行为记录等建立信用档案与信用数据库，推动省市级信用信息管理平台建设；构建针对医疗机构、医保医师、定点药店以及参保人员的医疗卫生信用评价指标体系；建立信用分级管理制度和红黑名单制度，明确依据信用等级进行差异化管理的具体措施，同时，会同市场监督管理局、药监局等部门推行守信联合激励和失信联合惩戒制度，最大限度发挥信用监管作用。

（三）完善医疗服务信息公开机制

向社会公开医疗服务信息，已成为各国提升医疗服务质量、指导公众进行就医选择的重要方式（王利军等，2015），对尊重公众知情权、提高公众监管积极性、提升基本医疗服务质量等方面也具有重要作用。相关调查显示公众对公开信息最信任的来源是政府卫生行政部门，因此应建立以政府公示为主，各医疗机构和行业协会并存的信息公示机制。

1. 建立统一的医疗服务信息公开标准

探索建立医疗服务信息管理机构，负责制定医疗服务信息公开标准，明确信息公开的具体内容、方式和实施策略，规范各主体的信息公开行为。同时，可借鉴美国医院信息公开经验，按照科学标准合理确定各机构信息公开的内容。在考虑各级医疗机构差异、提高信息客观性的同时，尽量统一公开标准，增强信息的可比性。

2. 搭建权威的信息公开管理平台

为保证基本医疗服务监管数据的可及性、真实性，应建立起统一权威的信息发布平台。将机构及人员资质、诊疗科目和执业范围等基本信息；基本医疗服务提供比例、服务费用、抗生素使用、服务增长等医疗服务提供情况；医疗机构和医务人员考核评估、违法记录、信用情况、行政记录等日常监督信息，在统一的信息公开平台公开发布。合理运用当前卫生行政部门开展的等级评审、改善医疗服务行动、专业指控等医疗质量管理控制、医疗机构运营和绩效评价等数据指标，进行公开，使信息得以有效利用。

3. 完善面向社会公众的信息公开形式

针对社会公众的公示，不仅需拓宽公示的渠道，通过医院电子显示屏、政府和医院网站、电视、微信和微博等多种渠道，定期发布公示信息，有效地将信息传递到群众中；还需完善公示的形式，因基本医疗服务信息和监管信息存在较强的专业性，信息发布前，相应机构需做好信息的分析工作，将信息转化成公众能接受、易懂的形式；信息发布时，要同步发布相应的教育方案，指导公众如何使用公布的资料；信息发布后，需及时与公众交流，并做好答疑工作，确保与公众信息的双向传递。

（四）建立综合监管激励与约束机制

激励相容理论认为，有效的监管激励与约束，既能促进监管对象的发展，也能实现监管主体的目标，并能对监管对象道德风险进行限制。因此，针对基本医疗服务监管对象采取激励性监管的方式能够有效降低监管成本，同时提高监管对象行为的规范性。

1. 医疗机构与医务人员的机制建设

为进一步提高医疗机构及医务人员的自我监督积极性，可逐步探索将监管结果与机构的定点协议签订、等级评审、资金投入，医务人员的绩效分配、职位晋升、职称评定等相挂钩，促进服务提供方实现行为自律。完善公众监管结果的反馈机制，各机构明确公众监管结果的反馈方案，包括反馈时限及方式等，及时追究相应机构及人员的责任，定期统计投诉情况。将信用手段、经济手段与抽查方式相结合，综合运用增加监督频次、提醒、约谈、告诫、处罚等手段进行差异化监管和动态调整，实现风险分类监管，从而提高医疗机构和医务人员改善服务提供的积极性，促进基本医疗服务、医保基金提供的安全性、有效性。

2. 针对社会监管力量的激励机制

在激励社会力量参与监管方面，应建立起社会力量参与监督的奖励制度，调动公众、新闻媒体参与基本医疗服务监督的积极性。其中，各地要加大对监管行为的奖励力度，明确奖励范围、奖励条件、奖励标准和奖励程序，对积极、合法、有效地参与基本医疗服务监管的公众给予适宜奖励。在奖励时间的选择上，只要公众进行了有效的监管，就应及时对其行为进行奖励，部分学者建议实行积分奖励制，要注意积分的周期不应太长；在奖励形式选择上，可摒弃传统的物质奖励，采取免费体检、免费挂号等医疗卫生服务奖励为主，物质奖励为辅的形式；在奖励金来源上，可探索除政府资金外的多资金支持。另外，为保证监管的客观性，加强对媒体报道真实性的监督。

（五）扩宽公众参与监管的渠道

社会公众作为基本医疗服务多元监管的重要补充力量，拓宽公众参与监管的渠道也是完善监管方式的必要手段之一。监管网络平台的建立为公众参与监管创造了新的机会与渠道，以及各级政府、行业协会和医疗机构开展的公众满意度调查、座谈会、招募基本医疗服务监督员的形式都是社会力量参与监管的基本方式。完善投诉举报机制和组建监管组织是进一步提高公众监管可及性与客观性的有效途径。

1. 完善公众参与的投诉举报机制

此次对公众参与基本医疗监管方式选择的调查结果显示，更多公众选择直接向相关机构提意见或建议，因此各级政府和医疗机构要完善自身投诉举报机制，逐步扩宽公众参与监管的方式与渠道。一是要在原有电话、意见箱等投诉渠道的基础上，注重对微博、微信公众号等渠道的建立；二是加强对投诉接待人员的培训，如对公众反馈信息的记录、处理方案和程序的规范化培训；三是加大投诉举报处理部门间的协作关系，明确各部门权责，提升投诉举报的处理效率。

2. 鼓励成立公众监管组织

目前，公众对医疗服务的监管大多数是孤立、零散的，监管力量十分有限，不仅其监管效果微弱，而且会耗费大量时间和精力。在此背景下，政府部门、行业协会和医疗机构要鼓励公众成立医疗服务监管组织，并在活动经费、活动场地、人才队伍建设等方面给予支持，在组织运作和管理等方面给予技术指导。公众也要抓住机遇,积极组建监管组织,并不断调整组织中人员结构,促进人员间互补增值,不断降低个人的监管成本。最终通过多方努力,凝聚组织力量,形成独立性强、客观性高的监管团体,最大限度地发挥社会力量在监管基本医疗服务提供、促进服务质量提升等方面的作用。

三 完善监管保障机制

(一)完善医疗服务监管的法律保障制度

基本医疗服务监管是依法执法的行为,我国后续应从完善法律法规、厘清多元主体权责等方面为基本医疗服务监管提供基础与保障。

1. 完善医疗服务监管相关法律法规

首先,制定综合监管细则与具体实施办法,清理与当前医疗形势相矛盾的法规和规章等政策文件,修订或废除不合适的内容。其次,强化行业标准与规范的重要地位,发挥其指引和约束作用。同时,以现实情况为基础,注重法规标准的可操作性,确保监管主体在进行监管时有具体法律法规或标准规范可供参照。

2. 理清多元主体的权责

国际上多数国家都通过颁布具体的法案的形式来明确社会监管机构的地位与权力,包括消费者权益保护组织、行业协会等(潘希,2015),完善的法律法规及规章制度也是保障公众的参与权、知情权、监督权的基础。因此为促进医疗机构、行业组织、社会力量等多元主体的参与,政府部门要厘清各主体的职责范围和行为边界,通过法律法规及规章制度的建立,赋予他们法律地位和权力。通过制度来明确医疗机构的主要监管责任,逐步建立起自查监督的方式;对行业协会给予充分的自治权,鼓励引导行业协会在制定诊疗指南、技术规范、考核标准方面充分发挥作用,促进医疗卫生行业的自律、规范和提升。明确公众的监管内容和方式、保障公众的信息获取和隐私保护权益,增强公众监管的法律效力。同时对媒体的监督职能进行引导和规范,提高其新闻报道的客观性和真实性,避免误导大众产生不良影响。

(二)监管全过程的保障机制构建

"双随机、一公开"制度的推行,在一定程度上促进了医疗服务监管全流程随机监督抽查工作、提升了基本医疗服务监管效能。同时督察机制能为监管工作提供重要保障，为此在监管的过程中，除给予及时的引导和规范外，还应建立起有效的督察机制与责任追究机制，通过追责的方式对医疗服务提供过程中的责任进行追溯和惩戒。

1. 多措并举实现风险分类的常态化监管

当前应将"双随机、一公开"抽查作为医疗服务监管的重点手段，加强对医疗服务提供方的监管和处罚力度，避免罚而不改、一罚再罚等情况，继续探索双随机一公开、飞行检查、重点检查、机构自查等多种方式结合的监督措施，通过行政许可、日常监督、行业管理、智能监控等渠道发现风险，建立起常态化监管机制。

2. 强化主体追责和惩戒机制

首先，完善督察工作制度和指标体系，有计划地开展医疗服务综合监管督查工作。其次，强化各级医疗保障部门责任承担与自我监管工作理念，提高机构公信力与监管效率。最后，将强化督察结果的有效运用，如及时公开督察结果、加大奖惩力度等。

（三）加强监管队伍能力建设

1. 提高监管队伍的能力素质

加强监管队伍的能力素质建设是提高监管效能的重要举措。因此应逐步充实基本医疗服务监管力量，全面提升监管队伍执法能力和水平。在监管执法人员能力建设方面，遴选有医学、法学等专业背景的人才，对执法人员进行廉政教育、法治和业务教育（乐虹等，2016），逐步提升监管执法队伍的规范化和专业化水平，提高监督能力，保障人民群众身体健康。

2. 增强社会公众监管的意识

社会公众和新闻媒体等社会力量在监管中发挥着日益显著的作用，各地要积极倡导多元主体协同共治的监管评价治理理念，唤起公众的主人翁意识，使公众认识到自己应是基本医疗服务监管的重要责任主体。同时明确提升基本医疗服务绩效、优化基本医疗服务效果的监管价值目标，使公众认识到自身参与监管的必要性。

3. 提高社会力量参与监管的能力

政府、行业协会和医疗机构要通过开展讲座、发放宣传教育手册、宣传公众参与监管的典型事迹等多种方式不断加强对公众的宣传教育与培训。一方面宣传公众参与基本医疗服务监管的内容、方式、渠道，提升公众对基本医疗服务监管知识量的知晓度；另一方面普及监管相关法律法规、开展监管技能的教育与培训工作，例如对线索的收集、表达与保存进行培训，引导公众不一信多投等，从而提升公众监管能力，保证其监管的高效合法。各大媒体也应是宣传监管相关知识和法律法规的重要主体，因此既要充分发挥主流媒体的"压舱石"作用，也要多个媒体平台配合形成"组合拳"，在监管知识的宣传教育中逐渐形成以权威主流媒体为主导，新兴媒体和大众媒体等多平台配合机制，最大限度地增加受众范围。当然，公众作为教育与培训的最终接收者，也要积极主动获取知识，及时接受教育与培训。最后，政府部门可联合行业协会及其他组织设立如"消费者权益日"的"公众监管日"，举办相应监管体验活动，营造一种全社会参与基本医疗服务监管的氛围，让公众通过切实体验监管工作来学习相关技能。

第四节　小结

本章分别基于供方视角和需方视角对我国基本医疗服务监管现状进行分析研究。首先，基于供方视角，概括总结各地对基本医疗服务监管方式的探索，纵向分析全国查处医疗机构或医务人员违法案件情况。其次，以南京市为例，基于供方视角对基本医疗服务监管认知进行了调查研究，对国外监管经验进行梳理总结，并对基本医疗服务监管利益相关者行为进行分析等。再次，基于需方的视角，梳理总结国外经验，分析需方在国内基本医疗服务监管领域现状等。最后，提出完善基本医疗服务提供监管机制的对策建议。

第九章

结论与展望

国家发展的最终理想状态是追求实现国家治理体系和治理能力现代化。现阶段，我国正通过贯彻落实经济、政治、文化、社会、生态文明"五位一体"战略总布局来实现这一全面深化改革的总目标。基本医疗服务治理体系作为社会治理体系的子系统，其治理成效深刻影响着我国社会治理体系和治理能力现代化建设成效。而在实际治理过程中，二者往往难以实现良性同步，这对社会发展的稳定性来说是严峻的挑战。因此，进行基本医疗服务治理体系研究，破解当前我国基本医疗服务治理的相关难题成为一项迫切且必然的要求。由于研究者自身条件和研究条件的限制，本书仍有许多不足之处，需要在今后的研究中进一步深化和拓展。

第一节　研究结论

本书集中解决了四个关键问题：一是构建较为科学合理的基本医疗服务治理体系框架。二是提出基本医疗服务资源配置优化策略。三是完善健全基本医疗服务治理运行机制，包括完善基本医疗服务提供模式以及建立以价值为导向的基本医疗服务战略购买机制。四是建立健全基本医疗服务监管机制。

为解决以上问题，本书采用定性与定量相结合的方式对上述问题进行研究。在这四个问题的研究中，均应用到了定性和定量的方法。其中，定性研究主要用于文献梳理、典型案例分析等；定量研究则主要应用于我国基本医疗服务治理水平评价指标体系构建及实证分析、基本医疗服务资源配置状况与配置效率评价、分别基于供方和需方的基本医疗服务监管认知调查等。在具体操作过程中，亦采用了多种研究方法，其中资料收集方法包括文献法、问卷调查法等；资料分析方法包括聚类分析、Tobit 回归分析以及 SFIC 模型分析等。

围绕上述四个关键问题，在既定方法论的指导下，本书对我国基本医疗服务治理体系相关问题的研究取得了以下主要结论。

一 界定了基本医疗服务治理体系的相关概念

认为基本医疗服务是指政府从职责上应该提供一定保障的、作为公共物品或准公共物品来提供的医疗服务；与现阶段经济社会发展条件和医疗技术水平相适应，在基本医疗保险支付范围内的医疗服务；基本医疗服务具有广覆盖、可及性、公平性、成本效果好等特点。从政策实操角度而言，主要体现为此医疗服务纳入基本医疗保险覆盖范围。基本医疗服务治理是指促进政府、医疗卫生机构、社会组织和公民的不同主体，通过协同和联合的行动，共同解决基本医疗服务供给难题，提供基本医疗服务，增进所有利益相关者共同利益的过程。

二 构建了基本医疗服务治理水平评价指标体系并展开了实证评价

基于 AGIL 分析框架提出我国基本医疗服务治理水平评价应涵盖基本医疗服务治理保障、基本医疗服务治理过程、基本医疗服务治理绩效、基本医疗服务治理机制四个维度的基本医疗服务治理水平评价理论框架。最终，采用主观方法与客观方法相结合的方式，构建了由基本医疗服务治理保障、基本医疗服务治理过程、基本医疗服务治理绩效 3 个一级维度、10 个二级指标和 26 个三级指标组成的实操版我国基本医疗服务治理水平评价指标体系。运用该实操版评价指标体系进行实证评价发现，2018 年我国基本医疗服务治理水平呈现"东部较高，中部最低，西部次之"的广口"U"形特征，反映出我国大部分省份基本医疗服务治理不仅整体水平较低，且省份间基本医疗服务治理水平差距十分显著。这与我国既有的社会治理评价研究得出的我国各省社会治理水平总体特征相一致，从侧面反映出在社会治理方面，作为重要组成部分的基本医疗服务治理，二者的治理成效具有高度的耦合性。

三 构建了基本医疗服务治理体系框架并进行了理论分析

以"问题—主体—机制"为总体框架，围绕当前基本医疗治理领域，紧扣基本医疗服务提供过程，选择协同治理理论和利益相关者理论为理论支撑，从基本医疗服务资源配置、基本医疗服务提供、基本医疗服务购买、基本医疗服务监管等层面构建起基本医疗服务治理体系框架。而后，在基本医疗服务治理体系框架下选取基本医疗服务治理的核心主体进行分析，结果发现，调整医保机构的支付功能来均衡医疗机构与患者双方的利益，从而制约医患双方的不合理行为，这对构建基本医疗服务治理体系是至关重要的。

四　构建了基本医疗服务资源配置的协同治理模型

根据 Ansell 和 Gash（2007）提出的由初始条件（Starting Conditions）、制度设计（Institutional Design）、领导力（Leadership）和协同过程（Collaborative Process）构成的 SFIC 模型，以紧密型县域医共体为载体，构建基本医疗服务资源配置的协同治理框架，为后续以县域医共体为案例探索基本医疗服务资源配置领域的治理机制提供了可参考的分析框架。其中，时间、信任、相互依赖这三个关键变量贯穿协同治理始终。基本医疗服务资源配置的协同治理涉及政府和非国家利益相关者，由于多元利益主体权利—资源—知识的不对称、参与动机的不同和曾经的对立关系，建立共识需要耗费大量时间，其中的时间成本不可忽视。同时，该模型也指出信任和相互依赖是相辅相成的，利益相关者之间相互依赖程度越高，信任关系则越容易建立；相反，形成有效的信任关系就越困难。

五　分析了基本医疗服务资源配置状况并进行了资源配置效率评价

从卫生人力资源、物力资源和财力资源 3 个维度对我国 31 个省份（不含港澳台地区）公立医院、公立基层医疗机构及社会办医疗机构的基本医疗服务配置现状进行描述性分析。首先，采用数据包络分析（Data Envelopment Analysis，DEA）的衍生模型——多阶段 DEA-Malmquist 指数模型，从综合效率、技术效率、规模效率等几个方面对我国 31 个省份卫生资源配置效率进行动态评价；接着，在此基础上采用 Tobit 回归模型，分析影响基本医疗服务资源配置效率的因素；最后，根据对我国基本医疗服务资源配置情况的定量描述，依据分析结果总结出当前我国基本医疗服务资源配置存在的机构间及区域间配置不均衡依然突出、整体效率不高、管理和技术水平差，投入和产出不合理等实际问题。

六 提出了基本医疗服务资源配置的协同治理机制优化策略

协同治理是改善基本医疗服务资源配置区域不均衡现象、提升资源配置协同度的有效手段，而县域医共体是基本医疗服务资源配置中多元主体协同治理的实现路径。此外，经总结发现，持续的促动式领导、共识的达成、协同联动机制的形成以及人才的储备是以县域医共体为载体的基本医疗服务资源配置协同治理的关键要素。综合 SFIC 模型和案例分析结果，结合我国基本医疗服务资源配置多元主体特点，针对协同治理机制提出强化政府责任、多措并举完善顶层设计、重点培育基层医疗机构服务能力、完善资源整合机制、推动多元主体高效协同等优化策略。

七 提出了基本医疗服务提供模式优化策略

从基本医疗服务提供者、提供内容、提供方式、提供补偿与激励方面充分了解到我国基本医疗服务提供中仍然存在机构与地区层面分布不均、基层医疗卫生机构人员素质相较于医院差距较大、高素质全科医生短缺、大医院功能定位与实际服务提供之间存在差距、下级医院人员流失问题严重、基本医疗服务提供能力不足等问题。通过对基本医疗服务提供的国际经验的梳理，总结了加强法律保障、创新提供方式、跨部门整合等有益经验。通过对国内基本医疗服务提供问题的剖析和提炼，借鉴国际基本医疗服务提供经验，本书优化了国内基本医疗服务提供模式，形成了多层次、跨区域、多服务项目融合的连续、整合型基本医疗服务提供模式。该模式涵盖宏观（基本医疗服务体系）、中观（基本医疗服务提供机构）、微观（基本医疗服务提供人员）三个层面。在《中华人民共和国基本医疗卫生与健康促进法》及相关政策框架下，通过多种基本医疗服务提供方式（政府与市场之间的合作、分级诊疗、医疗联合体、"互联网+服务"、家庭医生签约服务、医防融合等），促进不同类型、不同层级医疗机构之间，以及各基本医疗服务的提供者之间的协作，形成基本医疗服务与基本公共卫生服务的有机整合，从而公平地提供面向全人群的整合型基本医疗服务。

八 明确了以价值为导向的基本医疗服务购买战略

哈佛大学商学院迈克尔·波特等学者于 2006 年提出了"以价值为导向的医疗服务"理念。该理念明确指出，医疗服务过程应充分考虑患者在诊疗过程中的需要和感受，以患者为核心，通过监控患者健康状况的变化，控制医疗资源所需成本及消费，例如采用改善治疗方案等管理策略，达到为患者提供更高价值的医疗服务的目的。该理念的关键在于，从服务的数量转向服务的质量，衡量医疗服务价值标准的转变。不仅美国、德国等国家医疗卫生体系改革愈加转向以价值导向的医疗服务理念，且我国政府、世界银行、世界卫生组织联合发布"三方五家"医疗体制改革报告，明确设立了相关医药卫生体制改革目标为基于价值的优质服务提供体系。为了实现基本医疗服务的战略性购买，一定要明确基本医疗服务的购买目标、相关组成单元的责任体系、实施战略购买的策略和相关政策实施的保障。为此，本书从购买目标、责任体系、战略购买策略等维度构建了基本医疗服务模式购买理论模型。

九　构建了系统创新的基本医疗服务监管机制

根据对基本医疗服务监管供需双方的现状与问题分析可以得知，当前我国基本医疗服务监管制度正逐渐从单一行政监管向行政与市场并重的综合发展转变，逐步形成以卫生行政部门监督为主导，医疗保障局重点负责医保基金监管，医疗机构在监管中通过机构自治规范行为，行业协会以行业自律发挥监管作用，以及鼓励社会力量参与的多元综合监管格局。但是，各监管主体和各主体间仍然存在一定的问题：在供方监管方面，存在卫生行政部门权力下放不足、全过程监管不到位、医疗机构和行业协会内、外部矛盾冲突等问题；在需方监管方面，则存在社会公众对基本医疗服务监管相关知识的知晓度不高、参与程度不足、监管结果未能得到有效利用等问题。因此，本书在新公共管理理论、治理理论以及激励相容理论的指导下，构建以卫生行政部门宏观管理，多元主体参与共治的协同监管格局；完善监管手段，构建强制性与激励性相结合的监管方式；同时完善法律并加强监管能力建设，强化监管的组织保障，以期在多元主体协同下，通过综合利用各种宏微观策略，实现提升基本医疗服务绩效、优化基本医疗服务效果的目标，实现法治合理、规范规则、常态化的医疗卫生行业综合监管。

第二节　研究创新点

本书试图在已有的研究基础上，对我国基本医疗服务治理体系的相关问题进行深入系统地探究，可能的创新点体现在以下方面。

以协同治理理论切入，在"问题—主体—机制"分析框架的基础上，构建了我国基本医疗服务治理体系框架，对基本医疗服务治理路径进行了相应探究，这对开展基本医疗服务治理相关研究起到了一定的理论指导与参考作用。

编制了我国基本医疗服务治理水平评价指标体系。本书从基本医疗服务治理保障、基本医疗服务治理过程、基本医疗服务治理绩效 3 个维度计算出了 2018 年我国各省份的基本医疗服务治理指数，并运用 K 均值聚类法对 2018 年我国各省份基本医疗服务治理水平进行了区域等级划分。针对基本医疗服务治理水平提出的评价指标体系，并具体应用于实践操作，这是探索创新性研究。

深入分析、构建了系统的基本医疗服务治理机制：以 SFIC 框架为基础，总结基本医疗服务治理关键促动因素、剖析其协同过程中多元主体的分工与矛盾解决措施，并以紧密型县域医共体为载体，构建了基于 SFIC 的基本医疗服务资源配置协同治理框架；构造了涵盖宏观、中观、微观 3 个层面，包括基本医疗服务的提供者、提供内容、提供方式的基本医疗服务提供系统模型；构建了以健康中国的全局角度为出发点，平衡医疗服务购买方和医疗服务提供方的关系，实现多方共治、互利共赢、全民健康的战略性目标的基本医疗服务模式购买理论模型；从基本医疗服务供方和需方的视角，对基本医疗服务监管进行总结分析，提出了系统的基本医疗服务提供监管机制。

第三节　研究展望

本书研究在既有治理理论基础上，对我国基本医疗服务治理体系相关问题进行了进一步探索，但由于主题的宏观及研究水平的限制，对该主题的研究难免存在不足，主要表现为以下两个方面。

其一，本书严格按照评价指标体系构建的程序，通过指标的理论与实证筛选，综合主观和客观方法以及指标体系的信效度检验，构建了一套由 26 个三级指标组成的我国基本医疗服务治理水平评价指标体系，并以此为工具对 2018 年我国各省基本医疗服务治理水平进行了测量。虽然尽可能采用了科学的方法来保证所测量的结果接近客观事实，但由于数据可获得性的限制，不得已放弃了基本医疗服务治理机制维度和部分指标。

其二，虽然 SFIC 模型为公共领域的协同治理提供了很好地分析框架，但也存在缺乏考虑外部环境因素对协同治理的影响，缺少对利益相关者参与、学习若干影响因素分析的问题，还有学者认为该模型将复杂协同过程描述得过于简单，难以避免"线性结构"的缺陷。

以上研究不足除了研究者本身的研究水平局限外，与一些客观因素也有很大关系。一是基本医疗服务治理体系所涉及的范围极为广泛，很难从众多方面同时开展深入研究；二是基本医疗服务治理主体、形式、内容等多样且复杂，不能一概而论。基于此，本书应更多地被视为对我国基本医疗服务治理体系相关问题进行的探索性研究。

研究没有能一劳永逸的，它总在不断深入中完善，而在继续深入的过程中，我们一定会遇到新的问题，在解决新的问题时，我们会创造出对社会有用的知识，但也难免会出现不足与谬误，对于我国基本医疗服务治理体系研究亦是如此。在该问题的后续研究中，可以着手于以下方面以进一步深入，以求对该主题形成更深入的理解。

一是致力于基本医疗服务治理体系框架的优化，并对其进行理论化；二是借鉴其他学科的理念和方法，构建更为科学合理的基本医疗服务治理水平测量模型，并对各省市基本医疗服务治理水平进行动态监测；三是进一步开发适用于县域基本医疗服务治理水平测定的评价指标体系；四是基于中国实际情境进一步探讨基本医疗服务提供模式和基本医疗服务战略购买策略。当然，上述研究的进一步开展，除了研究者自身的努力之外，还需要相关政府部门、社会机构的配合，如各级卫健委、各级统计部门、医疗卫生机构等，为研究者提供相关数据等必要支持。

党的十八大以来，中国特色社会主义进入新时代。习近平总书记在党的十九大报告中指出实施健康中国战略，全面建立中国特色基本医疗卫生制度、医疗保障制度和优质高效的医疗卫生服务体系。党的二十大报告进一步强调要打造共建共治共享的社会治理格局。在国家治理体系和治理能力现代化以及全面深化改革的总目标下，贯彻落实经济、政治、文化、社会、生态文明"五位一体"战略总布局，是新时代推进国家治理体系和治理能力现代化的理论纲领和行动指南。基本医疗服务治理作为社会治理微观领域，其治理体系和治理能力现代化建设应契合我国社会治理体系和治理能力现代化建设的推进。

参考文献

一　中文文献

安健等：《互联网医院风险管理的框架研究》，《中国医院管理》2020 年第 9 期。

白玉兴：《从美国医疗体制与医院管理中得到的启示》，《医院院长论坛》2011 年第 2 期。

柏林洲：《新时期提高医保基金管理效益的对策》，《中国乡镇企业会计》2017 年第 11 期。

薄云鹊等：《天津市基于健康导向的标准化全科门诊服务新模式初探》，《中国初级卫生保健》2020 年第 1 期。

蔡海艳等：《我国部分城市门诊特殊疾病管理现状与策略研究》，《中国医院管理》2021 年第 3 期。

曹丽雅：《基本医疗保险定点医疗机构综合监管机制研究》，硕士学位论文，西南财经大学，2013 年。

车田超：《基于激励相容理论的基本药物可及性监管研究》，硕士学位论文，南京中医药大学，2011 年。

陈柏峰、刘杨：《基层基本公共卫生服务和卫生监督执法的实践及解释——以滇中 S 镇为例》，《湖北社会科学》2016 年第 8 期。

陈彬：《基层医疗卫生监督工作开展情况研究》，《中国卫生产业》2015 年第 9 期。

陈典菊：《新公共管理理论及其借鉴意义》，《现代经济信息》2019 年第 4 期。

陈刚：《我国医疗监管的弊端及其成因》，《经营与管理》2015 年第 2 期。

陈明红：《医疗服务监管法律问题研究》，《法制与社会》2017 年第 8 期。

陈秋香等：《智能监管系统在基层医疗机构综合监管工作中的应用》，《现代医院管理》2020 年第 1 期。

陈晓云等：《利益相关者分析方法在卫生政策领域应用》，《中国公共卫生》2017 年第 6 期。

陈雪琴等：《医疗服务患者满意度研究进展》，《中国社会医学杂志》2020 年第 1 期。

陈燕凌：《综合医院单病种住院费用影响因素分析与控制研究》，硕士学位论文，第三军医大学，2006 年。

陈阳、官翠玲：《基于 Malmquist 指数的武汉市医疗卫生资源配置效率研究》，《中国研究型医院》2020 年第 6 期。

陈永成等：《我国"互联网+"医疗服务定价与支付核心问题分析》，《中国卫生经济》2020 年第 12 期。

陈昱方等：《中国和泰国卫生体制现状比较分析》，《中国社会医学杂志》2012 年第 1 期。

陈媛等：《基于 DEA–Malmquist 模型云南省卫生资源配置效率评价》，《中国卫生事业管理》2020 年第 7 期。

陈昭蓉：《分级诊疗背景下我国社区卫生资源配置评价研究》，硕士学位论文，南京中医药大学，2017 年。

承明华、张海波等：《新医改条件下强化医疗服务监管的研究与思考》，《中国医药导报》2015 年第 18 期。

程文迪等：《泰国卫生技术评估机制建设现状及启示》，《中国卫生质量管理》2020 年第 1 期。

仇雨临：《中国医疗保障 70 年：回顾与解析》，《社会保障评论》2019 年第 1 期。

储亚萍：《发达国家政府购买社区公共卫生服务的可借鉴之处》，《理论探索》2012 年第 6 期。

褚宏启、贾继娥：《教育治理中的多元主体及其作用互补》，《教育发展研究》2014 年第 19 期。

戴卫东：《"金砖四国"医疗卫生体制改革比较及思考》，《华中科技大学学报》（社会科学版）2011 年第 2 期。

戴卫东：《印度私营医疗卫生服务体系的公平与效率》，《人口与经济》2012 年第 4 期。

邓操：《从政府购买服务角度看公立医院改革》，《中国卫生经济》2016 年第 9 期。

杜明超：《公立医院线上线下融合的互联网医疗体系研究》，《医疗装备》2022 年第 7 期。

杜仕林、赖长泓：《政府健康责任研究——基于医疗卫生资源配置视域的思考》，《法学杂志》2009 年第 7 期。

樊延军、刘朝杰：《澳大利亚社区卫生服务系统评审项目对我国社区卫生服务的借鉴价值》，《中国全科医学》2007 年第 20 期。

房良等：《日本卫生技术评估机制建设研究与启示》，《卫生软科学》2019 年第 5 期。

丰华琴：《公共治理模式与福利国家发展：国际经验与启示》，《改革》2010 年第 6 期。

冯林华：《社会办医存在的问题与发展方向探讨》，《中医药管理杂志》2019 年第 14 期。

［美］弗里曼：《战略管理：利益相关者方法》，王彦华等译，上海译文出版社 2006 年版。

高凤娟等：《德胜社区家庭医生式服务新模式的效果研究》，《中国全科医学》2017 年第 13 期。

高庆波：《关于按服务项目支付的探讨》，《北京航空航天大学学报》（社会科学版）2008 年第 1 期。

高星等：《新医改以来我国基本医疗服务均等化分析》，《中国初级卫生保健》2019 年第 2 期。

葛先园：《政府购买基本医疗服务后对第三人的法律责任》，《行政论坛》2016 年第 3 期。

宫芳芳等：《罗湖医保支付方式改革模式与 HMO 医疗服务模式比较研究》，《中国医院》2017 年第 11 期。

宫芳芳等：《医保支付方式改革的阶段性分析研究——以深圳市罗

湖医院集团为例》,《现代医院管理》2018 年第 5 期。

宫芳芳、孙喜琢:《医保支付方式改革"罗湖模式"显成效》,《中国医院院长》2019 年第 13 期。

龚芳:《基于利益相关者理论的公立医院外部监管策略研究》,硕士学位论文,南京医科大学,2014 年。

龚芳、王长青:《基于公众视角的公立医院外部监管困境与对策探析》,《中国医院管理》2014 年第 2 期。

顾海、刘曦言:《多元主体视角下远程医疗协同监管体系构建》,《卫生经济研究》2019 年第 11 期。

顾鲁:《新公共管理视角下跨境电子商务海关监管研究》,硕士学位论文,苏州大学,2017 年。

顾昕:《从"养供方"到"补需方"、"补供方"》,《社会科学报》2009 年 5 月 28 日第 2 版。

顾昕:《全民免费医疗的市场化之路:英国经验对中国医改的启示》,《东岳论丛》2011 年第 10 期。

顾昕:《中国新医改的新时代与国家医疗保障局面临的新挑战》,《学海》2019 年第 1 期。

顾昕:《走向互动式治理:国家治理体系创新中"国家—市场—社会关系"的变革》,《学术月刊》2019 年第 1 期。

顾昕:《新中国 70 年医疗政策的大转型:走向行政、市场与社群治理的互补嵌入性》,《学习与探索》2019 年第 7 期。

顾昕:《公共财政转型与医疗卫生健康事业的发展:全国视野与浙江实践公共财政与卫生筹资转型的浙江实践(上)》,《中国医院院长》2019 年第 12 期。

顾昕:《"健康中国"战略中基本卫生保健的治理创新》,《中国社会科学》2019 年第 12 期。

顾雪非、刘小青:《从数量到价值:医保支付如何驱动医疗卫生体系整合》,《卫生经济研究》2020 年第 1 期。

桂莉、王兴鹏:《新型农村合作医疗支付方式研究》,《安徽农业科学》2012 年第 1 期。

郭敏等:《国内外医保基金监管信用体系建设综述》,《中国医疗保险》2020 年第 11 期。

郭蕊：《综合监管背景下构建医疗服务信息披露的制度框架和政策建议》，《中国行政管理》2020 年第 5 期。

郭潇雅：《医保支付改革的"淮安模式"》，《中国医院院长》2018 年第 6 期。

国家卫生健康委员会：《中国卫生健康统计年鉴（2021）》，中国协和医科大学出版社 2021 年版。

国家医疗保障局、人力资源社会保障部：《国家医疗保障局、人力资源社会保障部印发 2020 年国家医保药品目录》。

国务院深化医药卫生体制改革领导小组：《深化医药卫生体制改革典型案例》，2016 年。

韩普等：《基于 ERG 理论的公众参与医疗服务评价研究》，《江苏科技信息》2019 年第 11 期。

何子英等：《"有管理的竞争"在破除医疗保险区域碎片化中的作用——德国经验及其对中国的借鉴》，《浙江社会科学》2017 年第 12 期。

贺译葶：《社会监督：遏制社会性监管失灵的有效途径》，《天水行政学院学报》2013 年第 5 期。

胡丙杰：《美国联邦政府的卫生管理机构及其职能》，《医院管理论坛》2004 年第 9 期。

胡琳琳等：《我国卫生治理中行业组织的角色定位与职能分析》，《中国卫生政策研究》2016 年第 12 期。

胡炜：《基于 DEA 的我国区域卫生资源配置及效率评价》，博士学位论文，中国地质大学，2015 年。

胡燕平等：《我国医疗卫生服务治理的问题及对策研究》，《中国医院》2016 年第 4 期。

《湖北省二级以上公立医院按病种收付费》，《湖北日报》2018 年 6 月 23 日第 5 版。

华颖：《英国全民医疗服务（NHS）的组织管理体制探析——兼论对中国的启示》，《中国医疗保险》2014 年第 3 期。

淮安市医疗保障局、淮安市卫生健康委员会：《关于印发〈2020 年度淮安市基本医疗保险定点医疗机构住院费用结算改进办法〉的通知》，2020 年。

黄海：《美国医疗机构分类的管理做法及启示——责任和利益的博弈》，《医院院长论坛－首都医科大学学报》（社会科学版）2013 年第4 期。

黄妮：《分级医疗服务协同治理的行动偏差与秩序调适》，《甘肃社会科学》2020 年第 1 期。

黄世金：《我国医疗机构监督管理的现状与面临的挑战》，《中国卫生监督杂志》2004 年第 5 期。

黄亚新、王长青：《行业协会在公立医院外部监管中的优势、困境及对策研究》，《中国卫生质量管理》2016 年第 3 期。

季拓：《社区基本公共卫生服务监管的现状与对策研究》，硕士学位论文，湖南农业大学，2017 年。

贾德清、叶林：《长三角区域一体化背景下的医疗卫生体制改革研究：整体性治理的视角》，《中共福建省委党校（福建行政学院）学报》2020 年第 4 期。

贾洪波、王清河：《医疗保障按绩效付费运行方式探究》，《价格理论与实践》2016 年第 5 期。

贾琳：《国外医疗费用控制及借鉴》，《行政事业资产与财务》2019年第 4 期。

贾生华、陈宏辉：《利益相关者的界定方法述评》，《外国经济与管理》2002 年第 5 期。

江宇：《从"世界卫生奇迹"到"建设健康中国"》，《中国卫生》2018 年第 12 期。

姜晓晖：《跨域治理下的扶贫协作何以优化？——基于粤桂扶贫协作的图景变迁》，《兰州学刊》2020 年第 3 期。

蒋永穆、刘熙：《村级医疗卫生服务的政府购买：模式、比较与建议》，《农村经济》2016 年第 11 期。

金嘉杰等：《政府鼓励和引导政策下中国社会资本办医的发展状况》，《中国卫生政策研究》2017 年第 9 期。

靳继东：《政府间事权关系划分：理论逻辑、体制约束和实践方向》，《学海》2018 年第 3 期。

赖先进：《国家治理现代化场景下协同治理理论框架的构建》，《党政研究》2020 年第 3 期。

乐虹等：《健康中国背景下构建医药卫生综合监管制度的思考》，《中国医院管理》2016 年第 11 期。

雷光和、王娜：《从强基层角度推进分级诊疗的探讨》，《中国全科医学》2017 年第 16 期。

李芬等：《我国医共体医保制度改革进展及其影响分析》，《卫生经济研究》2020 年第 8 期。

李国俊：《对医院医患关系管理现状的调查分析》，《中医药管理杂志》2009 年第 9 期。

李鸽：《政策形成过程中的公众参与：以中国医疗政策改革为例》，《华东政法大学学报》2014 年第 3 期。

李科：《农村社区医疗卫生服务公众满意度测评研究》，硕士学位论文，湘潭大学，2013 年。

李乐乐：《健康中国战略下我国基本医疗保险支付方式改革政策评估》，《宁夏社会科学》2019 年第 5 期。

李平女：《基于激励相容理论的我国商业银行监管模式研究》，硕士学位论文，西北农林科技大学，2008 年。

李倩：《国际视野下江苏省医疗卫生服务体系及其分级诊疗制度研究》，博士学位论文，南京中医药大学，2020 年。

李士同：《成都市基本医疗资源配置问题研究》，硕士学位论文，西南交通大学，2015 年。

李滔、张帆：《德国医疗卫生体制改革现状与启示》，《中国卫生经济》2015 年第 4 期。

李维玉、林显强：《启动财政补助和支付方式"双引擎"助推医疗服务领域供给侧改革》，《中国卫生经济》2017 年第 4 期。

李晓雪等：《我国医疗卫生资源配置现状与政策建议》，《中国医院管理》2016 年第 11 期。

李晓燕：《基于双控法的医保差额支付杠杆作用分析》，《经济师》2019 年第 3 期。

李玉荣：《改革开放以来我国医疗卫生体制改革的回顾与反思》，

《中国行政管理》2010年第12期。

李珍、赵青：《德国社会医疗保险治理体制机制的经验与启示》，《德国研究》2015年第2期。

林士惠、雷海潮：《中国医疗服务市场化演进趋势研究：市场化指数及其应用》，《中国医院》2013年第12期。

林伟龙：《基于利益相关者分析的安徽省天长市县域医共体实践研究》，硕士学位论文，北京协和医学院，2017年。

刘付有兰：《深圳坪山新区医疗监管存在的问题及完善对策研究》，硕士学位论文，湘潭大学，2016年。

刘兰秋：《试论我国现代化医疗服务监管制度的构建》，《中国医院》2013年第11期。

刘兰秋：《分级诊疗视角下德国的医疗供给侧改革研究》，《中国行政管理》2018年第12期。

刘丽杭：《国际社会健康治理的理念与实践》，《中国卫生政策研究》2015年第8期。

刘晴：《荷兰医改启示：有管理的竞争》，《中国社会保障》2011年第1期。

刘心怡等：《医疗保险按绩效支付及其效果的研究综述》，《中国卫生事业管理》2019年第3期。

刘耀辉：《论基本医疗服务国家程序给付义务》，《湘潭大学学报》（哲学社会科学版）2019年第2期。

刘运国：《初级卫生保健的内涵及其在我国的发展回顾》，《中国卫生经济》2007年第7期。

芦欣怡、王亚东：《英、美、德国家医疗卫生监管体系介绍及启示》，《中国卫生质量管理》2019年第6期。

路庆等：《Excel和SPSS软件对多选题资料的录入及统计分析中的应用》，《现代预防医学》2017年第1期。

路孝琴等：《构建我国长期可持续发展的全科医生培养体系》，《医学教育管理》2020年第3期。

罗靓：《基本医疗保险付费总额控制的政策执行偏差研究——以长沙市为例》，硕士学位论文，广西大学，2019年。

罗钰、蒋健敏：《利益相关者理论及其分析方法在卫生领域的应用进展》，《中国卫生事业管理》2011 年第 2 期。

吕兰婷、刘芳：《不同国家慢性病管理模式及中国"整合式"慢性病管理模式构建》，《中国公共卫生》2017 年第 11 期。

吕兰婷、刘文凤：《英国以支付方式改革推动医疗卫生精细化管理的经验与启示》，《中华医院管理杂志》2020 年第 11 期。

吕天宇：《基于 DEA-Tobit 模型的天津市社区卫生服务中心运行效率研究》，硕士学位论文，湖南农业大学，2019 年。

吕娴佳：《基于患者期望与感知的医疗服务质量评价与改进研究》，硕士学位论文，广州中医药大学，2015 年。

马洁琼：《我国反腐倡廉建设中公众参与研究》，硕士学位论文，兰州大学，2016 年。

马志爽等：《美国医疗服务供给模式对我国的启示》，《中国药物经济学》2018 年第 5 期。

麦舒敏、王冬：《患者参与价值共创对医患双方的影响》，《中国医院管理》2018 年第 10 期。

梅丽萍：《中英德三国社会医疗保险监管体制比较》，《理论界》2015 年第 8 期。

孟月莉：《卫生治理与行业组织的关系研究》，硕士学位论文，北京协和医学院，2016 年。

糜泽花：《江苏省卫生资源配置分析及需求预测研究》，硕士学位论文，南京中医药大学，2019 年。

闵锐、方鹏骞：《现代医院管理制度中利益相关者权责的分析》，《中国医院管理》2020 年第 8 期。

倪永贵：《政府购买公共服务监督机制创新研究——以温州市为例》，《行政与法》2017 年第 5 期。

欧黎明、朱秦：《社会协同治理：信任关系与平台建设》，《中国行政管理》2009 年第 5 期。

潘希：《治理现代化视角下我国电信业监管体制研究》，硕士学位论文，浙江师范大学，2015 年。

彭婧：《澳大利亚政府购买医疗卫生服务的实践及对我国的启示》，

《中国全科医学》2015 年第 5 期。

彭馨晔、曾理:《湖北省儿科医疗资源配置水平及其公平性研究》,《医学与社会》2020 年第 11 期。

彭艳等:《基于 SFIC 模型的云南省跨境经济合作区协同治理研究》,《云南行政学院学报》2019 年第 4 期。

曲晶等:《山东省基层医疗卫生机构经济运行现状及发展对策分析》,《中国卫生经济》2015 年第 4 期。

任飞、王俊华:《基于差异的正义:我国基本医疗服务资源合理配置与实现路径》,《苏州大学学报》(哲学社会科学版)2019 年第 5 期。

上海市医疗保障局:《关于部分诊疗项目试行按绩效支付的通知》,2021 年。

深圳市人民政府办公厅:《关于印发深圳市进一步深化基本医疗保险支付方式改革实施方案的通知》,2018 年。

世界银行、世界卫生组织:《深化中国医药卫生体制改革,建设基于价值的优质服务提供体系》,中国财经经济出版社 2019 年版。

宋崑:《天津医科大学总医院医患危机管理分析与对策》,《天津科技》2009 年第 4 期。

孙东雅、范娟娟:《荷兰医疗保险制度改革研究》,《中国医疗保险》2012 年第 5 期。

孙辉等:《美国以价值为导向医保支付模式研究的经验与启示》,《中国卫生经济》2020 年第 1 期。

谭相东、张俊华:《美国医疗卫生发展改革新趋势及其启示》,《中国卫生经济》2015 年第 11 期。

唐刚、彭英:《多元主体参与公共体育服务治理的协同机制研究》,《体育科学》2016 年第 3 期。

唐凯等:《江苏省互联网医疗服务与监管平台的设计与实践》,《中国卫生信息管理杂志》2020 年第 5 期。

唐文熙等:《我国卫生服务体系整合改革中多机构协作模型的建构与效果评价:一项农村社区干预实验》,《中国卫生政策研究》2016 年第 10 期。

唐贤兴、马婷:《中国健康促进中的协同治理:结构、政策与过程》,《社会科学》2019 年第 8 期。

唐忠义等:《我国公共服务监督机制问题的调查与分析》,《中国行政管理》2013 年第 1 期。

天津市人力资源和社会保障局:《关于开展基本医疗保险丙型肝炎门诊医疗费用按人头付费试点工作的通知》,2017 年。

田常俊等:《患者体验医疗服务质量评价量表的理论基础与研究应用》,《中国医院》2014 年第 9 期。

田培杰:《协同治理:理论研究框架与分析模型》,博士学位论文,上海交通大学,2013 年。

田玉麒:《制度形式、关系结构与决策过程:协同治理的本质属性论析》,《社会科学战线》2018 年第 1 期。

田志龙、吴英伟:《政府购买服务问题研究——以潍坊市为例》,《机构与行政》2018 年第 2 期。

王保真、周云:《强化政府对医疗卫生的有效监管》,《卫生经济研究》2007 年第 8 期。

王超群等:《全民医疗保险制度建设:泰国的经验与教训》,《社会政策研究》2018 年第 2 期。

王朝君:《对中国医改的八项建议》,《中国卫生》2016 年第 9 期。

王惠:《国外医疗服务监管模式的分析及其对我国的启示》,《广西警官高等专科学校学报》2009 年第 3 期。

王家峰:《国家治理的有效性与回应性:一个组织现实主义的视角》,《管理世界》2015 年第 2 期。

王家耀:《河南省乡镇卫生院医疗服务质量监管现状及对策研究》,硕士学位论文,华中科技大学,2011 年。

王家耀、张萌:《我国医疗服务质量监管现状及对策研究》,《医学与社会》2011 年第 9 期。

王琨、倪庆宾:《基于 DRGs 的医疗服务绩效评价》,《医院管理论坛》2019 年第 11 期。

王利军等:《美国医疗服务绩效信息公开报告体系的循证研究及对我国的启示》,《中国卫生政策研究》2015 年第 1 期。

王露等:《基于四维度模型的互联网医院服务模式创新策略探讨》,

《中国医院管理》2019 年第 10 期。

王萍：《我国医疗卫生服务供给问题研究》，硕士学位论文，南昌大学，2007 年。

王绍光等：《政策导向、汲取能力与卫生公平》，《中国社会科学》2005 年第 6 期。

王绍敏、陶群山：《德国分级诊疗制度及其对我国的启示》，《现代医院管理》2021 年第 3 期。

王思敏等：《价值医疗导向的医保支付方式初探——以中美典型按价值付费项目为例》，《卫生经济研究》2019 年第 2 期。

王廷伟：《政府购买公共服务的监管问题研究》，硕士学位论文，苏州大学，2018 年。

王婷婷等：《美国医疗保险按绩效支付的经验与启示》，《中国卫生资源》2020 年第 6 期。

王小万等：《卫生部门治理的基本逻辑架构与要素》，《中国卫生经济》2017 年第 8 期。

王小万等：《英国国民卫生服务制度（NHS）的结构性改革与治理模式》，《中国卫生政策研究》2017 年第 11 期。

王樱：《江苏淮安：先行者的尝试和探索》，《中国卫生》2020 年第 12 期。

王有强等：《卫生体系和服务能力现代化的实现路径：基于协同治理视角》，《中国行政管理》2017 年第 4 期。

王昭茜、仇雨临：《从"以收定支"到"以支定收"：论医疗保险筹资模式转变与可持续发展》，《社会保障研究》2020 年第 4 期。

卫李梅等：《国外医疗卫生领域行业组织功能定位及启示》，《中国卫生政策研究》2016 年第 12 期。

卫李梅：《我国医疗卫生领域行业组织职能优化》，硕士学位论文，北京协和医学院，2017 年。

吴晶等：《天津市基本医疗保险丙肝按人头付费政策评估》，《中国医疗保险》2019 年第 11 期。

吴君槐：《荷兰医保独树一帜》，《中国卫生》2015 年第 4 期。

吴妮娜等：《我国基本医疗服务筹资研究》，《中华医院管理杂志》

2016 年第 3 期。

吴奇飞等：《泰国医疗质量监管体系述评》，《中国医院管理》2010 年第 10 期。

吴潭：《农村居民基本医疗服务满意度研究》，硕士学位论文，湘潭大学，2018 年。

吴伟旋、向前：《捆绑支付对我国医疗卫生领域供给侧改革的启示》，《中国卫生经济》2017 年第 7 期。

伍洁洁等：《德、法两国公立医院财政补偿机制及其对中国的启示——基于财政预算管理视角》，《中国医院管理》2020 年第 11 期。

武杰：《关于公立医院门诊按人头付费方式的思考》，《决策探索（下）》2019 年第 2 期。

咸春艳、田宝朋：《新形势下卫生行业组织治理方法思考》，《江苏卫生事业管理》2019 年第 7 期。

向春华、李伟：《社会监督的十大方式》，《中国社会保障》2014 年第 8 期。

向雪瓶：《我国医院投诉管理的现状及完善策略研究》，硕士学位论文，华中科技大学，2011 年。

项显生：《我国政府购买公共服务监督机制研究》，《福建论坛》（人文社会科学版）2014 年第 1 期。

项盈如等：《医改前后我国省域卫生资源配置效率评价——基于 DEA 及 Tobit 方法》，《卫生软科学》2020 年第 9 期。

谢莉琴等：《中国城乡居民基本医疗保险制度发展历程、挑战与应对策略》，《中国公共卫生》2020 年第 12 期。

辛英等：《中国农村基层医疗卫生服务质量评价——需方角度》，《中国初级卫生保健》2010 年第 6 期。

邢念莉等：《天津市糖尿病门诊特定病种患者按人头付费的效果评价》，《中国卫生资源》2018 年第 5 期。

熊烨：《政策工具视角下的医疗卫生体制改革：回顾与前瞻——基于 1978—2015 年医疗卫生政策的文本分析》，《社会保障研究》2016 年第 3 期。

徐秋月等：《北京市精神卫生服务资源配置现状及公平性分析》，

《卫生软科学》2021 年第 6 期。

徐伟等：《关于完善国家谈判药品各省市医保支付政策的思考》，《中国医疗保险》2020 年第 6 期。

许航等：《我国"互联网+"医疗服务价格管理现状与对策研究》，《中国卫生经济》2020 年第 12 期。

许欢、孟庆国：《大数据推动的政府治理方式创新研究》，《情报理论与实践》2017 年第 12 期。

许兴龙等：《医联体建设视域下医疗机构分工协作研究回顾与展望》，《中国医院》2019 年第 12 期。

许岩、俞卫：《政府公立医院财政专项补助对居民医疗费用负担的影响——基于某市 23 家三级医疗机构的分析》，《中国卫生政策研究》2014 年第 10 期。

薛俊军等：《现代医院管理制度视角下的紧密型县域医共体建设探讨》，《卫生软科学》2021 年第 2 期。

薛澜、俞晗之：《迈向公共管理范式的全球治理——基于"问题—主体—机制"框架的分析》，《中国社会科学》2015 年第 11 期。

燕继荣：《制度、政策与效能：国家治理探源——兼论中国制度优势及效能转化》，《政治学研究》2020 年第 2 期。

阳婷婷：《职工基本医疗保险基金结余引发的思考——基于某县的实证研究》，《经济研究导刊》2020 年第 24 期。

杨辉、Shane Thomas：《全科医学服务体验和满意度调查的国际进展及借鉴》，《中国全科医学》2006 年第 11 期。

杨瑞龙：《企业的利益相关者理论及其应用》，经济科学出版社 2000 年版。

杨珊：《农村社区家庭医生签约服务发展缓慢的关键因素分析——以南宁市 H 农村社区为例》，《产业与科技论坛》2021 年第 10 期。

杨天羽：《我国医疗领域 PPP 模式的构建和发展研究》，硕士学位论文，国际关系学院，2017 年。

杨同卫：《论我国基本医疗服务的提供方式》，山东省医学伦理学学会第五届学术年会，2006 年。

杨学来：《基于筹资系统功能的卫生筹资公平性研究》，博士学位论文，山东大学，2013 年。

杨雪冬、陈晓彤：《国家治理现代化的空间逻辑》，《中国人民大学学报》2022 年第 5 期。

杨燕绥、刘懿：《全民医疗保障与社会治理：新中国成立 70 年的探索》，《行政管理改革》2019 年第 8 期。

杨烨：《打造全省域 DRGs 点数付费改革"浙江样板"》，《中国医疗保险》2020 年第 5 期。

姚进文等：《基于 DEA 模型的某省 58 个集中连片贫困县（区）卫生资源配置效率的研究》，《中国医药指南》2020 年第 15 期。

姚力：《"把医疗卫生工作的重点放到农村去"——毛泽东"六·二六"指示的历史考察》，《当代中国史研究》2007 年第 3 期。

姚怡帆、叶中华：《社会治理创新的逻辑转向——基于协同治理理论》，《领导科学论坛》2020 年第 23 期。

叶枫：《供给侧视域下公立医院医疗资源优化配置研究》，硕士学位论文，大连理工大学，2018 年。

易艳阳、周沛：《危机与重构：AGIL 框架下的农村残障老人家庭支持系统》，《南京农业大学学报》（社会科学版）2019 年第 5 期。

殷淑琴：《三甲医院参保和非参保病人住院费用对比及参保病人费用合理性研究》，硕士学位论文，苏州大学，2009 年。

尹梓萱等：《"互联网+"行动与医疗资源配置效率改进研究——以吉林省为例》，《现代商贸工业》2017 年第 14 期。

于保荣等：《典型国家卫生保健制度的保障对象与筹资来源研究》，《中国卫生质量管理》2008 年第 4 期。

于梦根等：《基层医疗卫生服务整合的国际经验及对我国的启示》，《中国卫生政策研究》2019 年第 6 期。

余军华、吕丽娜：《欧盟开放协调方法对我国城市群合作治理的启示》，《理论月刊》2016 年第 3 期。

俞可平：《论国家治理现代化》，社会科学文献出版社 2014 年版。

俞乐欣：《山东省某三甲医院门诊投诉现状分析与管理研究》，硕士学位论文，山东大学，2020 年。

袁蓓蓓等：《按绩效支付方式对门诊服务机构绩效的效果评价》，

《中国卫生政策研究》2017 年第 9 期。

袁迅等：《欠发达地区医疗卫生服务体系建设存在问题及对策研究》，《中国卫生产业》2020 年第 6 期。

岳经纶、王春晓：《健康治理创新的几个争论重点》，《人民论坛》2018 年第 33 期。

岳经纶、王春晓：《三明医改经验何以得到全国性推广？基于政策创新扩散的研究》，《广东社会科学》2017 年第 5 期。

湛志伟：《完善我国公立医院财政补助政策的思考》，《中国卫生事业管理》2012 年第 5 期。

张爱静等：《美日德医院监管模式对我国民营医院的启示》，《中国医疗管理科学》2021 年第 3 期。

张朝阳等：《医保支付方式改革实践与启示——基于卫十一项目探索》，《中国卫生政策研究》2017 年第 9 期。

张琛：《上海市部分市级医院医疗投诉和患者满意度分析》，硕士学位论文，复旦大学，2011 年。

张澄宇等：《门诊病人满意度测评指标体系的研究》，《上海第二医科大学学报》2003 年第 S1 期。

张帆：《我国政府购买基本医疗服务的风险防控研究》，硕士学位论文，山东大学，2018 年。

张洪才：《关于基本医疗服务若干问题的思考》，《卫生经济研究》2012 年第 2 期。

张璐莹、陈文：《优化协同治理，完善公共卫生体系》，《中国卫生资源》2020 年第 3 期。

张潘等：《各地日间手术医保管理政策的梳理与分析》，《中国医院管理》2021 年第 5 期。

张文江：《"元治理"与中国特色大学治理体系》，《现代教育管理》2019 年第 5 期。

张小娟、朱坤：《英国卫生服务购买经验及启示》，《中国全科医学》2021 年第 22 期。

张晓燕等：《按绩效付费模式（P4P）在优化糖尿病管理中的应用》，《中国卫生资源》2014 年第 5 期。

张月：《河北省基本医疗保险支付方式改革研究》，硕士学位论文，河北大学，2020 年。

章娅：《大学生思想政治理论课课堂参与行为影响因素研究》，硕士学位论文，华中农业大学，2015 年。

赵菲：《山东省医疗服务监管现况与对策研究》，硕士学位论文，山东大学，2014 年。

赵金丽：《基于 SFIC 模型的精准扶贫中多元主体协同治理研究》，硕士学位论文，燕山大学，2019 年。

赵丽：《社会统计中多选排序题的统计处理方法探讨》，《统计与决策》2014 年第 21 期。

赵露：《城市社区卫生服务机构医疗功能监管模式研究》，硕士学位论文，华中科技大学，2015 年。

赵要军：《基于价值的多层级区域医疗中心协同治理模式研究》，《中国医院管理》2020 年第 12 期。

赵媖娴：《技术创新及其利益相关者分析》，《科学对社会的影响》2006 年第 2 期。

赵云：《医疗卫生领域政府主导的本质内涵与实现路径》，《中国卫生经济》2010 年第 8 期。

赵云等：《公立医院公益性本质内涵和实现路径争议的反思及重构》，《现代医院管理》2011 年第 3 期。

浙江省医保局：《关于开展肝移植术基本医疗保险按绩效支付试点工作的通知》，2020 年。

浙江省医保局：《浙江试点肝移植术纳入基本医保起码五分之一患者受益》，2020 年。

浙江省医疗保障局：《关于印发〈浙江省基本医疗保险住院费用 DRGs 点数付费暂行办法〉的通知》，2019 年。

浙江省医疗保障局：《关于印发浙江省医疗保障疾病诊断相关分组（ZJ—DRG）细分组目录（1.0 版）的通知》，2020 年。

郑朝朗：《国内外基本医疗卫生服务均等化发展经验的比较借鉴》，《中国老年保健医学》2018 年第 5 期。

郑大喜：《基于购买服务的卫生财政拨款方式改革研究进展》，《中国医院管理》2016 年第 6 期。

郑喜洋、申曙光：《财政卫生支出：提升健康与降低费用——兼论企业医保降费》，《经济管理》2019 年第 1 期。

郑英等：《安徽省天长市和福建省尤溪县县域医联体建设研究》，《中国卫生政策研究》2019 年第 5 期。

中国医疗保险：《全力准备，DRG、DIP "百城试点"按下快进键》，2021 年。

中华人民共和国国家卫生健康委员会：《关于印发〈村卫生室管理办法（试行）〉的通知》，2014 年。

中华人民共和国国家卫生健康委员会：《关于印发〈城市社区卫生服务机构管理办法（试行）〉的通知》，2006 年。

中华人民共和国国家卫生健康委员会：《关于印发〈推进家庭医生签约服务指导意见〉的通知》（国医改办发〔2016〕1 号），2019 年。

中华人民共和国国家卫生健康委员会：《卫生部等 5 部门关于印发〈乡镇卫生院管理办法（试行）〉的通知》，2011 年。

中华人民共和国教育部：《关于进一步规范社区卫生服务管理和提升服务质量的指导意见》（国卫基层发〔2015〕93 号），2015 年。

中华人民共和国教育部：《教育部对十三届全国人大一次会议第 2694 号建议的答复》（教建议〔2018〕第 433 号），2018 年。

中华人民共和国中央人民政府：《国务院关于积极推进 "互联网+"行动的指导意见》（国发〔2015〕40 号），2015 年。

钟东波：《公立医院治理模式改革的国际经验和趋势》，《中国机构改革与管理》2016 年第 7 期。

周俊婷等：《德国医疗服务供给模式对我国的启示》，《中国药物经济学》2018 年第 4 期。

周莉等：《互联网医院运行现状与发展思路》，《中国医院管理》2019 年第 11 期。

周小园、尹爱田：《医师多点执业利益相关者分析》，《中国卫生经济》2015 年第 6 期。

周毅：《医疗体制改革比较研究》，博士学位论文，浙江大学，2014 年。

周忠良：《"互联网+医疗"的现状、问题与发展路径》，《人民论坛》2021年第22期。

朱李婷等：《我国DRGs医保支付制度探索性发展的经验分析及启示》，《卫生软科学》2019年第5期。

朱茂治：《县域医共体对整合基层医疗卫生资源影响研究》，《中国农村卫生事业管理》2020年第12期。

朱晓丽等：《我国部分地区医联体医保总额预付制改革的比较分析》，《中国医院管理》2020年第2期。

朱晓丽等：《医保支付方式对促进整合医疗卫生服务激励机制分析》，《中国卫生经济》2018年第9期。

二 外文文献

Adams, S. A., et al., "The Use of Mystery Guests by the Dutch Health Inspectorate: Results of a Pilot Study in Long-Term Intramural Elderly Care", *Health Policy*, Vol. 119, No. 6, 2015.

AHA, 2021, "Fast Facts on U. S. Hospitals".

Al-Borie, H. M. and Damanhouri, A. M., "Patients' Satisfaction of Service Quality in Saudi Hospitals: A Servqual Analysis", *Int J Health Care Qual Assur*, Vol. 26, No. 1, 2013.

Altenstetter and Christa, "Insights From Health Care in Germany", *American Journal of Public Health*, Vol. 93, No. 1, 2003.

Ansell, C. and Gash, A., "Collaborative Governance in Theory and Practice", *Journal of Public Administration Research and Theory*, Vol. 18, No. 4, 2007.

Borow, M., et al., "Regulatory Tasks of National Medical Associations-International Comparison and the Israeli Case", *Israel Journal of Health Policy Research*, Vol. 2, No. 1, 2013.

Bouwman, R., et al., "Patients' Perspectives On the Role of their Complaints in the Regulatory Process", *Health Expectations*, Vol. 19, No. 2, 2016.

Busse, R. and Blümel, M., "Germany: Health System Review", *Health Systems in Transition*, Vol. 16, No. 2, 2014.

Busse, R., et al., "Diagnosis Related Groups in Europe: Moving Towards Transparency, Efficiency, and Quality in Hospitals?", *BMJ*, Vol. 346, 2013.

Busse, R., et al., "Statutory Health Insurance in Germany: A Health System Shaped by 135 Years of Solidarity, Self-Governance, and Competition", *The Lancet*, Vol. 390, No. 10097, 2017.

Capitalism, C., *The Embeddedness of InstitutionsEdition*, Cambridge University Press, 1997.

Castro, M. C., et al., "Brazil's Unified Health System: The First 30 Years and Prospects for the Future", *The Lancet*, Vol. 394, No. 10195, 2019.

Cowling, T. E. and Majeed, A., "Overuse of Emergency Departments", *JAMA*, Vol. 309, No. 24, 2013.

Emerson, K. and Gerlak, A. K., "Adaptation in collaborative governance regimes", *Environmental Management*, Vol. 54, No. 4, 2014.

Epstein, A. M., et al., "Paying Physicians for High-Quality Care", *New England Journal of Medicine*, Vol. 350, No. 4, 2004.

Erickson, J. I., et al., "The Value of Collaborative Governance/Staff Empowerment", *Journal of Nursing Administration*, Vol. 33, No. 2, 2003.

Gibbons, L., "The Global Numbers and Costs of Additionally Needed and Unnecessary Caesarean Section Performed Per Year: Overuse as a Barrier to Universal Coverage. World Health Report", 2010, http://www. who. int/healthsystems/topics/financing/healthreport/30C-sectioncosts. pdf.

Gorsky, M., "The British National Health Service 1948-2008: A Review of the Historiography", *Social History of Medicine*, Vol. 21, No. 3, 2008.

GP, M., *Health Systems in Transition (CanadaEdition)*, University of Toronto Press, 2013.

Griffiths, A. and Leaver, M. P., "Wisdom of Patients: Predicting the Quality of Care Using Aggregated Patient Feedback", *BMJ Quality & Safety*, Vol. 27, No. 2, 2018.

Hussey, P. S. , et al. , "Controlling U. S. Health Care Spending Separating Promising From Unpromising Approaches", *New England Journal of Medicine*, Vol. 361, No. 22, 2009.

Irvine, D. , "A Short History of the General Medical Council", *Medical Education*, Vol. 40, No. 3, 2006.

Klein, A. V. , et al. , "Regulatory Decision Making in Canada-Exploring New Frontiers in Patient Involvement", *Value in Health*, Vol. 19, No. 6, 2016.

Kuruuzum, A. and Koksal, C. D. , "The Impact of Service Quality On Behavioral Intention in Hospitality Industry", *International Journal of Business and Management Studies*, Vol. 2, No. 1, 2010.

Lemak, C. H. , et al. , "Michigan's Fee-for-Value Physician Incentive Program Reduces Spending and Improves Quality in Primary Care", *Health Affairs*, Vol. 34, No. 4, 2015.

Letourneau, S. , "Health Link Alberta: A Model for Successful Health Service Integration", *Healthcare Quarterly*, Vol. 13, No. Special Issue, 2009.

Littlejohns, P. and Kelly, M. , "The Changing Face of NICE: The Same but Different", *The Lancet (British edition)*, Vol. 366, No. 9488, 2005.

Littlejohns, P. , et al. , "Setting Standards and Monitoring Quality in the NHS 1999-2013: A Classic Case of Goal Conflict", *The International Journal of Health Planning and Management*, Vol. 32, No. 2, 2017.

Marsh, C. , et al. , " Patient Experience Feedback in Uk Hospitals: What Types are Available and What are their Potential Roles in Quality Improvement (Qi)?", *Health Expectations*, Vol. 22, No. 3, 2019.

Massuda, A. , et al. , "The Brazilian Health System at Crossroads: Progress, Crisis and Resilience", *BMJ Global Health*, Vol. 3, No. 4, 2018.

McDermott, I. , et al. , "Primary Care Co-Commissioning: Challenges Faced by Clinical Commissioning Groups in England", *British Journal of General Practice*, Vol. 68, No. 666, 2018.

MHLW, 2016, "Health Statistics in Japan", 2021.

MHLW, 2018, "Medical Fee Revision", 2021.

Mountford, N. and Geiger, S., "(Re) - Organizing the Evolving Healthcare Market: Collaborative Governance in Bureaucratic Contexts", *Academy of Management Annual Meeting Proceedings*, Vol. 1, 2018.

Navathe, A. S., et al., "Cost of Joint Replacement Using Bundled Payment Models", *JAMA Internal Medicine*, Vol. 177, No. 2, 2017.

OECD, "Better Polices On Better Lives. Spending On Primary Care: First Estimates", 2021.

O'Hara, J. K., et al., "What Can Patients Tell Us About the Quality and Safety of Hospital Care? Findings From a Uk Multicentre Survey Study", *BMJ Quality & Safety*, Vol. 27, No. 9, 2018.

Paim, J., et al., "Health in Brazil 1: The Brazilian Health System: History, Advances, and Challenges", *The Lancet (British edition)*, Vol. 377, No. 9779, 2011.

Patel, V., et al., "Assuring Health Coverage for All in India", *The Lancet*, Vol. 386, No. 10011, 2015.

Porter, M. E. and Kaplan, R. S., "How to Pay for Health Care", *Harvard Business Review*, Vol. 94, No. 7-8, 2016.

Rajan, D., et al., "Institutionalising Participatory Health Governance: Lessons From Nine Years of the National Health Assembly Model in Thailand", *BMJ Global Health*, Vol. 4, No. 7, 2019.

Reeves, R., et al., "Facilitated Patient Experience Feedback Can Improve Nursing Care: A Pilot Study for a Phase III Cluster Randomised Controlled Trial", *BMC Health Services Research*, Vol. 13, 2013.

Rice, T., et al., "United States of America: Health System Review", *Health systems in transition*, Vol. 15, No. 3, 2013.

Richardson, E., et al., "User Involvement in Regulation: A Qualitative Study of Service User Involvement in Care Quality Commission Inspections of Health and Social Care Providers in England", *Health Expectations*, Vol. 22, No. 2, 2019.

Ryan, C. M. , "Leadership in Collaborative Policy-Making: An Analysis of Agency Roles in Regulatory Negotiations", *Policy Sciences*, Vol. 34, No. 3, 2001.

Sakamoto, H. , et al. , "Japan Health System Review Edition", *Japan Health System Review*, 2018.

Saltman, R. B. and Duran, A. , "Governance, Government, and the Search for New Provider Models", *Int J Health Policy Manag*, Vol. 5, No. 1, 2015.

Schmaltz, S. P. , et al. , "Hospital Performance Trends On National Quality Measures and the Association with Joint Commission Accreditation", *Journal of Hospital Medicine*, Vol. 6, No. 8, 2011.

Sheard, L. , et al. , "The Patient Feedback Response Framework-Understanding Why Uk Hospital Staff Find It Difficult to Make Improvements Based On Patient Feedback: A Qualitative Study", *Social Science & Medicine*, Vol. 178, 2017.

Shiroiwa, T. , et al. , "New Decision-Making Processes for the Pricing of Health Technologies in Japan: The Fy 2016/2017 Pilot Phase for the Introduction of Economic Evaluations", *Health Policy*, Vol. 121, No. 8, 2017.

Smith, P. C. , et al. , "Leadership and Governance in Seven Developed Health Systems", *Health Policy*, Vol. 106, No. 1, 2012.

Sumriddetchkajorn, K. , et al. , "Universal Health Coverage and Primary Care, Thailand", *Bulletin of the World Health Organization*, Vol. 97, No. 6, 2019.

Tanzil, S. , et al. , "A Case Study of Outsourced Primary Healthcare Services in Sindh, Pakistan: Is this a Real Reform?", *Bmc Health Services Research*, Vol. 14, No. 1, 2014.

Tierney, S. , et al. , "Current Understanding and Implementation of 'Care Navigation' Across England: A Cross-Sectional Study of NHS Clinical Commissioning Groups", *British Journal of General Practice*, Vol. 69, No. 687, 2019.

Tremblay, D. , et al. , "Collaborative Governance in the Quebec Cancer Network: A Realist Evaluation of Emerging Mechanisms of Institutionalization, Multi-Level Governance, and Value Creation Using a Longitudinal Multiple Case Study Design", *BMC Health Services Research*, Vol. 19, No. 1, 2019.

Wang, X. , et al. , "People-Centred Integrated Care in Urban China", *Bulletin of the World Health Organization*, Vol. 96, No. 12, 2018.

WHO, "A Vision for Primary Health Care in the 21St Century: Towards Universal Health Coverage and the Sustainable Development Goals", *Technical Series on Primary Health Care*, 2018,

WHO, "Primary Health Care On the Road to Universal Health Coverage 2019 Monitoring Report", 2021.

Wiig, S. , et al. , "Investigating the Use of Patient Involvement and Patient Experience in Quality Improvement in Norway: Rhetoric Or Reality?", *BMC Health Services Research*, Vol. 13, 2013.

Wiig, S. , et al. , "Next-of-Kin Involvement in Regulatory Investigations of Adverse Events that Caused Patient Death: A Process Evaluation (Part II: The Inspectors' Perspective)", *Journal of Patient Safety*, Vol. 17, No. 8, 2019.

Wiig, S. , et al. , "What Methods are Used to Promote Patient and Family Involvement in Healthcare Regulation? A Multiple Case Study Across Four Countries", *BMC Health Services Research*, Vol. 20, No. 1, 2020.

Yip, W. and Hsiao, W. C. , "The Chinese Health System at a Crossroads", *Health Affairs*, Vol. 27, No. 2, 2008.

Zeithaml, V. A. , et al. , "The Behavioral Consequences of Service Quality", *Journal of Marketing*, Vol. 60, No. 2, 1996.

Zuckerman, R. B. , et al. , "Readmissions, Observation, and the Hospital Readmissions Reduction Program", *New England Journal of Medicine*, Vol. 374, No. 16, 2016.